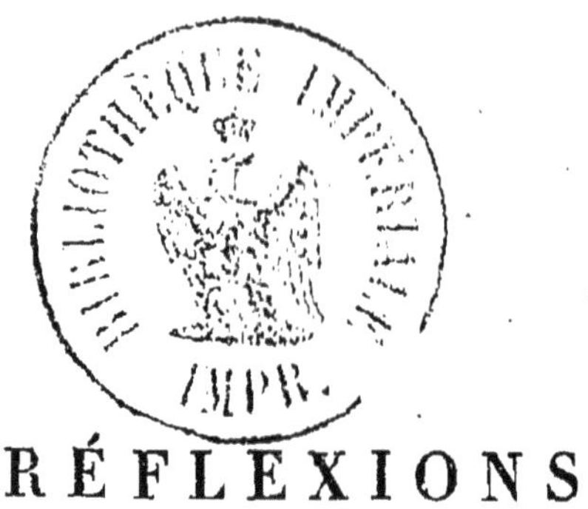

RÉFLEXIONS

ET OBSERVATIONS ANATOMICO-CHIRURGICALES

SUR

L'ANÉVRISME SPONTANÉ

EN GÉNÉRAL,

ET SUR CELUI DE L'ARTÈRE FÉMORALE EN PARTICULIER.

Extrait du catalogue des livres de fonds de J. B. Baillière.

BERTIN. Traité des maladies du cœur et des gros vaisseaux; rédigé par J. Bouillaud, d. m. p. *Paris*, 1824, 1 vol. in-8, avec 6 planches. 7 fr.

BOIVIN. Mémoire sur les hémorrhagies internes de l'utérus, qui a obtenu le prix au concours ouvert par la société de médecine de Paris. *Paris*, 1819, in-8. 3 fr. 50 c.

COOPER (Astley) et B. TRAVERS. Œuvres chirurgicales, contenant des mémoires sur les luxations, l'inflammation de l'iris, la ligature de l'aorte, le phimosis et le paraphimosis, l'exostose, les ouvertures contre nature de l'urètre, les blessures et les ligatures des veines, les fractures du col du fémur et les tumeurs enkystées; trad. de l'anglais par G. Bertrand, d. m. *Paris*, 1823, 2 vol. in-8, avec 21 planches. 14 fr.

DESCHAMPS. Traité historique et dogmatique de la taille, avec une notice sur la vie et les travaux de l'auteur, et un supplément présentant le résumé de tous les procédés employés jusqu'à ce jour par L. J. Bégin, docteur en médecine, membre de plusieurs sociétés savantes. *Paris*, 1825, 4 vol. in-8, fig.

HOME. Traité ou Observations pratiques et pathologiques sur les maladies de la glande prostate; trad. de l'anglais par L. Marchant, d. m. *Paris*, 1820, in-8, avec fig. 6 fr.

LACHAPELLE (Mme). Pratique des accouchemens, ou Mémoires et Observations sur les points les plus importans de l'art; publiés par A. Dugès, professeur d'accouchemens à la faculté de Montpellier. *Paris*, 1821-1825, 3 vol. in-8. 20 fr.

LEROY. Exposé des divers procédés employés jusqu'à ce jour pour guérir de la pierre, sans avoir recours à l'opération de la taille. *Paris*, 1825, in-8, avec 6 planches. 3 fr. 50 c.

NOVERRE. Dissertation sur les anévrismes de l'aorte. *Paris*, 1820, in-8. 1 fr. 50 c.

PROUT. Traité de la gravelle, du calcul vésical, et des autres maladies qui se rattachent à un dérangement des organes urinaires; trad. de l'anglais par Ch. Mourgué, d. m. *Paris*, 1823, in-8, fig. 5 fr.

ROCHE et SAMSON. Nouveaux Élémens de pathologie médico-chirurgicale, ou Précis théorique et pratique de médecine et de chirurgie; ouvrage rédigé selon les principes de la médecine physiologique. *Paris*, 1825, 3 vol. in-8. 20 fr.

DE L'IMPRIMERIE DE DIDOT LE JEUNE, RUE DES MAÇONS-SORBONNE, N° 13.

RÉFLEXIONS

ET

OBSERVATIONS ANATOMICO-CHIRURGICALES

SUR

L'ANÉVRISME SPONTANÉ

EN GÉNÉRAL,

ET SUR CELUI DE L'ARTÈRE FÉMORALE EN PARTICULIER,

PAR

J. A. L. CASAMAYOR,

DOCTEUR EN MÉDECINE DE LA FACULTÉ DE PARIS.

La médecine ne s'enrichit que par les faits; fournir de nouveaux faits, ce serait donc fournir de nouvelles lumières; mais lorsqu'ils sont, pour ainsi dire, tous connus, ou du moins lorsqu'il est difficile d'en produire qui n'aient point été relatés par quelque observateur, c'est à les rapprocher que le médecin jaloux de s'acquitter envers l'humanité doit s'occuper.

BROUSSAIS, *Histoire des phlegmasies chroniques*, t. 1, préf., p. 1.

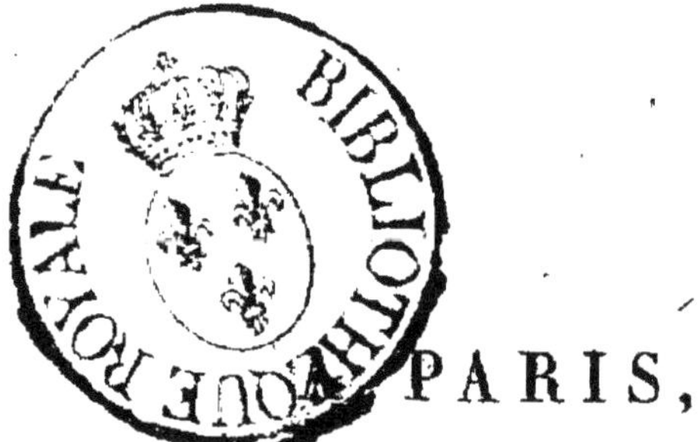

PARIS,

CHEZ J. B. BAILLIÈRE, LIBRAIRE,

RUE DE L'ÉCOLE DE MÉDECINE, N° 14.

1825.

AU TRÈS-HONORABLE

MONSIEUR CAPURON,

Docteur en médecine de la Faculté de Paris ; Agrégé en exercice près la même Faculté ; Professeur d'accouchemens, des maladies des femmes et des enfans ; Membre de l'académie royale de médecine, etc., etc.

A

MONSIEUR FODERÀ,

Docteur en médecine et en philosophie de l'université de Catane ; Membre correspondant de l'Institut royal de France, etc., etc.

Hommage de l'auteur.

INTRODUCTION.

Notre intention, en composant cet ouvrage, a été de rassembler tout ce qu'on a publié de remarquable jusqu'à nos jours sur l'anévrisme spontané de l'artère fémorale, et de traiter en même temps de l'anévrisme spontané en général. Nous avons divisé notre travail en trois parties.

Dans la première partie, nous avons fait la description de l'artère fémorale, et au fur et à mesure, nous avons essayé de démontrer toutes les anastomoses à l'aide desquelles les branches de cette artère communiquent entre elles, ainsi qu'avec les artères du tronc, du genou et de la jambe. Nous avons ensuite décrit le tissu de ce vaisseau; cependant nous avons fait connaître les opinions des anciens et des modernes sur la nature de ce tissu, et les expériences qu'on a faites sur l'irritabilité, sur la sensibilité et sur la résistance latérale des artères. Cela fait, nous avons exposé les fonctions de l'artère fémorale. Puis nous avons indiqué les variétés que cette artère présente, tant sous ses rapports anatomiques que sous ses rapports physiologiques, et là, après avoir montré sur un tableau synoptique les voies qui entretiennent la circulation dans le membre inférieur, alors qu'elle est suspendue dans telle ou telle partie de ce vaisseau et dans l'artère iliaque externe, nous avons rapporté, avec l'histoire d'un cas très-curieux d'oblitération des artères iliaque externe et interne des deux côtés, quarante-six exemples d'oblitération, tant spontanée qu'effectuée par l'art, de l'artère fémorale au-dessus de la naissance de l'artère musculaire profonde, et de l'artère iliaque externe, afin de prouver que les canaux de communication qui existent et qui se forment dans cette circonstance entre les artères du tronc et les artères de la cuisse, sont capables de remplacer parfaitement les vaisseaux oblitérés dans l'exercice de leurs fonctions, et afin aussi d'établir cette vérité importante, que la mortification du membre inférieur est alors beaucoup plus rare qu'on ne le pense encore généralement.

Dans la seconde partie, après avoir fait quelques réflexions sur l'anévrisme en général, et sur l'étymologie du mot *anévrisme*, et avoir proposé de remplacer ce mot, pour ce qui concerne l'anévrisme spontané, par le terme *hyperartériectasie*, nous avons exposé les opinions diverses qu'on a émises jusqu'à ce jour sur la cause prochaine de l'anévrisme spontané. Nous avons combattu celle de l'illustre professeur Scarpa, qui pense que l'anévrisme vrai n'a jamais lieu à l'artère fémorale; et, à cet effet, nous avons présenté neuf exemples d'anévrisme vrai de cette artère. Nous avons aussi démontré la possibilité de la formation de l'anévrisme mixte interne, que nous avons proposé d'appeler *hyperartériec-*

tasie imparfaite interne, et par un exemple d'anévrime de ce genre observé à l'aorte, et par un court exposé d'un très-grand nombre d'expériences que nous avons faites à cet égard sur quelques espèces de quadrupèdes. Après cela, nous avons successivement, 1.° montré celles des parties de l'artère fémorale où l'anévrisme spontané se manifeste le plus souvent; 2.° comparé la fréquence de cette maladie avec celle des autres anévrismes externes; 3.° rapporté cinq exemples très-remarquables de diathèse anévrismale; 4.° indiqué les lieux et les temps où l'on a observé et l'on observe le plus fréquemment l'anévrisme spontané de l'artère fémorale; 5.° enfin signalé les individus qu'il attaque de préférence. Nous avons ensuite énuméré les causes de cette maladie; et ces causes, nous les avons distinguées en *prédisposantes* et *occasionnelles*. Après avoir donné une idée des changemens morbides qui s'opèrent dans le tissu de l'artère fémorale avant la formation de l'anévrisme, nous avons exposé d'abord le développement de l'anévrisme vrai ou par dilatation des trois tuniques de l'artère, puis celui de l'anévrisme faux ou par solution de continuité des membranes intérieures et distension excessive de la membrane externe du vaisseau, et dans l'un et l'autre cas, les phénomènes qui précèdent et accompagnent la maladie, ainsi que ses divers modes de terminaison. En même temps nous avons proposé de donner au premier de ces deux genres d'anévrisme le nom d'*hyperartériectasie parfaite*, et au dernier celui d'*hyperartériectasie imparfaite externe*. Nous avons rapporté onze observations de guérison d'anévrisme spontané de l'artère fémorale, effectuée par les seuls efforts de la nature; nous avons expliqué ce qui se passe et exposé ce qu'on observe quand la guérison de cette maladie s'opère spontanément, soit par la rétraction, soit par la suppuration, soit par la mortification de la tumeur anévrismale; et, afin de prouver qu'alors qu'elle a lieu par la rétraction de cette dernière, elle s'effectue quelquefois sans l'oblitération de la partie malade du vaisseau, nous avons présenté ensuite onze exemples de guérison d'anévrisme accomplie de cette manière. Cela fait, nous avons essayé d'établir le diagnostic de l'anévrisme spontané de l'artère fémorale. Nous avons d'abord fait remarquer les différences qui existent entre l'anévrisme vrai et l'anévrisme faux de cette artère, et parmi ces différences celles qui peuvent servir à faire distinguer ces deux genres d'anévrisme l'un de l'autre; nous avons démontré que les circonstances indiquées par les auteurs comme caractéristiques de cette maladie sont, infidèles pour la plupart; nous avons signalé celles d'après lesquelles ils est permis d'affirmer qu'une tumeur si-située dans le trajet de l'artère fémorale est ou n'est point anévrismale, et indiqué, pour les cas douteux, les moyens à l'aide desquels on peut alors parvenir à la connaissance de la nature de la maladie. Cependant nous avons rapporté l'histoire, 1.° d'un abcès par congestion qui simulait l'anévrisme vrai inguinal; 2.° d'une tumeur fongueuse qui simulait l'anévrisme de l'artère fémorale; 3.° d'un anévrisme de la partie inférieure de cette artère qui fut pris pour un phlegmon; 4.° d'un anévrisme poplité très-remarquable qui fut pris pour un abcès; 5.° d'un anévrisme inguinal qui fut pris pour une hernie crurale; 6.° d'un autre anévrisme inguinal qui fut pris pour un bubon; 7.° enfin d'un troisième anévrisme inguinal qui simulait une tumeur phlegmoneuse en suppuration. Nous avons terminé la seconde partie de notre travail par l'histoire du prognostic de l'anévrisme spontané de l'artère fémorale.

Dans la troisième partie, qui comprend le traitement de cet anévrisme, ainsi que celui de l'anévrisme spontané en général, nous nous sommes d'abord occupé, après avoir présenté quelque considérations sur les indications qu'on a à remplir pour effectuer la cure de cette maladie, et énuméré les moyens qu'on emploie dans cette intention, 1.° de la méthode de Valsalva : nous avons exposé six exemples de guérison d'anévrisme opérée par cette méthode, et signalé les cas d'anévrisme spontané de l'artère fémorale où il convient de la mettre en pratique ; 2.° de l'emploi des préparations de la digitale pourprée : nous avons fait voir qu'il peut toujours être utile dans le traitement de l'anévrisme ; 3.° de l'application des substances astringentes sur la tumeur anévrismale : nous avons conseillé de renoncer à l'usage de ce moyen ; 4.° de l'emploi des topiques réfrigérans : nous avons démontré son efficacité en rapportant cinq observations de guérison d'anévrisme produite par l'application de ces topiques sur la tumeur ; 5.° de la compression de l'anévrisme : nous avons cité dix-huit exemples de guérison de cette maladie obtenue par ce moyen, et exposé avec quelques modifications avantageuses le procédé employé par Guattani pour exécuter ce mode de compression; 6.° de la compression médiate de l'artère à quelque distance au-dessus de la tumeur anévrismale : nous avons cité plusieurs exemples de guérison d'anévrisme opérée par l'emploi de ce moyen, et décrit trois bandages inventés par M. Albers de Bremen , par l'illustre professeur M. Dupuytren et par M. Verdier, pour comprimer l'artère fémorale sur le pubis; 7.° de la compression médiate de l'artère au-dessous de l'anévrisme ; 8.° du procédé qui consiste à ouvrir le sac anévrismal et à comprimer l'artère immédiatement à l'endroit même de la lésion : nous avons rapporté deux observations de guérison d'anévrisme fémoral obtenue par ce procédé ; 9.° de la compression immédiate de l'artère au-dessus de l'anévrisme : nous avons donné la description de quatre instrumens inventés pour cela par M. le professeur Assalini , par M. Duret, par l'illustre professeur Percy et par M. Ristellhuber. Nous avons aussi exposé les procédés de l'illustre professeur M. Dubois, du célèbre chirurgien anglais M. Crampton, et de l'illustre professeur Scarpa; et en même temps nous avons fait mention de tous les cas d'anévrisme où l'on a mis ces moyens en usage. Ensuite nous avons fait l'histoire de l'opération de l'anévrisme. Ainsi, après avoir passé successivement en revue les procédés opératoires d'Aëtius, de Paul d'Egine, de Guillemeau, de Keisler, de Marc-Aurèle Severin, d'Anel, de Guattani, de Bertrandi, de Hunter, deDesault et Brasdor, ainsi que les divers procédés pour opérer la ligature de l'artère, proposés par Forster-Thomson, Cline, Desault, Deschamps, Scarpa, Brodie, Astley-Cooper, Jones, Tavers, Maunoir, etc., et avoir exposé avec les résultats des expériences faites sur la ligature des artères par Astley-Cooper, Béclard, Breschet, Dupuytren, Hodgson, Jones et Travers, celles des expériences que nous avons nous-même faites à ce sujet, nous avons rapporté tous les procédés opératoires de l'anévrisme aux trois méthodes connues sous la dénomination, la première, de *méthode ancienne* ou *ordinaire*; la seconde, de *méthode moderne* d'*Anel* ou de *Hunter* et la troisième de *méthode de Desault* et *Brasdor*. Nous avons assigné à chacune de ces méthodes la place qu'elle doit occuper dans le traitement de l'anévrisme de l'artère fémorale, et au fur et à mesure nous avons décrit avec quelques modifications qui nous ont paru avantageuses, l'opération de la ligature de cette artère par ces trois méthodes, ainsi que celle de l'artère iliaque externe suivant les procédés de M. Abernethy et de M. Astley-Cooper. Cette dernière opération étant décrite, nous avons rapporté l'histoire de trente cas d'anévrisme où elle a été pratiqué. Cela fait, nous avons d'abord montré comment il faut traiter le malade après l'opération, puis nous avons expliqué ce qui se passe et exposé ce qu'on observe lorsqu'elle est suivie de succès, tant dans la plaie, dans l'artère, dans la tumeur anévrismale et dans l'état du membre que dans la santé d'ailleurs du malade. Enfin nous avons passé en revue tous les accidens qui surviennent à la suite de l'opération, et en même temps nous avons indiqué les moyens qu'il convient d'employer pour remédier à ces accidens.

RÉFLEXIONS

ET OBSERVATIONS ANATOMICO-CHIRURGICALES

SUR

L'ANÉVRISME SPONTANÉ

EN GÉNÉRAL,

ET SUR CELUI DE L'ARTÈRE FÉMORALE EN PARTICULIER.

SECTION I.

ARTÈRE FÉMORALE.

ARTICLE PREMIER.

§. I.er L'ARTÈRE fémorale, *arteria femoralis*, *grande artère de la cuisse* (1), *artère crurale* (2), *truncus femoralis* (3), *portion fémorale du tronc crural* (4), est un canal cylindroïde du diamètre de quatre lignes au plus, qui continue dans l'intérieur de la cuisse l'artère iliaque externe avec l'artère poplitée. Les parois de ce canal ont environ deux tiers de ligne d'épaisseur à l'époque de

(1) Des anciens. — (2) D'un très-grand nombre d'auteurs. — (3) De Haller. — (4) De M. le professeur Chaussier.

leur entier développement, et sont formées par trois tuniques de nature différente. Son tissu approche, pour sa consistance, de celui des ligamens ; il est blanc jaunâtre, grisâtre ou rougeâtre ; éminemment élastique, et doué d'un degré évident d'irritabilité et de sensibilité. L'artère fémorale est, ainsi que toutes les autres parties du système artériel, susceptible de se dilater quand l'effort du sang qu'elle contient est augmenté par l'effet d'une circonstance quelconque, et de se resserrer dans le cas contraire, au point même de se convertir en un véritable cordon fibreux. Son intérieur est lisse et sans valvules ; elle offre des battemens isochrones aux contractions du cœur ; elle donne naissance à un très-grand nombre de branches plus ou moins considérables qui se distribuent à toutes les parties de la cuisse, aux parois de l'abdomen et aux parties externes de la génération, et communique, à l'aide de ces branches, d'une part, avec les artères du tronc et avec celles du membre opposé, et de l'autre, avec celles du genou et de la jambe ; elle transmet enfin au membre inférieur la plus grande partie du sang vermeil qu'il reçoit, et lui fournit par conséquent la plus grande partie aussi des matériaux que réclament et sa conservation, et son accroissement.

§. II. L'artère fémorale s'étend depuis la partie moyenne du ligament inguinal jusqu'au tiers inférieur de la cuisse, où elle prend, après avoir traversé la gouttière aponévrotique du muscle grand adducteur, le nom d'*artère poplitée ;* elle est située en partie au milieu de l'espace triangulaire qui est borné en haut par l'abdomen, en dehors par le muscle couturier, et en dedans par les muscles moyen adducteur et droit interne, en partie, sur le côté interne du tiers moyen du fémur. Dirigée d'abord un peu en dedans, elle se détourne bientôt dans un sens opposé et en arrière, et suit, dans le reste de son trajet, la direction d'une ligne qui, partant du milieu de l'espace compris entre la symphyse du pubis, et l'épine antérieure et supérieure de l'ilium, irait directement se terminer derrière l'extrémité inférieure du fémur entre les condyles de cet os. Il existe autour d'elle, dans toute son étendue, une couche épaisse de tissu cellulaire qu'on nomme *sa gaîne*, et qui est d'autant plus dense et plus résistante qu'on l'examine plus près de l'arcade crurale. Par son côté antérieur, elle correspond immédiatement dans l'espace inguinal aux ganglions inguinaux profonds et au feuillet superficiel du *fascia-lata ;* plus bas au muscle couturier, qui croise obliquement sa direction, et inférieurement à un feuillet aponévrotique dont les fibres se portent transversalement du muscle vaste interne au muscle grand adducteur. Par son côté postérieur, elle répond supérieurement à la branche hoizontale du pubis par l'intermédiaire du feuillet profond de l'aponévrose *fascia-*

lata et du muscle pectiné, et dans le reste de son étendue, successivement de haut en bas, d'abord aux muscles pectiné, petit et moyen adducteurs, par l'entremise d'une couche épaisse de tissu cellulaire adipeux, puis immédiatement à la veine fémorale. Par son côté externe, elle est en rapport immédiat en haut avec un prolongement aponévrotique du petit psoas, qui la sépare du nerf crural et des muscles grand psoas et iliaque; au milieu, avec le muscle vaste interne, et inférieurement, avec le muscle et le nerf saphène interne. Par son côté interne, elle est contiguë, dans la partie supérieure, à la veine fémorale, et dans l'inférieure, à cette veine, qui en cet endroit descend ausssi très-souvent le long de son côté antérieur, et aux muscles moyen adducteur et couturier.

§. III. L'artère fémorale donne de tous côtés naissance à un très-grand nombre de branches plus ou moins volumineuses. On distingue ces branches, suivant le lieu de leur origine et celui de leur distribution, en *internes*, *externes*, *antérieures* et *postérieures*.

A. 1.° Les branches internes sont très-nombreuses; et se distribuent, pour la plupart, aux tégumens de la partie interne de la cuisse, et aux muscles pectinés, petit et moyen adducteurs, droit interne et couturier, où elles s'anastomosent avec la branche superficielle de l'artère obturatrice. Il en est parmi elles trois assez considérables, connues, la première, sous le nom d'*artère honteuse externe superficielle ;* la seconde, sous celui d'*artère honteuse externe profonde ;* et la troisième, sous celui d'*artère anastomatique grande.*

2.° L'artère honteuse externe superficielle naît de l'artère fémorale à peu de distancce du ligament de Poupart ; elle traverse immédiatement l'aponévrose crurale, et se porte transversalement en dedans entre cette aponévrose et la peau, jusqu'au voisinage des parties externes de la génération : là elle se divise en deux branches : l'une de ces deux branches va se ramifier dans les tégumens de la partie inférieure de l'abdomen, et communique dans cet endroit avec les artères honteuse externe superficielle du côté opposé, sous-cutanée abdominale et épigastrique ; l'autre donne plusieurs rameaux à la peau de la cuisse et au scrotum, et va ensuite, en se ramifiant sous les tégumens de la face dorsale du pénis, se terminer aux environs du gland. Chez la femme, elle se distribue au voisinage du clitoris et dans l'épaisseur de la grande lèvre correspondante de la vulve. Elle s'anastomose dans ces parties avec les artères honteuses externes du côté opposé, honteuse externe profonde et honteuse interne.

3.° L'artère honteuse externe profonde sort de la fémorale à environ douze lignes plus bas que la précédente. Elle se dirige en dedans, d'abord obliquement en bas, puis transversalement entre l'aponévrose crurale et la partie supérieure des muscles moyen adducteur et droit interne; elle établit dans ce trajet, à l'aide de plusieurs rameaux, des communications avec les artères obturatrice et circonflexe interne. Après cela, elle perce l'aponévrose *fascia-lata*, laisse à la peau de la partie supérieure et interne de la cuisse quelques rameaux, dont un se continue avec un rameau semblable de l'artère honteuse externe superficielle (1), et s'épanouit enfin dans le scrotum et le dartos chez l'homme, dans l'intérieur et aux environs de la grande lèvre de la vulve chez la femme, ainsi que dans quelques muscles du périnée. Elle s'anastomose dans ces parties avec la honteuse externe profonde du côté opposé, la honteuse externe superficielle et la honteuse interne (2).

4.° L'artère anastomotique grande, *ramus anastomoticus magnus arteriæ femoralis superficialis* (3), naît de l'artère fémorale, près de son passage à travers le muscle grand adducteur. Elle se dirige, en serpentant, transversalement en dedans, derrière le muscle vaste interne, et s'enfonce, après un court trajet, dans la sub-

(1) Haller, *Icones anatomicæ arteriarum*, fasciculus 5, tab. 1, litt. *n*, *n*. — (2) Haller, *Icones anatomicæ arteriarum*, fascic. 4, pag. 10, fig. 4, litt. *f*. — (3) Murray, *In aneurysmata femoris observationes, etc.*, *dissert. inauguralis*; Upsaliæ, 1781, sect. 2, particula 1, p. 29, fig. 1, litt. *w*.

stance de ce muscle, pour se porter sur le côté interne et antérieur du corps du fémur. Avant de s'introduire dans l'intérieur du muscle vaste interne, elle fournit, 1.° un rameau, qui se perd dans l'épaisseur du muscle couturier et des tégumens qui recouvrent cette partie; 2.° quelques rameaux, qui vont se distribuer aux muscles fléchisseurs de la jambe; 3.° un fort rameau, qui descend le long du côté externe du muscle couturier jusqu'à la partie supérieure, interne et antérieure de la jambe, et qui, arrivé en cet endroit, s'épanouit sous et dans l'épaisseur des tégumens, et s'anastomose avec plusieurs divisions de l'artère récurrente tibiale antérieure et des artères articulaires inférieures (1). Après son entrée dans le muscle vaste interne, elle donne d'abord quelques rameaux, qui se ramifient dans le tissu de cet organe, puis elle se divise en trois branches (2) : la première de ces branches monte directement le long du côté interne du corps du fémur; elle s'anastomose vers la réunion du tiers moyen de cet os avec son tiers supérieur, avec un rameau de l'artère circonflexe externe (3), et dans la substance du muscle vaste interne, avec des divisions de trois ou quatre petites artères qui, du côté externe de l'artère fémorale, se portent à ce muscle (4); la seconde descend

(1) Murray, *l. c.*, fig. 1, *w*, *y*. — (2) Murray, *l. c.*, fig. 1, *o*, *w*, *x*, *z*. — (3) Murray, *l. c.*, fig. 1, *m*, *o*, *w*. — (4) Scarpa, *Réflexions et observations anatomico-chirurgicales sur l'anévrisme*, trad. par Delpech, 1809, in-8°, p. 22, in-fol. pl. I, 13 14, 20.

derrière le côté interne des muscles extenseurs de la jambe jusqu'au genou, et se termine par plusieurs rameaux qui se répandent sur la face interne de cette partie, et qui, pour la plupart, communiquent avec ceux des artères articulaires internes (1). Dans sa marche, cette branche donne naissance à un rameau assez considérable. Ce rameau se dirige horizontalement, en avant et en dehors, par-dessous le ligament interne de l'articulation et le tendon des muscles extenseurs de la jambe, et va former sur le condyle externe du fémur, en s'abouchant avec un rameau résultant de la conjonction de deux divisions des artères articulaires externes du genou, un arc anastomotique qui envoie plusieurs ramifications dans l'intérieur de l'articulation (2) ; la troisième, qui est, en quelque sorte, la continuation du tronc de l'artère anastomotique grande, se porte en avant et en haut à travers les fibres des muscles vaste interne et droit antérieur, et s'anastomose dans ces parties avec des rameaux descendans de l'artère circonflexe externe (3). Dans son cours, cette branche donne naissance à un rameau assez volumineux. Ce rameau descend d'abord dans l'épaisseur du muscle vaste interne, puis le long du côté interne du muscle droit antérieur, va s'épanouir sous les tégumens, au voi-

(1) Murray, *l. c.*, fig., 1, *w*, *z*, *y*, *δ*. — (2) Murray, *op. c.*, p. 29. — (3) Murray, *op. c.*, p. 29, fig. 1, *m. o.* Scarpa, ouvr. c., chap. 1, §. 9, pl. III, 37, 38.

sinage de la rotule ; et concourt en cet endroit, avec les rameaux superficiels des artères articulaires internes du genou, à la formation d'un beau réseau artériel (1).

B. 1.° Les branches externes de l'artère fémorale ne sont pas moins nombreuses que les précédentes. Elles se distribuent, à l'exception des artères musculaire superficielle, perforante superficielle supérieure, et perforante superficielle inférieure, les unes aux muscles psoas et iliaque, et les autres à la portion interne du muscle triceps crural ; il en est parmi ces dernières deux ou trois assez grosses qui communiquent avec les artères anastomotique grande et circonflexe externe (2).

2.° L'artère musculaire superficielle naît de la fémorale à un pouce et demi du ligament inguinal, et se dirige horizontalement en dehors entre le muscle couturier et le muscle droit antérieur. Après avoir parcouru un espace d'environ un pouce et demi, elle se partage en plusieurs rameaux, qui se portent, les uns en haut, les autres en bas : les premiers se ramifient dans les interstices et dans la substance des muscles iliaque, *fascia-lata*, couturier et moyen-fessier, ainsi que dans l'épaisseur des tégumens de la partie antérieure et externe du bassin, et s'anastomosent avec quelques divisions des artères fessière

(1) Murray, *op. c.*, p. 29, fig. 1, *x*, B*. Scarpa, pl. I, 44, 45, 46. — (5) Scarpa, *l. c.*, pl. I, 13, 14, 20.

et circonflexe iliaque; les derniers se perdent dans l'intérieur des muscles droit antérieur et couturier, et dans les tégumens de la partie externe supérieure et moyenne de la cuisse.

3.° L'artère perforante superficielle supérieure, *ramus perforans superior femoralis superficialis* (1), sort de l'artère fémorale à l'endroit où ce vaisseau est recouvert par le feuillet aponévrotique qui se porte du muscle vaste interne au muscle grand adducteur. Elle est d'un volume médiocre, et descend par-derrière le corps du fémur, le long de l'insertion ou à travers la substance du muscle vaste interne jusqu'à la région poplitée. Arrivée dans cette région, elle remonte en arrière, s'engage entre la courte portion du biceps crural et le muscle grand adducteur, donne des rameaux aux muscles fléchisseurs de la jambe, communique dans ces parties, d'une part, avec la perforante moyenne et la perforante inférieure (2), et de l'autre avec la perforante superficielle inférieure (3), et se continue enfin derrière la longue portion du biceps, sous l'aponévrose crurale (4) ou dans son épaisseur (5), avec un rameau descendant de l'artère perforante supérieure.

4.° L'artère perforante superficielle infé-

(1) Murray, *op. c.*, p. 29, fig. 3, *s.* — (2) Murray, *op. c.*, p. 29, fig. 3, *s*, *o*, *p*. — (3) Murray *l. c.* — (4) Murray, *l. c.*, p. 27. — (5) Haller, *op. c.*, fascic. 5, tab. 3, *n*, *o*, *y*. Loder, *Tabulæ anatomicæ*, fascic. 5, sect. 1, pars 3, tab. 107, fig. I, 37, 38, 47.

rieure (1), *ramus perforans inferior femoralis superficialis* (2), *nutritia inferior femoris arteria* (3), naît de l'artère fémorale quelques lignes plus bas que l'artère précédente. Son volume est assez considérable; elle se dirige horizontalement en dehors, le long de la partie inférieure et postérieure du corps du fémur; elle traverse le muscle grand adducteur, et la courte portion du muscle biceps crural, et va enfin se ramifier dans le tiers inférieur du muscle vaste externe, où plusieurs de ses divisions communiquent, les unes avec des rameaux des artères circonflexe externe, perforante moyenne et perforante inférieure (4), les autres avec des divisions de l'artère articulaire supérieure externe du genou (5). En passant derrière le fémur, elle donne naissance à l'artère nourricière inférieure de cet os. Cette artère, qui est d'un volume médiocre, s'introduit presque immédiatement dans la cavité du fémur par le trou nourricier inférieur, après avoir toutefois fourni deux rameaux, qui se portent le long de la ligne âpre, l'un en haut, et l'autre en en bas, et qui se continuent, le premier, avec un rameau de l'artère nourricière moyenne, et le dernier, avec une division de l'artère articulaire moyenne du ge-

(1) Scarpa, ouvr. c., chap. 1, §. 9, p. 21, pl. IV, 56. — (2) Murray, *op. c.*, p. 30, fig. 3, *w*. — (3) Haller, *l. c.*, *w*. Loder, *l. c.*, 44. — (4) Murray, *op. c.*, p. 39, fig. 2, *n*, *o*, *t*, *w*. Scarpa, ouvr. c., §. 9, 27, p. 22, 34, pl. III, 39, 40, 44, 45. — (5) Murray, *l. c.*

nou (1). Dans leur trajet, ces rameaux répandent sur le périoste des ramifications nombreuses, qui, en s'anastomosant avec des ramifications semblables des artères circonflexe externe, perforante moyenne et perforante supérieure d'une part, et des artères articulaires supérieures du genou de l'autre, concourent à la formation du réseau artériel qu'on observe à la surface et dans l'épaisseur de cette membrane (2). L'artère perforante superficielle inférieure donne encore naissance à plusieurs petites artères : une de ces petites artères monte le long du côté interne du corps du fémur, dans la substance du muscle vaste interne, et se divise en plusieurs rameaux qui s'anastomosent, en partie avec des divisions des artères circonflexe externe (3) ; les autres se distribuent aux muscles grand adducteur, demi-membraneux, demi-tendineux, et à la courte portion du muscle biceps crural, et communiquent dans l'intérieur de ces parties avec quelques rameaux de l'artère perforante superficielle supérieure (4).

C. Les branches antérieures de l'artère fémorale sont en petit nombre et peu considérables. 1.° Il en est parmi elles une qu'on nomme *souscutanée abdominale*. Cette artère, qui est d'un très-petit calibre, eu égard au grand espace

(1) Murray, fig. 3, *r*, *u*.—(2) Scarpa, ouvr. c., pl. III, *a*, *a*, *b*, *e*, *d*, *g*, *h*, *k*.—(3) Murray, *op. c.*, p. 30. — (4) Murray, *op. c.* p. 30.

qu'elle parcourt, naît de l'artère fémorale, immédiatement au-dessous du ligament inguinal, monte directement ou un peu obliquement en dedans dans l'épaisseur du *fascia superficialis* de l'abdomen jusqu'à la région ombilicale, et donne, dans son trajet et par sa terminaison aux ganglions inguinaux, au tissu cellulaire et graisseux ambiant, aux muscles et aux tégumens abdominaux, des rameaux qui s'anastomosent en partie avec des ramifications des artères honteuse externe superficielle, épigastrique et mammiare interne. 2.° Les autres branches antérieures de l'artère fémorale sont, pour la plupart, plus grêles que la précédente. Quelques-unes d'entre elles se distribuent aux ganglions inguinaux; d'autres se répandent dans le tissu cellulaire et adipeux de la partie supérieure et antérieure de la cuisse; d'autres encore se perdent dans la substance des muscles couturier et vaste interne; d'autres enfin se ramifient sous et dans l'épaisseur des tégumens cruraux, et communiquent, vers la partie inférieure et interne de la cuisse, avec quelques rameaux superficiels de l'artère articulaire interne du genou.

D. 1.° Les branches postérieures de l'artère fémorale sont au nombre de cinq à six. On en distingue parmi elles une qui égale presqu'en volume le tronc qui lui donne naissance, et qu'on appelle *artère musculaire profonde de la cuisse*, *artère fémorale profonde*, *grande artère musculaire de la cuisse* (1). Les autres sont très-grêles, et se perdent dans la couche de tissu cellulaire et graisseux qui sépare l'artère fémorale des muscles pectiné et adducteur, ainsi que dans l'intérieur de ces derniers; toutefois il en est une qui sort de l'artère fémorale à la hauteur de la naissance de l'artère sous-cutanée abdominale, et qui s'enfonce dans la substance des muscles grand psoas et iliaque, après avoir fourni un rameau qui va, en passant entre ces muscles et le muscle pectiné, s'anastomoser sur la face antérieure du corps du pubis, au voisinage de la cavité cotyloïde, avec un arca rtériel résultant de la conjonction d'un rameau de l'artère circonflexe interne avec un rameau de l'artère obturatrice (2).

2.° L'artère musculaire profonde naît de l'artère fémorale, à un distance d'environ deux pouces du ligament inguinal, vers le milieu de l'espace compris entre le pubis et le petit trochanter. Elle se dirige en en bas et en arrière, d'abord en dehors jusqu'à l'extrémité supérieure du muscle crural, puis en dedans. Au niveau de l'attache inférieure du muscle pectiné, elle se porte par-derrière l'artère fémorale sur la face antérieure des muscles petit et moyen adducteurs, où elle descend ensuite le long du côté interne et postérieur de la veine fémorale, dont elle est séparée

(1) M. Chausssier, *Table synoptique des artères.* — (2) Haller, *op. c.*, fasc. 5, tab. 2, *d*, *e*, *y*, *i*. Loder, *op. c.*, tab. 108, fig. 1, 26, 45, 68.

par une couche de tissu cellulaire jusqu'à la partie moyenne de la cuisse (1). Là elle traverse les muscles moyen et grand adducteurs, et se partage, immédiatement après, en deux rameaux, qui se perdent, l'un dans la courte portion du biceps crural, et l'autre dans le muscle demi-membraneux. Dans son trajet cette artère fournit, 1.° un rameau, qui, après avoir établi sur la face antérieure du muscle iliaque, près de l'épine antérieure et supérieure de l'ilium, quelques communications avec l'artère circonflexe iliaque, va se ramifier dans l'épaisseur des tégumens de la fesse (2) ; 2.° Les artères circonflexes externe et interne ; 3.° les trois artères perforantes, supérieure, moyenne et inférieure ; 4.° enfin deux ou trois petites branches qui pénètrent dans les muscles adducteurs, droit interne et couturier, et qui s'anastomosent dans ces parties avec quelques rameaux de la branche antérieure de l'artère obturatrice.

L'artère circonflexe externe sort du côté externe de l'artère musculaire profonde, à l'endroit où celle-ci correspond à l'extrémité supérieure du muscle crural, et est presque aussi volumineuse que le tronc qui la fournit. Elle se dirige horizontalement en dehors derrière les muscles

(1) Murray, *op. c.*, fig. 1, dd. Scarpa, ouvr. c., pl. 1, 49. —
(2) Scarpa, ouvr. c. chap. 1, §. 20, p. 28, pl. 1, 5, 50.

couturier et droit antérieur, où elle se partage en deux branches : l'une de ces branches gagne la partie externe et postérieure du fémur, et se termine dans le tiers supérieur du muscle vaste externe par plusieurs rameaux, parmi lesquels il s'en trouve quelques-uns qui communiquent avec des divisions des artères perforantes supérieure et moyenne (1). Elle donne, dans son trajet, 1.° des rameaux aux muscles couturier, droit antérieur, *fascia-lata* et moyen fessier, et aux tégumens de la partie supérieure antérieure et externe de la cuisse; 2.° un gros rameau, qui va, en passant entre le muscle petit et le muscle moyen fessier, qui en reçoivent plusieurs ramifications, se continuer dans la fosse iliaque externe avec un fort rameau de l'artère fessière (2); 3.° deux rameaux qui s'épanouissent sur la face antérieure et inférieure de la capsule de l'articulation ilio-fémorale, et qui s'anastomosent en cet endroit avec des ramifications de l'artère circonflexe interne et de la branche postérieure de l'artère obturatrice (3); 4.° un rameau qui s'abouche au voisinage du petit trochanter avec un rameau de l'artère circonflexe interne (4); 5.° un rameau beaucoup plus considérable que les précédens, qu'on nomme *artère trochantérienne*

(1) Murray *op. c.*, fig. 2, *iii.* — (2) Murray, *op. c.*, p. 21. — (3) Scarpa, ouvr. c. chap. 1, §. 22, p. 31. — (4) Murray, *l. c.*

antérieure. Cette artère traverse l'extrémité supérieure du muscle vaste externe, monte entre les muscles petit et moyen fessier pour descendre ensuite dans la cavité digitale du grand trochanter, où elle s'anastomose avec l'artère trochantérienne postérieure, fournie par l'artère circonflexe interne, et avec des rameaux de la branche postérieure de l'artère honteuse interne. Elle donne des rameaux aux muscles voisins, à la capsule articulaire et à la substance du fémur, et forme sur le dos, ainsi qu'en arrière du grand trochanter, plusieurs anastomoses avec des divisions des artères circonflexe interne, perforante supérieure et honteuse interne (1). La seconde branche de l'artère circonflexe externe est plus considérable que la précédente. Elle descend, d'abord entre le muscle crural et le muscle droit antérieur, puis entre ce dernier et le muscle vaste externe, et enfin entre la partie tendineuse de ces muscles et les tégumens, jusqu'au voisinage de la rotule, où elle se divise en plusieurs rameaux, qui, en s'anastomosant avec les rameaux superficiels des artères articulaires supérieures du genou, concourent à la formation d'un beau réseau artériel qu'on observe en cet endroit (2). Il naît de cette bran-

(1) Scarpa, ouvr. c., chap. 1. §. 22, pl. IV, 18, 25, 26, 38. — (2) Loder, *op. c.*, tab. 107, fig. I, 29, 30, 32.

che, près de son origine, trois gros rameaux : le premier pénètre dans le muscle droit antérieur, et s'y partage bientôt en deux divisions : l'une de ces divisions se continue avec un rameau ascendant de l'artère anastomotique grande, et l'autre descend jusqu'à la face interne du genou, où elle communique avec des rameaux superficiels de l'artère articulaire supérieure interne (1). Le second s'enfonce dans le muscle vaste interne, et s'y divise en deux branches; l'une de ces branches s'anastomose, après avoir donné plusieurs ramifications à la substance de ce muscle, avec un rameau ascendant de l'artère anastomotique grande, et l'autre va se continuer dans le muscle droit antérieur avec la seconde division du rameau précédent (2). Le troisième s'introduit dans le muscle crural, répand sur la partie supérieure interne et antérieure du corps du fémur des ramifications nombreuses, qui, en s'entrelaçant avec des ramifications de l'artère nourricière supérieure et des rameaux transverses de l'artère circonflexe externe, constituent la portion supérieure du réseau artériel du périoste (3), et se prolonge ensuite sur le côté interne du fémur pour s'anastomoser en cet

(1) Murray, fig. 1, *l*, *l*, *n*. — (2) Murray, *op. c.*, *m*, *n*, *n*, *o*. — (3) Scarpa, ouvr. c., chap. 1, §. 22, pl. I, 77; pl. 11, *a-a* *k*.

endroit avec une petite branche ascendante de l'artère perforante superficielle inférieure (1). La branche descendante de l'artère circonflexe externe donne encore naissance à une série de rameaux qui pénètrent dans le muscle vaste externe : ces rameaux occupent les deux tiers inférieurs de ce muscle, et sont transverses et descendans : les premiers s'anastomosent à la partie postérieure de la cuisse avec des rameaux des trois artères perforantes de la musculaire profonde, et les derniers avec l'artère perforante superficielle inférieure et les rameaux profonds de l'artère articulaire supérieure externe du genou (2). Ces rameaux donnent pour la plupart des ramifications nombreuses au périoste du fémur, et contribuent ainsi pour beaucoup à la formation du réseau artériel de cette membrane.

L'artère circonflexe interne naît à environ un demi-pouce de l'origine de l'artère musculaire profonde du côté interne de ce vaisseau. Son volume égale presque celui de l'artère circonflexe externe. Elle se porte en arrière, entre le muscle pectiné et le tendon des muscles grand psoas et iliaque ; se contourne sur la partie interne du col du fémur, et se partage, vers le milieu de l'espace compris entre les grand et petit trochanters en deux branches. Dans ce

(1) Murray, *op. c.* p. 22. — (2) Murray, *op. c.*, fig. 11, *n*, *o-o*, *q*. Scarpa. ouvr. c., p. 32, pl. III, 42, 43, 44, 45.

trajet, elle donne, 1.° plusieurs rameaux aux muscles pectiné, moyen adducteur, droit interne, et aux tégumens de la partie supérieure et interne de la cuisse, qui communiquent avec l'artère honteuse externe profonde (1); 2.° quelques rameaux, qui se distribuent sur, au pourtour et dans l'intérieur de l'articulation ilio-fémorale, et dont plusieurs divisions s'anastomosent en ces divers endroits avec des ramifications de la branche postérieure de l'artère obturatrice; 3.° un gros rameau qui monte entre les muscles grand psoas et iliaque et le muscle pectiné, et qui, après avoir reçu un rameau d'une petite branche que l'artère fémorale envoie aux muscles grand psoas et iliaque va se continuer sur la face antérieure du pubis, entre l'insertion du muscle pectiné et celle du muscle obturateur externe avec un rameau de la branche antérieure de l'artère obturatrice (2); 4.° enfin un gros rameau qui s'enfonce dans la substance du muscle grand adducteur, après avoir fourni deux branches qui se continuent, l'une au voisinage du petit trochanter, avec un rameau de l'artère circonflexe externe (3), et l'autre, sur la face antérieure de la branche de l'ischion, entre l'attache du muscle obturateur externe

(1) Scarpa, ouvr. c., chap. 1. §. 21, pag. 29. — (2) Haller, *op. c.*, fascic. 5, tab. 2, *e*, *y*, ☉. Loder, *op. c.*, fascic. 5, tab. 108, fig. I, 43, 26, 68. Tiedmann, *Tabulæ arteriarum corporis humani*, fascic. 4, tab. 36, fig. I, 36, 36. —(3) Murray, *op. c.*, p. 21.

et celle du muscle grand adducteur, avec un fort rameau de la branche postérieure de l'artère obturatrice (1).

Les branches de l'artère circonflexe interne qui, comme nous l'avons dit, sont au nombre de deux, se dirigent, l'une en haut et l'autre en arrière. La première, connue sous le nom d'*artère trochantérienne postérieure*, se contourne derrière le col du fémur, où elle se termine par un grand nombre de rameaux. Quelques-uns de ces rameaux se distribuent au muscle carré, crural, obturateurs et jumeaux; d'autres se ramifient sur la face postérieure et supérieure de la capsule articulaire; d'autres concourent, en s'anastomosant avec des rameaux de l'artère ischiatique de la perforante supérieure et de la branche postérieure de l'artère honteuse interne, à la formation d'un beau réseau artériel derrière le grand trochanter (2); d'autres enfin se répandent dans la cavité digitale et sur la partie externe de cette tubérosité, et s'anastomosent en ces deux endroits avec des ramifications de l'artère trochantérienne antérieure et d'un rameau de la branche postérieure de l'artère honteuse interne (3). La seconde branche de l'artère circonflexe interne traverse le muscle carré crural, ou bien, passe entre ce muscle et le

(1) Haller, *l. c.*, ♂. Loder, *l. c.*, 44, 48, 58. — (2) Murray, *op. c.*, fig. 3, *f. b.* — (3) Scarpa, ouvr. c., pl. III, 6; pl. IV, 18, 19, 38.

muscle grand adducteur: elle donne naissance immédiatement après, 1.° à deux rameaux, qui se continuent derrière ces muscles avec deux rameaux de la branche ascendante de l'artère perforante supérieure (1); 2.° à un fort rameau, qui, en passant entre l'extrémité supérieure des muscles fléchisseurs de la jambe et celle du muscle grand adducteur, gagne la partie postérieure de la tubérosité de l'ischion, pour s'anastomoser avec un beau réseau artériel que forment en cet endroit plusieurs rameaux de l'artère ischiatique et de la branche postérieure de l'artère honteuse interne (2). Après avoir fourni ces rameanx, cette branche pénètre dans la partie supérieure des muscles fléchisseurs de la jambe, et communique dans ces muscles avec quelques rameaux de l'artère perforante supérieure (3).

L'artère perforante supérieure est presque aussi volumineuse que l'artère circonflexe interne. Elle sort du côté postérieur de l'artère musculaire profonde, à environ deux pouces au-dessous de la naissance de l'artère circonflexe externe, et gagne aussitôt, à travers les aponévroses des muscles petit et grand adducteurs, la partie postérieure du fémur; là elle se partage en deux branches: l'une de ces branches monte direc-

(1) Tiedmann, *Tabulæ arteriarum corporis humani*, tab. XXXII, 78, 79. — (2) Murray, *op. c.*, fig. 3, *c.* Tiedmann, *op. c.*, tab. XXXII, 76, 77. — (3) Murray, *op. c.*, fig. 3, *g*, *l*.

tement entre le muscle grand fessier et les muscles grand adducteur et carré crural jusqu'à la partie postérieure du grand trochanter, où elle se termine par plusieurs rameaux qui, en se continuant avec des rameaux des artères trochantérienne postérieure, ischiatique et honteuse interne, constituent en cet endroit un très-beau réseau artériel (1). Il naît de cette branche, 1.° plusieurs rameaux considérables, qui se ramifient dans le muscle grand fessier et dans le nerf sciatique, et qui s'anastomosent dans l'intérieur de ces parties avec plusieurs rameaux des artères ischiatique et fessière (2); 2.° quelques rameaux moins volumineux que les précédens, qui pénètrent dans le tiers supérieur du muscle vaste externe, et qui communiquent dans la substance de ce muscle avec des rameaux de l'artère circonflexe externe (3); 3.° deux rameaux, qui se continuent derrière le muscle grand adducteur avec deux rameaux de l'artère circonflexe interne (4); 4.° enfin un fort rameau qu'on nomme *artère nourricière supérieure du fémur*, et qui s'introduit immédiatement par le trou nourricier supérieur dans la cavité de cet os, après avoir toutefois fourni un petit rameau qui va le long de la ligne âpre s'aboucher avec un rameau ascendant de l'artère perfo-

(1) Murray, *op. c.*, fig. 3, *b*, *f.* Tiedmann, *op. c.*, tab. XXXII, 70, 73, 79. — (2) Haller, *op. c.*, fascic. 4, fig. 3, *a.* — (3) Murray, *op. c.*, fig. 2, *r*, *i.* — (4) Tiedmann, *op. c.*, tab. XXXII, 78, 79.

rante moyenne (1), et d'où sortent des ramifications nombreuses qui se répandent sur le périoste, et qui, en s'entremêlant avec celles que cette membrane reçoit de quelques rameaux de l'artère circonflexe externe, concourent à la formation de la partie supérieure du réseau artériel du périoste du fémur (2). L'autre branche de l'artère perforante supérieure se dirige en en bas : elle donne au nerf sciatique et au muscle vaste externe des rameaux qui communiquent dans la première de ces parties avec des ramifications de l'artère ischiatique, et dans la dernière avec des rameaux des artères perforantes moyenne et inférieure (3), et se ramifie ensuite dans la substance des muscles fléchisseurs de la jambe, et dans l'épaisseur des tégumens de la partie postérieure de la cuisse, où elle s'anastomose avec plusieurs divisions des artères circonflexe interne, perforante moyenne, perforante inférieure, et perforante superficielle supérieure (4).

L'artère perforante moyenne est un peu moins grosse que l'artère précédente. Elle naît plus bas, à une distance d'environ un pouce et demi, du côté antérieur de l'artère musculaire profonde. Elle se replie aussitôt en dehors et en arrière,

(1) Murray, *op. c.*, fig. 3, *h*, *m*. — (2) Scarpa, ouvr. c., chap. 1, §. 30, p. 35, pl. II, *a*, *a*, *k*. — (3) Scarpa, ouvr. c., chap. 1, §. 25, p. 33. — (4) Murray, *op. c.*, fig. 3, *g*, *l*, *o*, *p*, *s*, p. 27. Haller, *op. c.*, fascic. 5, tab. 3, *n*, *o*, *y*.

perce les aponévroses des muscles petit et grand adducteurs, laisse en passant quelques rameaux au tissu de ces muscles, et se divise enfin, dès son arrivée à la partie postérieure de la cuisse, en deux branches : l'une de ces branches se porte horizontalement en dehors entre le muscle vaste externe et la longue portion du muscle biceps crural, et se partage, après un très-court trajet, pendant lequel elle fournit une petite artère qui monte le long de la ligne âpre pour se continuer avec un rameau de l'artère nourricière supérieure, en deux gros rameaux (1). L'un de ces rameaux se dirige en en haut, s'engage entre l'insertion du muscle grand fessier et celle du muscle vaste externe, donne au premier de ces muscles quelques branches qui communiquent dans son intérieur avec quelques rameaux des artères ischiatique et fessière, et s'enfonce ensuite dans le tiers supérieur du dernier, où il se ramifie et s'anastomose avec des divisions des artères perforante supérieure et circonflexe externe (2). L'autre rameau de cette branche descend le long de la partie postérieure du fémur, et va se continuer dans l'intérieur du muscle vaste externe avec un rameau ascendant de l'artère perforante superficielle inférieure (3). Dans sa marche, ce rameau fournit, 1.° l'artère nourricière moyenne du fémur : cette artère pénètre

(1) Murray, *op. c.*, fig. 3, *h*, *m*, *n*. — (2) Murray, *op. c.*, fig. 2, *i*, *i*, *r*, *s*. — (3) Murray, *op. c.*, fig. 2, *t*.

presque aussitôt, par le grand trou nourricier, dans la cavité de cet os, après avoir toutefois donné naissance à un petit rameau qui descend le long de la ligne âpre pour s'aboucher avec un rameau ascendant de l'artère nourricière inférieure du fémur (1); 2.° une branche qui gagne, à travers les fibres du muscle vaste interne, les tégumens de la partie antérieure du genou, où elle se divise en plusieurs rameaux qui s'anastomosent avec quelques divisions superficielles des artères articulaires supérieure externe et inférieure interne (2); 3.° enfin un grand nombre de ramifications, qui se répandent sur le périoste, et qui, en s'entrelaçant entre elles et avec celle que cette membrane reçoit des artères circonflexe externe et perforante supérieure, d'une part, des artères perforante, superficielle, inférieure et articulaires supérieures du genou, de l'autre, forment un réseau au moyen duquel la partie supérieure du réseau artériel du périoste du fémur communique librement avec l'inférieure (3). La seconde branche de l'artère perforante moyenne se dirige en en bas, donne quelques rameaux au nerf sciatique, et se ramifie ensuite dans l'épaisseur des muscles fléchisseurs de la jambe, où elle s'anastomose avec les artères perforante supérieure,

(1) Murray, *op. c.*, fig. 3, *r*, *u*. — (2) Haller, *op. c.*, fascic. 8, tab. *id.*, litt. *o*, *p*, *q*. — (3) Scarpa, ouvr. c., chap. 1, §. 30, pl. II, *a*, *a*, *b*, *c*, *d*, *g*, *h*, *k*.

perforante inférieure, perforante superficielle supérieure (1) et ischiatique.

L'artère perforante inférieure est beaucoup moins considérable que la précédente. Née comme elle, mais plus bas, du côté antérieur de l'artère musculaire profonde, elle se porte de même, à travers les aponévroses des muscles petit et grand adducteurs, à la partie postérieure de la cuisse : là elle se partage en plusieurs gros rameaux, qui se distribuent aux muscles fléchisseurs de la jambe et au muscle vaste externe; ces rameaux communiquent dans les premiers avec plusieurs divisions des artères perforante supérieure, perforante moyenne, perforante superficielle supérieure (2) et ischiatique, et dans l'intérieur du dernier avec quelques rameaux des artères circonflexe externe, perforante, superficielle inférieure, perforante supérieure (3), perforante moyenne et articulaire supérieure externe du genou.

ARTICLE II.

§. IV. Maintenant que nous avons indiqué le siége, l'étendue et les rapports de l'artère fémorale avec les parties qui l'avoisinent, décrit les artères auxquelles elle donne naissance, et démontré les nombreuses anastomoses à

(1) Murray, *op. c.*, fig. 3, *l.*, *o*, *o*, *p*, *s*. — (2) Murray, *op. c.*, fig. 3, *l*, *m*, *o*, *p*, *s*. — (3) Scarpa, ouvr. c., chap. 1, §. 27, p. 34.

l'aide desquelles ces artères communiquent, tant entre elles qu'avec les artères du tronc, du genou et de la jambe, nous allons examiner le tissu qui forme ses parois. Ce tissu, considéré alors qu'il est parvenu au terme de son développement, a environ deux tiers de ligne d'épaisseur; il tient pour sa consistance, le milieu entre le tissu fibreux et le tissu musculaire; il est blanc jaunâtre ou grisâtre, et présente souvent une nuance rouge. Les fibres qui le composent sont serrées et de nature différente. Dirigées en sens divers, ces fibres constituent plusieurs couches bien distinctes, qu'on nomme *membranes* ou *tuniques*. Les auteurs ne s'accordent point sur le nombre et la nature de ces membranes ou tuniques. *Galien* n'en admet que deux : *Arteriæ verò, duæ peculiares tunicæ existunt*, dit-il, *exterior sanè, qualis venæ est : interior autem crassitie hujus ferè quintupla. Insuper durior in transversas fibras dissoluta, exterior autem, quam etiam venæ obtinent, rectis fibris et quibusdam mediocriter obliquis; transversis nullis contexta est. Interior arteriæ tunica crassa duraque: seu autem quamdam internâ superficie continet, telæ araneorum manifestò per similem, in magnis quidem arteriis perspicuam, quam nonnulli tertiam arteriæ tunicam statuunt. Quarta verò, alia peculiaris et nulla est, sed veluti quibusdam venarum, ita quoque arteriis alicubi obhærescit et circumtenditur membrana tenuis, contegens, aut affirmans, aut connectens ipsas vicinis particulis* (1). Boerhaave, qui comprend l'enveloppe celluleuse avec le tissu de l'artère, en distingue cinq: *Prima*, dit-il (2), *extima, secunda cellulosa, tertia glandulosa, quarta muscularis, quinta interna.* D'autres auteurs en supposent un plus grand nombre. Vieussens (3), Lancisi (4) et Bichat (5) en décrivent quatre; Walther (6), Monro (7), Ludwig (8) et Haller (9) prétendent qu'il n'en existe que trois qui soient propres à l'artère, vu que la couche extérieure n'est, suivant eux, qu'une extension du tissu cellulaire qui environne le vaisseau. Scarpa (10), qui, pour ce qui concerne la couche extérieure du tissu de l'artère, a adopté l'opinion de ces auteurs, n'en admet que deux, qu'il distingue en *musculaire* et *interne*. Cependant, si l'on examine attentivement les parois de l'artère fémorale alors qu'elle est parfaitement dépouillée de son enveloppe celluleuse, on observe dans leur épaisseur cinq couches bien distinctes. Ces couches sont, en commençant par l'extérieure, la première celluleuse, la seconde aponévrotique, la troisième fibro-musculaire, la quatrième fibreuse, et la

(1) *De anatomicis administrationibus*, classis 1, lib. 7, cap. 5, p. 101. — (2) *Inst. med.*, §. 13, p. 88. — (3) *Nov. vasorum syst.* — (4) *De aneurysmatibus*, cap. 1, prop. 6, p. 10. — (5) *Anatomie générale.* — (6) *De aneur. progr.* — (7) *Essay and observ. phys. and litterary of Edimbourg*, vol. 2, 3. — (8) *Dissert. de arteriarum tunicis*, §. 41. — (9) *Elementa physiologiæ*, sect. 1, lib. 2, t. 1, p. 62-65. — (10) Ouvr. c., p. 9.

cinquième séro-muqueuse ; mais la plupart des auteurs modernes comprennent la première de ces couches avec la seconde, la quatrième avec la cinquième, et considèrent pour cela le tissu artériel comme composé de trois tuniques, qu'ils nomment *externe*, *moyenne* et *interne*.

§. V. La tunique moyenne, qui est la plus considérable des trois, autant par rapport à ses propriétés physiques et vitales qu'à cause des fonctions qu'elle remplit, forme à elle seule environ la moitié de l'épaisseur des parois de l'artère. Lorsqu'on la coupe en travers, on aperçoit à la surface de la division plusieurs couches concentriques, d'autant plus minces et plus serrées qu'elles sont plus intérieures. Albinus en a compté et même séparé entièrement jusqu'à six (1) ; Ludwig dit (2) qu'il est parvenu à en isoler jusqu'à dix à l'aorte d'un bœuf. Les fibres qui composent ces couches ont une couleur blanche, jaunâtre ou rougeâtre ; dirigées en travers, elles représentent assez exactement une série d'anneaux. Quelques auteurs prétendent qu'elles sont obliques et disposées en spirale ; d'autres au contraire, et c'est le plus grand nombre, qu'elles sont parfaitement circulaires. Haller soutient qu'il n'existe point de fibres circulaires, et que celles que l'on regarde comme telles dans le tissu artériel sont composées elles-mêmes de plusieurs

(1) *Annot. acad.*, lib. 4, tab. 5, fig. 1. — (2) *L. c.*

autres repliées sur le côté (1). Qu'elles soient circulaires ou composées de fibres qui ne le sont point, toujours est-il certain qu'elles ne sont pas obliques, mais bien transversales. Ces fibres ne sont unies les unes aux autres que par quelques filamens obliques; c'est ce qui explique pourquoi, alors qu'on distend une artère outre mesure, soit en tirant sur elle en sens contraire, soit par l'injection d'un fluide quelconque, ou bien qu'on y opère à l'aide d'un lien mince une forte constriction circulaire, on trouve ensuite la tunique moyenne du vaisseau divisée transversalement. Le tissu de la tunique moyenne des artères jouit d'un très-haut dégré d'élasticité; c'est en vertu de cette propriété que les battemens de ces vaisseaux ont lieu; c'est encore en vertu de cette même propriété de la tunique moyenne qu'alors qu'on aplatit une artère, ou bien qu'on la distend, soit en injectant un liquide, soit en introduisant un doigt dans sa cavité, elle revient à sa dimension naturelle aussitôt qu'on cesse de la comprimer ou de la distendre. Les fibres de cette tunique sont susceptibles de se contracter par l'application de plusieurs substances stimulantes; cependant l'existence de cette propriété dans le tissu artériel, qu'on désigne par la dénomination d'*irritabilité* ou de *contractilité organique sensible*, est encore un sujet de controverse. Les médecins anciens n'ont jamais élevé le moindre

(1) *L. c.*, p. 65.

doute à ce sujet : Lancisi prétend qu'il a observé plusieurs fois des mouvemens convulsifs dans les artères (1). Haller, qui a fait beaucoup de recherches sur l'irritabilité, et qui certainement était bien disposé à reconnaître cette propriété dans le tissu artériel, convient que, d'après ses expériences, il ne lui est point permis d'avancer quelque chose de positif à cet égard (2). Bichat soutient que rien ne démontre l'existence de la contractilité organique sensible dans le tissu des artères (3). Cependant, au rapport de l'illustre professeur Béclard (4), « Verschnir et Hastings ont vu l'irritation mécanique produire la contractilité des artères. Zimmerman, Parry, Verschnir et Hastings on vu les acides minéraux produire le même effet. Thomson et Hastings ont vu la même chose par l'action de l'ammoniaque. Verschnir, Hunter, Hastings ont vu la seule action de l'air et de la température produire cette contraction. Hastings a encore obtenu le même effet en appliquant l'huile de térébenthine, la teinture de cantharides, la solution de muriate d'ammoniaque, du sulfate de cuivre. Bikker et Vaudenbosch ont obtenu la contraction des artères par l'électricité, Giulio et Rossi par le galvanisme. Home l'a même observée en appliquant un alcali au nerf avoisinant une artère. » Nous

(1) *Op. c.*, prop. 43, 44, 45, 46. — (2) *L. c.* — (3) *Anatomie générale*, système artériel. — (4) *Anatomie générale*, chap. 4, sect. 2, §. 421, p. 376.

avons nous-même vu maintes fois, sur des chiens et des lapins, la carotide et l'artère fémorale se resserrer d'une manière bien sensible par le contact de l'air, par l'action de l'ammoniaque, par celle de l'acide hydro-chlorique, par l'application de la poudre de colophane, et par celle d'un morceau d'agaric ou d'éponge sèche, et reprendre peu de temps après leur dimension naturelle. Morgagni rapporte ainsi qu'il suit un fait très-remarquable qu'il a observé, et qui, ce nous semble, établit d'une manière incontestable l'existence de l'irritabilité dans le tissu artériel. *Integumentis*, dit-il, *à dextrâ colli parte ita in cane separatis atque reductis ut..... Carotica ejusdem lateris detecta est, à proximisque partibus sejuncta, tùm nonnihil elevata et ad medium circiter longitudinis colli transversa, dissecta est. Cùm dubitaremus nunc statim à dissectione, ut certè ab inferiore, ita etiam à superiore parte sanguis effluxisset, ne dubii aliquid esset in reliquâ observatione placuit ut clarus Vulpius, qui administrans adstabat, inter digitos utramque dissectæ arteriæ partem, sed alteram alterâ manu retineret, hactenùs ne conciderent, simulque modicè alteram in alterum latus inclinaret, ne sanguis occurreret sanguini, remque confunderet, sed proclive esset discrimina inter superiorem et inferiorem præclarè animadvertere. Quod cùm ille dicto citiùs fecisset, evidentissimum fuit, sanguinem ex utrâque parte ad magnam distantiam prosilire, quamvis tenuiore filo, et minore impetu ex superiore, idque diù et donec voluimus, re jam satis observatâ, animadversum est, arteriæ partem inferiorem quâ secta erat, se adeò contraxisse, nihil ut propemodùm efflueret. Sed pauxillo ex eâdem extremâ parte forficibus adempto, sanguis continuò ad pristinum illum effluxum rediit* (1). Un membre correspondant de l'Institut royal de France, M. le docteur Foderà, nous a communiqué plusieurs faits absolument semblables à celui observé par Morgagni, et qu'il nous semble par conséquent inutile d'exposer ici. M. Magendie, membre de l'Institut de France, a vu, au rapport de M. le professeur Adelon, l'artère fémorale d'un chien, qu'il avait mise parfaitement à nu et qu'il comprimait entre ses doigts, se rétracter au-dessous de l'endroit comprimé, au point d'exprimer de son intérieur tout le sang qu'elle contenait (2). Au reste, nous pensons qu'il est impossible de révoquer en doute de bonne foi l'existence de la contractilité organique, sensible dans le tissu artériel, quand on sait, 1.° que les carotides, dans l'apoplexie, que les artères voisines d'un vaste foyer inflammatoire, que les artères temporales, dans le cas de névralgie frontale, battent plus fort que les autres artères qui

(1) *De sedibus et causis morborum*, epist. 19, art. 34. —
(2) *Nouveau Dictionnaire de médecine*, art. *circulation*, t. 5, p. 318.

d'ailleurs se trouvent dans les mêmes conditions ; 2.° que, chez les individus hémiplégiques ou paraplégiques, les battemens des artères sont plus faibles dans les parties paralysées que dans les parties saines ; 3.° qu'alors qu'une artère est ouverte, le sang qu'elle renferme sort par l'ouverture en même temps par saccades, ce qui est produit par les contractions du cœur, et d'une manière continue ; ce qu'il faut rapporter au resserrement du vaisseau ; 4.° que, toutes les fois qu'on pratique sur un animal une ouverture à une portion d'artère comprise entre deux ligatures, cette partie du vaisseau se contracte au point d'expulser de son intérieur tout le sang qu'elle contient ; 5.° qu'alors qu'un animal meurt d'hémorrhagie, on voit les gros vaisseaux artériels se resserrer peu à peu jusqu'à la mort de l'animal, et se dilater ensuite pour reprendre, à peu de chose près, le même diamètre que pendant la vie ; 6.° enfin que, dans la plupart des cadavres, et particulièrement dans ceux des personnes qui ont succombé à des hémorrhagies, les grosses artères sont toujours vides de sang : c'est pour cela que les anciens pensaient que ces vaisseaux n'étaient autre chose que des réservoirs d'air, comme l'indique assez le nom qu'ils leur ont donné.

Nous avons dit plus haut que, quand on aplatit une artère en la comprimant, elle reprend, en vertu de l'élasticité de sa tunique moyenne, sa forme naturelle aussitôt qu'on cesse la compression. On croyait autrefois que, dans le cas où une artère était divisée transversalement, son oblitération ne pouvait à cause de cela avoir lieu autrement que par la formation d'un caillot *dans sa cavité*, qui empêchait seul l'effusion du sang. Mais enfin l'expérience a démontré que cette opinion était erronée, et que les artères sont néanmoins, de même que les veines, susceptibles, dès que leurs parois cessent d'être distendues par le sang qu'elles contiennent, de se rétracter peu à peu, au point même de se convertir en un véritable cordon fibreux. Comme les fibres de la tunique moyenne des artères sont susceptibles de se raccourcir au point d'effacer la cavité de ces vaisseaux, de même aussi ces fibres sont capables, quand l'effort du sang qui passe dans l'artère devient supérieur à leur résistance, de s'allonger, comme le prouve la dilatation des artères de la matrice pendant la grossesse, la dilatation des artères collatérales après l'oblitération au-delà de leur origine du tronc qui les fournit, ainsi que la dilatation artérielle connue sous le nom d'*anévrisme vrai* ou d'*artériectasie*, au point d'acquérir une étendue plusieurs fois plus grande que celle qu'elles présentent dans l'état naturel.

La résistance latérale des artères appartient presque exclusivement à leur tunique moyenne. Les fibres de cette membrane possèdent un tel degré de cohésion, qu'une seule d'entre elles, tirée en sens contraire, oblige toujours, pour en effectuer la rupture, à un effort assez considérable. D'autant plus grosses et plus fermes qu'elles font partie d'artères, d'un plus gros calibre, et que, dans ces artères, elles sont situées plus près du cœur, ces fibres nécessitent de même pour les rompre un effort d'autant plus grand; mais, par rapport à l'impulsion du sang qu'elles ont à vaincre dans l'exercice de leurs fonctions, elles offrent, au contraire, une résistance d'autant plus grande que les vaisseaux auxquels elles appartiennent sont plus petits, et qu'elles se trouvent situées plus loin du centre de la circulation. Clifton Wintringham, qui a fait avec beaucoup de soin un grand nombre d'expériences, dans l'objet de déterminer quel est le degré de résistance latérale propre à chaque artère, dit, par exemple, que, dans un cas où il a poussé de l'air à l'aide d'une machine qu'il avait fait construire pour cela, dans l'aorte et dans l'artère splénique d'un sujet adulte, il a employé, pour rompre ces vaisseaux, une force égale, 1.° dans l'aorte près du cœur, à un poids de 119 livres 5 onces; 2.° dans la partie inférieure de la même artère, à un poids de 131 livres 10 onces; 3.° dans l'artère splénique, à un poids de 41 livres 8 onces; et il s'est convaincu, ajoute-t-il, d'après ces expériences, que la résistance latérale de la partie inférieure de l'aorte est, par rapport à celle de sa partie supérieure, comme

1794 à 1000, et que celle de l'artère splénique par rapport à celle de l'aorte est comme 1319 à 1000 (1). Haller (2) et l'illustre professeur Béclard (3) ont répété les expériences faites par Clifton Wintringham, et ont obtenu des résultats dont la conséquence est absolument conforme à la proposition que nous avons avancée touchant la résistance latérale des artères.

Les auteurs ne sont point d'accord touchant la nature de la tunique moyenne des artères. Les anciens assimilent le tissu de cette membrane à celui des ventricules du cœur (4). Les modernes prétendent, les uns, et c'est le plus grand nombre, que ce tissu est, ainsi que le croyaient les médecins anciens, véritablement musculaire; les autres, au contraire, qu'il est de même nature que le tissu ligamentaire élastique. Ceux-là citent en preuve de leur opinion la présence de la fibrine qui entre dans sa composition, et la capacité qu'il a de se contracter par l'application de plusieurs substances stimulantes; ceux-ci se fondent sur la nature de sa couleur, sur le degré d'élasticité dont il jouit, et sur la nature des fonctions qu'il remplit. Quoi qu'il en soit, nous pensons, d'après les raisons qu'on cite à l'appui de l'une et de l'autre de ces

(1) *Experimental Jnquiry on some parts of the animal structure*, exp. 34, 36. Verbrugge, *Dissert. anatomico-chirurgica de aneurysmate*, sect. 1, §. 2, p. 13. — (2) *Elem. physiol.*, t. 1, lib. 2, sect. 1, §. 14, p. 60, 178, exp. *c. h.* — (3) *L. c.*, §. 417, p. 373. — (4) *Voy.* Lancisi, *l. c.*

opinions, avec l'illustre professeur Béclard (1), que le tissu de la tunique moyenne des artères est un tissu particulier qui participe à la fois des caractères du tissu ligamentaire élastique, et du tissu musculaire. La tunique moyenne des artères est celle des trois dont les parois de ces vaisseaux sont composées, qui joue le rôle le plus important dans l'exercice de leurs fonctions. C'est elle qui contient le sang dans leur cavité; c'est encore elle qui réagit le plus efficacement sur les contractions du cœur, et qui, par conséquent, contribue le plus à la progression du sang dans les artères.

§. VI. La tunique interne est la plus mince des trois couches ou membranes qu'on observe dans l'épaisseur des parois artérielles. D'un côté, elle adhère à la tunique précédente; de l'autre, elle correspond immédiatement au sang qui passe dans l'artère. Elle est blanche grisâtre ou rougeâtre et très-fragile, et n'est point, comme on l'a cru, percée d'une multitude de petits trous (*angustissimis foraminibus pervia* (2). C'est elle qui forme les plis longitudinaux qu'on voit dans l'intérieur des artères. On distingue dans son épaisseur deux feuillets de nature différente: l'externe, qui est plus épais, est blanc jaunâtre, et composé de fibres en partie longitudinales, en partie obliques, qui semblent se confondre

(1) *L. c.*, §. 411, p. 370. — (2) Lancisi, *l. c.*

avec le tissu de la tunique moyenne. Willis (1) et Heister (2) entendaient probablement parler de ces fibres lorsqu'ils ont avancé qu'il existait en dedans des fibres circulaires ou transversales des artères une couche de fibres musculaires longitudinales. Le feuillet interne est diaphane, homogène et très-fragile : sa face interne est polie et lubrifiée par un fluide onctueux, qui le préserve de l'action nuisible du sang. La tunique interne des artères tient pour sa nature le milieu entre les membranes muqueuses et les membranes séreuses : elle s'oppose, en vertu de sa grande densité, à l'extravasion du sang contenu dans ces vaisseaux, facilite le cours de ce liquide par le poli et l'humidité de sa face interne, et sert enfin à affermir le tissu de la tunique moyenne, en fortifiant l'union des fibres de cette membrane.

§. VII. La couche ou tunique externe des parois artérielles est environ deux fois plus épaisse que la précédente. On observe dans son épaisseur deux couches bien distinctes : la couche externe correspond immédiatement à l'enveloppe celluleuse de l'artère, et est composée de fibres blanches, obliques, qui se confondent, d'une part, avec le tissu de cette enveloppe, et de l'autre avec la couche interne. Cette dernière adhère fortement au tissu de la tunique moyenne ; son

(1) *Pharmac. rational*, t. 6, n. 4, p. 15. — (2) *De vuln. art. crur.*, n. 25.

tissu est très-serré, blanc jaunâtre ou grisâtre, et ressemble d'ailleurs parfaitement à celui des aponévroses. De même que la tunique moyenne, la tunique externe des artères possède un très-haut degré d'élasticité. C'est pour cela, 1.° qu'alors qu'on distend une artère en tirant sur elle en sens contraire, elle reprend sa longueur naturelle aussitôt qu'on cesse la distension ; 2.° qu'alors qu'on la divise transversalement, elle se retire et se cache dans l'intérieur de son enveloppe celluleuse ; 3.° qu'alors qu'on la courbe et qu'on la ploie, elle se redresse aussitôt après ; 4.° enfin qu'alors qu'on la rompt en tirant sur elle en sens contraire, sa membrane externe, allongée et rompue au-delà de la rupture de ses membranes profondes, se fronce et se resserre de manière à boucher exactement le bout du vaisseau, ce qui explique pourquoi dans quelques plaies d'armes à feu et par arrachement d'un membre, il ne survient point d'hémorrhagie. La tunique externe des artères est celle des membranes de ces vaisseaux qui présente le plus haut degré d'extensibilité. Aussi voit-on toujours, quand on tire avec force une artère en sens contraire, les deux couches profondes des parois du vaisseau se rompre d'abord, puis la couche extérieure, après avoir toutefois subi un grand degré d'extension. Aussi voit-on toujours encore, quand on injecte avec force un liquide dans l'intérieur d'une artère, les membranes interne et moyenne de vaisseau se déchirer, et l'externe se distendre ensuite considérablement en forme de sac. Il existe sur la nature de cette tunique des opinions diverses. Quelques-uns prétendent qu'elle n'est rien autre chose qu'une extension du tissu cellulaire qui environne l'artère, d'autres que son tissu est analogue à celui des aponévroses; d'autres enfin que ce tissu est, ainsi que celui de la tunique moyenne, de la même nature que le tissu ligamentaire élastique. Mais, à la vérité, comme le prouvent les caractères de chacun des deux feuillets qui la composent, cette membrane est en partie cellulaire, en partie aponévrotique. Elle fortifie l'union des fibres de la tunique moyenne, raccourcies en vertu de son élasticité pendant la systole de l'artère, allongées pendant la diastole, et concourt par conséquent à la progression du sang qui passe dans le vaisseau.

§. VIII. On observe des vaisseaux sanguins dans l'épaisseur des parois de l'artère fémorale. Ces vaisseaux naissent des artères et des veines répandues dans le tissu lamineux qui enveloppe l'artère : ils se ramifient aussitôt sur la face externe du vaisseau; ils pénètrent et se perdent ensuite dans l'intérieur de son tissu. Il existe également dans la substance de cette artère des vaisseaux lymphatiques; l'exhalation du fluide onctueux qui lubrifie la face interne du vaisseau, l'épanchement d'un liquide ou le dépôt d'une matière grasse qui ont quelquefois lieu entre sa tunique interne et sa tunique moyenne, l'absorption du sang arrêté dans la cavité d'une artère par suite de son oblitération dans une partie de son étendue, ainsi que l'absorption d'un liquide injecté et retenu dans une portion d'artère comprise entre deux ligatures, sont autant de circonstances d'après lesquelles on peut tout au moins le supposer.

On observe encore dans l'épaisseur des parois de l'artère fémorale des nerfs ; ces nerfs naissent d'un plexus plus ou moins compliqué que des rameaux du nerf crural forment autour du vaisseau (1); ils percent la tunique externe de l'artère, et s'entrelacent entre cette membrane et la tunique moyenne pour se perdre enfin dans la substance de cette dernière et de la tunique interne (2). On pense néanmoins généralement que le tissu de cette artère, ainsi que des autres parties du système artériel, est insensible : mais comment concevoir que ce tissu, qui reçoit des nerfs semblables à ceux qui répandent la sensibilité dans toutes les parties où ils se distribuent, soit seul, parmi ces parties, privé de cette faculté? Au reste, nous nous sommes convaincu par un très-grand nombre d'expériences que nous avons faites à ce sujet sur plusieurs espèces d'a-

(1) Hippol. Cloquet, *Anatomie descriptive*, t. 2. §. 1702, p. 174. — (2) Meckel, *Manuel d'anatomie générale, descriptive et pathologique*, trad. de l'allemand, et augmenté de faits nouveaux, etc., par Jourdan et Breschet, 1825, t. 1, p. 158.

nimaux, que cette opinion n'est point conforme à l'observation. Ainsi, par exemple, après avoir mis sur des chiens et des lapins parfaitement à nu l'aorte ventrale, la carotide, l'artère fémorale et l'artère humérale dans l'étendue de trois lignes au plus, nous avons vu, en touchant legèrement à plusieurs reprises avec le nitrate d'argent fondu à la partie dénudée du vaisseau, alors que l'agitation de l'animal causée par l'opération avait entièrement cessé, la plupart de ces animaux témoigner de la douleur à chaque application du caustique, tantôt par des secousses, tantôt par un tremblement subit, partiel ou général.

ARTICLE III.

§. IX. L'artère fémorale a pour usage de transmettre au membre inférieur la plus grande partie du sang que le cœur envoie à ce membre, afin d'y maintenir la vie. Mais pour cela elle n'agit pas seulement à la manière d'un tube inerte; elle concourt encore puissamment, en vertu de son élasticité et de son irritabilité, à la progression du liquide qui passe dans son intérieur. En transmettant ainsi au membre inférieur la plus grande partie du sang qu'il reçoit du cœur, cette artère lui fournit la plus grande partie des matériaux de la nutrition, et par conséquent elle contribue beaucoup plus à elle seule que toutes les autres artères réunies qui, comme elle, se distribuent à ce membre à l'accroissement et à la conservation du volume de cette partie du corps, ainsi qu'au développement et à l'entretien de sa chaleur, de sa sensibilité et de sa motilité.

ARTICLE IV.

§. X. Nous allons, maintenant que nous avons fait connaître l'artère fémorale, ses branches, ses moyens de communication avec les artères du tronc, du genou et de la jambe, le nombre et la nature des membranes qui composent ses parois, et les fonctions qu'elle remplit, indiquer dans cet article les anomalies qu'elle présente tant sous ses rapports anatomiques que sous ses rapports physiologiques. Comme il arrive que l'artère humérale se partage quelquefois tout près de l'aisselle en radiale et cubitale, on a supposé pour cela qu'il arrivait de même que l'artère fémorale se divisait quelquefois aussi au voisinage de l'aine en deux troncs, qui de là descendaient ensemble jusqu'à la partie supérieure et postérieure de la jambe. C'est à une supposition semblable que Morgagni a eu recours, bien que de son temps les canaux de communication des branches de l'artère fémorale avec celles de l'artère poplitée fussent bien connus, pour expliquer la cause du succès obtenu par M. Aurèle Severin dans un cas d'anévrisme de cette artère, où le malade fut parfaitement guéri par la ligature du vaisseau (1). Heister (2) et Gooch (3) pensaient aussi que toutes les personnes qui avaient le bonheur de conserver le membre inférieur après l'oblitération de l'artère fémorale devaient cet avantage à l'existence d'un second tronc de cette artère. Le dernier assure même avoir observé ce mode de conformation dans trois cas d'amputation de la cuisse. Murray, sans révoquer en doute les observations de Gooch, croit cependant que ce médecin célèbre a pris pour un second tronc de l'artère fémorale l'artère perforante moyenne, qui parfois, dit-i., est plus volumineuse et descend plus bas que de coutume (4). Nous avons nous-même, dans le cours de nos dissections, vu dans le cadavre d'un homme adulte l'artère musculaire profonde, après avoir fourni trois grosses artères perforantes, aller le long du côté interne de la veine fémorale d'abord; puis, par derrière ce vaisseau, s'engager avec lui dans la gouttière aponévrotique du muscle grand adducteur pour se perdre en partie dans la courte portion du muscle biceps crural, en partie dans le tiers inférieur du muscle vaste externe. Il est probable que les trois individus chez lesquels Gooch prétend avoir vu l'artère fémorale double

(1) *De sedibus et causis morborum*, epist. 50, art. 12. — (2) *De arteriæ cruralis vulnere periculosissimo feliciter sanato dissertatio*, §. 6. — (3) *Transactions philosophiques*, vol. 65, p. 378. — (4) *In aneurysmata femoris observationes*, *etc.*, sect. 2, part. 2, p. 37.

présentaient l'une ou l'autre de ces anomalies; et l'on est fondé à le croire quand on sait que l'assertion de ce médecin repose non sur l'inspection anatomique des parties, mais bien seulement sur l'observation dans la plaie après l'amputation de la cuisse d'un bout d'artère semblable à celui du tronc de l'artère fémorale. D'autant plus grand qu'on l'observe sur un sujet plus éloigné du premier âge, le volume du tronc de l'artère fémorale est aussi, de même que celui des autres parties du système artériel, en général d'autant plus développé chez l'homme que chez la femme. Les parois de ce vaisseau, qui, dans les premiers temps de la vie, sont rouges, très-minces, très-molles, très-extensibles, très-élastiques, évidemment contractiles et sensibles, deviennent, au fur et à mesure qu'on avance en âge, de plus en plus épaisses et dures, et de moins en moins extensibles, élastiques, contractiles et sensibles, pour perdre tous ces attributs, et se transforment enfin d'abord en un tissu cartilagineux, puis en un véritable tissu osseux. Ces changemens que le temps apporte dans le tissu artériel s'effectuent, en général, plus lentement et à une époque plus avancée de la vie chez la femme que chez l'homme; aussi observe-t-on qu'elle est beaucoup plus que lui sujette à l'anévrisme spontané; et peut-être n'est-il point inconséquent de supposer pour cela que la femme qui a traversé les dangers de l'âge critique doit, en très-grande partie, à cette circonstance l'avantage d'arriver plus tard que l'homme au terme de son existence.

§. XI. Les branches de l'artère fémorale varient beaucoup pour leur origine, leur nombre et leur volume. L'artère sous-cutanée abdominale provient quelquefois ou de l'artère circonflexe iliaque ou de l'artère honteuse externe superficielle. Il est des sujets chez lesquels on observe deux artères honteuses externes superficielles (1). L'artère honteuse externe profonde est fournie parfois tantôt par l'artère circonflexe interne, tantôt par l'artère circonflexe externe, tantôt par la branche antérieure de l'artère obturatrice. L'artère musculaire superficielle naît souvent de l'artère circonflexe externe. Les artères anastomotique grande, perforante superficielle supérieure, perforante superficielle inférieure, que nous avons cru devoir, à l'exemple de Murray (2), décrire comme branches de l'artère fémorale, sont fournies ordinairement par l'artère poplitée, et quelquefois par l'artère musculaire profonde. Des petites branches de l'artère fémorale qui se distribuent aux ganglions inguinaux, au tissu cellulaire, aux muscles et aux tégumens de la cuisse, sortent souvent les branches antérieures et postérieures des côtés

(1) Haller, *Icones anatomicæ*, *etc.*, fascic. 5, p. 9. Scarpa, ouvr. c., pl. I, 7, 8.— (2) *Op. c.*, sect. 2, particul. 1, p. 29, fig. 1, *u*.; p. 29, fig. 3, *s*.; p. 30, fig. 3, *w*.

externe ou interne du vaisseau, et les branches externes et internes des côtés antérieur ou postérieur, et sont d'autant moins nombreuses qu'elles sont plus considérables, et *vice versâ*. L'artère musculaire profonde naît assez souvent tantôt du côté externe, tantôt du côté interne de l'artère fémorale, et quelquefois tout près du ligament inguinal (1). Les artères circonflexe externe et circonflexe interne proviennent souvent du tronc même de l'artère fémorale (2). On rencontre rarement moins et plus rarement encore plus de trois artères perforantes. On a vu des sujets chez lesquels l'artère perforante supérieure et l'artère perforante moyenne étaient fournies, la première par l'artère circonflexe interne, et la dernière par l'artère fémorale elle-même. Les branches de l'artère fémorale sont, en général, ou plus nombreuses ou plus grosses par rapport au tronc qui leur donne naissance chez la femme que chez l'homme. et toujours chez l'un comme chez l'autre, alors que la cuisse présente un volume qui, par rapport à celui de la jambe, est beaucoup plus considérable que dans l'état ordinaire. Quand cette artère est oblitérée au-dessous de leur naissance, on les

(1) Deschamps, *Recueil périodique de la société de médecine de Paris*, t. 5, n. 27. Friederici Tiedmann *Tabulæ arteriarum corporis humani*, fascic. 4, tab. 33, fig. III, 19. — (2) Tiedmann, *l. c.*, tab. 33, fig. III, 17; fig. IV, 24. Murray, *op. c.*, fig. 1, *p.*, p. 19, 24.

trouve constamment développées au point d'offrir un volume une ou deux fois plus grand que leur volume habituel. Ce qu'on observe quant à l'origine, au nombre et à la grosseur des branches de l'artère fémorale, a également lieu quant à l'origine, au nombre et à la grosseur de leurs divisions, et principalement de leurs anastomoses. Toutefois ces dernières sont beaucoup plus volumineuses et en plus grand nombre dans les premiers que dans les derniers temps de la vie ; et, de même que ces canaux de communication, manquent très-souvent en grande partie, qu'ils sont d'autant plus larges, qu'ils sont moins nombreux, et qu'ils sont toujours plus gros alors que l'artère fémorale est oblitérée au-dessous de la naissance de la branche à laquelle ils appartiennent, de même il arrive presque toujours dans ce dernier cas qu'il s'en forme de nouveaux qui, comme eux, offrent un diamètre d'autant plus considérable qu'ils sont en moindre nombre. Ce fait est très-remarquable ; et c'est peut-être pour avoir ignoré une circonstance aussi importante que les chirurgiens se sont montrés si timides dans l'emploi de la ligature de l'artère pour effectuer la cure de l'anévrisme. On explique ce phénomène de diverses manières ; ceux-ci veulent que ce soit une anomalie propre à l'individu qui le présente ; ceux-là prétendent que ces anastomoses nouvelles sont accidentelles, et parmi eux, les uns pensent qu'elles sont le résultat de la dilatation de petits tubes artériels imperceptibles dans l'état normal à cause de leur ténuité; les autres croient qu'elles se forment à la manière des vaisseaux sanguins qu'on rencontre dans l'épaisseur des fausses membranes. Les partisans de la dernière de ces suppositions s'appuient pour cela sur le résultat d'une expérience faite par le docteur Parry, qui, ayant lié la carotide du mouton ou retranché une partie de cette artère, assure avoir trouvé, quelque temps après, la circulation rétablie par plusieurs artérioles parallèles qui, au lieu même de la partie oblitérée ou retranchée, se portaient directement du bout de l'une des portions de l'artère au bout de l'autre (1). Nous avons répété sept fois cette expérience sur des chiens de la plus haute stature; mais nous n'avons pas été assez heureux pour obtenir un résultat semblable; car nous avons trouvé dans tous les cas, un mois et demi, trois mois et six mois après l'opération, l'artère complètement convertie en un cordon fibreux, et les deux bouts résultant de sa section confondus avec le tissu cellulaire et les muscles voisins. Nous nous garderons néanmoins d'élever le moindre doute sur l'authenticité du fait observé par le docteur Parry, bien que nous ayons quelque peine à comprendre comment ces artérioles qu'il a vues ont pu se former avant l'oblitération

(1) *Additionnal exper. on the arteries, etc.*; Lond., 1819.

complète du vaisseau, et comment encore les caillots qui bouchaient l'artère, ce qui a constamment lieu, n'ont point dans ce cas empêché le rétablissement de la circulation. Au reste, ce qu'il importe de savoir, c'est qu'alors que l'artère fémorale est oblitérée en partie ou en totalité, il se forme presque toujours entre les artères situées au-dessus et au-dessous de l'oblitération de nouveaux canaux de communication, et que ceux qui existent déjà deviennent beaucoup plus larges, ainsi que les artères dont ils font partie. Murray a vu à Upsal, parmi les préparations académiques, une cuisse dans laquelle les anastomoses de l'artère circonflexe externe avec les artères perforantes superficielle inférieure, nourricière et articulaire supérieure externe, avaient le volume d'une grosse plume de pigeon (1). En l'an 12, l'illutre professeur M. Dupuytren a observé ce qui suit dans le membre inférieur d'un homme de quarante ans, mort long-temps après la ligature de l'artère fémorale. La fin de cette artère et le commencement de l'artère poplitée étaient imperméables dans l'étendue de trois pouces. « La partie du système artériel située au-dessus de la maladie offrait une dilatation des artères sciatique, fémorale profonde, perforantes, telle, que la première avait acquis un volume égal à celui d'une intercostale; la seconde, un volume supérieur à celui de l'artère fémorale elle-même.

(1) *Op. c.*, sect. 2, part. 2, §. 1, p. 36.

L'artère sciatique, malgré l'accroissement de son calibre, se terminait au jarret, en communiquant avec les jumelles, et surtout avec une branche née de la partie moyenne de l'artère poplitée, mais d'un calibre médiocre. Les artères qui naissaient de la circonflexe externe, et qui se distribuaient au côté externe de la cuisse, au vaste externe, au droit antérieur jusqu'au genou, étaient très-développées et communiquaient avec l'artère articulaire supérieure externe. Les perforantes surtout avaient un calibre remarquable, et elles communiquaient avec les deux articulaires supérieures. » Il n'existait que deux artères articulaires supérieures; ces artères étaient dilatées, et communiquaient largement avec les artères perforantes et fémorales externes. « L'articulaire supérieure externe avait un calibre égal à celui de la brachiale d'un enfant de quatorze ans. Elle semblait être la continuation des branches descendantes de la circonflexe externe, tant ses communications avec elles étaient larges. Les articulaires inférieures étaient dilatées, mais beaucoup moins que la précédente; elles avaient la grosseur des intercostales supérieures. La récurrente tibiale fournie par la tibiale antérieure au moment où elle traverse le ligament interosseux de la jambe était, après l'articulaire supérieure externe, la plus dilatée de toutes les branches qui environnent le genou. Elle semblait naître de ses communications avec les branches de cette dernière, et se terminait à la tibiale antérieure. Toutes les artères articulaires supérieures et inférieures, ainsi que la récurrente tibiale, au lieu de distribuer au genou, comme dans l'état ordinaire, le sang qu'elles reçoivent de la poplitée, le puisaient, au contraire, dans leurs communications avec les perforantes, les fémorales externes, etc., et en fournissaient le tronc de cette artère, ainsi que celui de la tibiale antérieure (1). » Le célèbre chirurgien anglais M. Astley-Cooper a injecté les voies artérielles qui avaient maintenu la circulation et la vie dans le membre inférieur, sur trois sujets qui avaient succombé, le premier, sept ans après la ligature de l'artère fémorale, pratiquée pour un anévrisme poplité; le second, onze semaines après celle de l'artère iliaque externe, faite pour un anévrisme fémoral, aux suites de la rupture d'un anévrisme de l'extrémité inférieure de l'aorte; et le troisième, environ trois ans après la ligature de la même artère, faite également pour un anévrisme de l'artère fémorale.

Dans le premier cas, l'artère fémorale, depuis la naissance de l'artère musculaire profonde et l'artère poplitée dans toute son étendue, étaient transformées en un cordon fibreux; et les bran-

(1) Note sur la dissection du membre d'un homme mort longtemps après la ligature de l'artère fémorale, etc., *Journal de médecine*, *etc.*, rédigé par MM. les professeurs Corvisart, Leroux et Boyer, an 12, nivose, t. 7, p. 336.

ches de l'artère musculaire profonde communiquaient, au moyen d'un grand nombre d'anastomoses très-larges, avec les artères articulaires supérieures et inférieures du genou (1).

Dans le second cas, l'artère fémorale était perméable au sang, et il existait à peu de distance les uns des autres cinq anévrismes dans la longueur de ce vaisseau et de l'artère poplitée. L'artère honteuse externe communiquait sur le côté du bulbe du pénis, à l'aide de plusieurs grosses branches avec l'artère honteuse interne ; il y avait sur le muscle iliaque une branche de communication entre l'artère fémorale et l'artère sacrée latérale. L'artère circonflexe iliaque s'anastomosait largement avec l'artère iléo-lombaire ; l'artère obturatrice, qui dans ce cas était fournie par l'artère épigastrique, recevait, ainsi que cette dernière, des rameaux nombreux provenant de l'artère sacrée latérale. Au-dessous du muscle moyen fessier se trouvait une branche qui unissait l'artère circonflexe externe à l'artère fessière. L'artère musculaire profonde et l'artère circonflexe interne communiquaient au moyen de deux branches, la première par-dessus le muscle grand-fessier, et la dernière par-dessus le nerf sciatique avec l'artère ischiatique. Il existait encore des communications libres et faciles entre l'artère circonflexe interne d'une part, et les artères

(1) *Medico-chirurgical Transactions*, vol. 2, p. 25, pl. 7.

obturatrice et honteuse interne de l'autre (1).

Dans le troisième cas, les artères fémorale et iliaque externe étaient converties en un cordon ligamentaire, excepté à l'endroit de la naissance des artères épigastrique, circonflexe iliaque et musculaire profonde, où l'on voyait encore un reste de cavité d'un pouce environ d'étendue, par laquelle le sang passait des deux premières dans la dernière de ces artères. Il existait une forte branche de communication entre l'artère iliaque interne et l'artère épigastrique. L'artère obturatrice avait deux sources; elle naissait, d'un côté, de l'artère iliaque interne, de l'autre, de l'artère honteuse interne, et donnait deux branches à l'artère circonflexe interne, qui en outre recevait une branche de l'artère iliaque interne par-dessus le nerf sciatique. L'artère musculaire profonde communiquait librement avec les artères ischiatique et obturatrice, ainsi qu'avec l'artère fessière au moyen d'une grosse branche (2).

§. XII. Comme l'artère fémorale varie quant à son diamètre, à la nature de son tissu, au nombre, à l'origine et au volume de ses branches et de ses anastomoses, de même il arrive quelquefois qu'elle s'écarte de l'ordre ordinaire pour l'exercice de ses fonctions, en conséquence

(1) Ouvr. c., vol. 4, p. 425, pl. 5. — (2) Ouvr. c., vol. 4, p. 425, pl. 5.

DES ANASTOMOSES DE L'ARTERE FEMORALE.

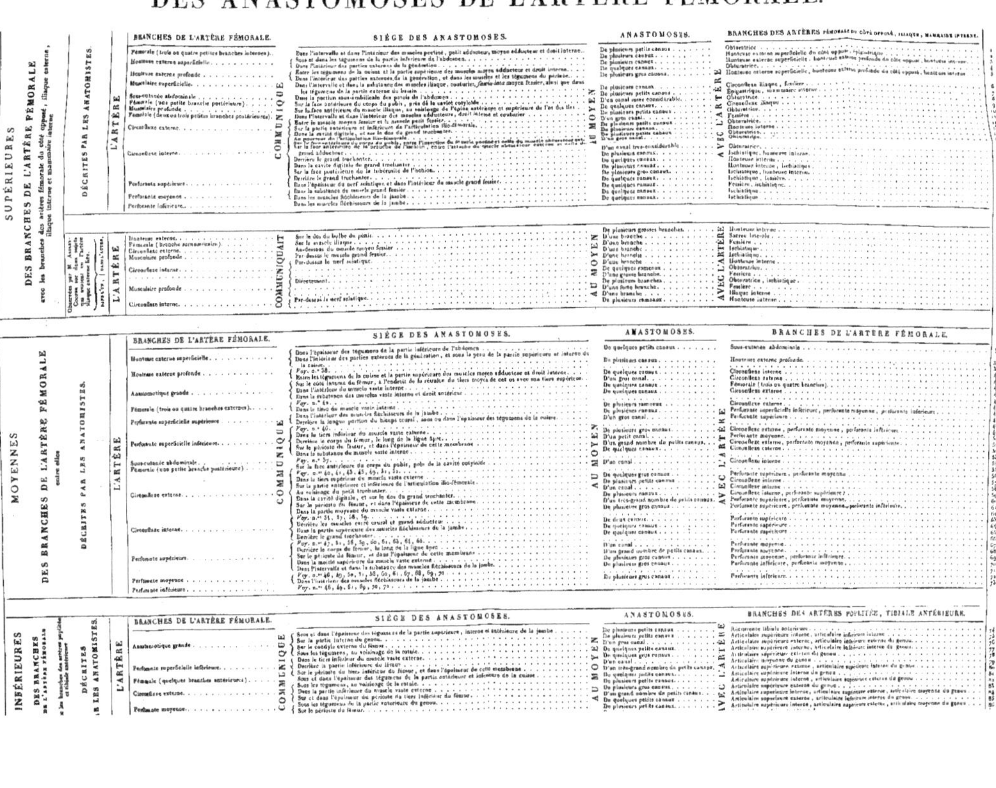

SUPÉRIEURES — DES BRANCHES DE L'ARTÈRE FÉMORALE avec les branches des artères fémorale du côté opposé, iliaque externe, iliaque interne et mammaire interne — DÉCRITES PAR LES ANATOMISTES.

L'ARTÈRE — BRANCHES DE L'ARTÈRE FÉMORALE.	COMMUNIQUE — SIÉGE DES ANASTOMOSES.	AU MOYEN — ANASTOMOSES.	AVEC L'ARTÈRE — BRANCHES DES ARTÈRES FÉMORALE DU CÔTÉ OPPOSÉ, ILIAQUE, MAMMAIRE INTERNE.	N.°
Fémorale (trois ou quatre petites branches internes)	Dans l'intervalle et dans l'intérieur des muscles pectiné, petit adducteur, moyen adducteur et droit interne	De plusieurs petits canaux	Obturatrice	1
Honteuse externe superficielle	Sous et dans les tégumens de la partie inférieure de l'abdomen	De plusieurs canaux	Honteuse externe superficielle du côté opposé, épigastrique	2
	Dans l'intérieur des parties externes de la génération	De plusieurs canaux	Honteuse externe superficielle, honteuse externe profonde du côté opposé, honteuse interne	3
Honteuse externe profonde	Entre les tégumens de la cuisse et la partie supérieure des muscles moyen adducteur et droit interne	De quelques canaux	Obturatrice	4
	Dans l'intérieur des parties externes de la génération, et dans les muscles et les tégumens du périnée	De plusieurs gros canaux	Honteuse externe superficielle, honteuse externe profonde du côté opposé, honteuse interne	5
Musculaire superficielle	Dans l'intervalle et dans la substance des muscles iliaque, couturier, *fascia-lata* moyen fessier, ainsi que dans les tégumens de la partie externe du bassin	De plusieurs canaux	Circonflexe iliaque, fessière	6
Sous-cutanée abdominale	Dans la portion sous-ombilicale des parois de l'abdomen	De plusieurs petits canaux	Épigastrique, mammaire interne	7
Fémorale (une petite branche postérieure)	Sur la face antérieure du corps du pubis, près de la cavité cotyloïde	D'un canal assez considérable	Obturatrice	8
Musculaire profonde	Sur la face antérieure du muscle iliaque, au voisinage de l'épine antérieure et supérieure de l'os des iles	De quelques canaux	Circonflexe iliaque	9
Fémorale (deux ou trois petites branches postérieures)	Dans l'intervalle et dans l'intérieur des muscles adducteurs, droit interne et couturier	De plusieurs petits canaux	Obturatrice	10
Circonflexe externe	Entre le muscle moyen fessier et le muscle petit fessier	D'un gros canal	Fessière	11
	Sur la partie antérieure et inférieure de l'articulation ilio-fémorale	De plusieurs petits canaux	Obturatrice	12
	Dans la cavité digitale, et sur le dos du grand trochanter	De plusieurs canaux	Honteuse interne	13
	Au pourtour de l'articulation ilio-fémorale	De plusieurs petits canaux	Obturatrice	14
	Sur la face antérieure du corps du pubis, entre l'insertion du muscle pectiné et celle du muscle obturateur externe	D'un gros canal	Obturatrice	15
Circonflexe interne	Sur la face antérieure de la branche de l'ischion, entre l'attache du muscle obturateur externe et celle du grand adducteur	D'un canal très-considérable	Obturatrice	16
	Derrière le grand trochanter	De plusieurs canaux	Ischiatique, honteuse interne	17
	Dans la cavité digitale du grand trochanter	De quelques canaux	Honteuse interne	18
	Sur la face postérieure de la tubérosité de l'ischion	De plusieurs canaux	Honteuse interne, ischiatique	19
	Derrière le grand trochanter	De plusieurs gros canaux	Ischiatique, honteuse interne	20
Perforante supérieure	Dans l'épaisseur du nerf sciatique et dans l'intérieur du muscle grand fessier	De quelques canaux	Ischiatique, fessière	21
	Dans la substance du muscle grand fessier	De quelques canaux	Fessière, ischiatique	22
Perforante moyenne	Dans les muscles fléchisseurs de la jambe	De quelques canaux	Ischiatique	23
Perforante inférieure	Dans les muscles fléchisseurs de la jambe	De quelques canaux	Ischiatique	24

[illegible]

L'ARTÈRE	COMMUNIQUAIT	AU MOYEN	AVEC L'ARTÈRE	N.°
Honteuse externe	Sur le dos du bulbe du pénis	De plusieurs grosses branches	Honteuse interne	25
Fémorale (branche surnuméraire)	Sur le muscle iliaque	D'une branche	Sacrée latérale	26
Circonflexe externe	Au-dessous du muscle moyen fessier	D'une branche	Fessière	27
Musculaire profonde	Par-dessus le muscle grand fessier	D'une branche	Ischiatique	28
	Par-dessus le nerf sciatique	D'une branche	Ischiatique	29
Circonflexe interne		D'une branche	Honteuse interne	30
		De quelques rameaux	Obturatrice	31
	Directement	D'une grosse branche	Fessière	32
		De plusieurs branches	Obturatrice, ischiatique	33
Musculaire profonde		D'une forte branche	Fessière	34
		D'une branche	Iliaque interne	35
Circonflexe interne	Par-dessus le nerf sciatique	De plusieurs rameaux	Honteuse interne	36

MOYENNES — DES BRANCHES DE L'ARTÈRE FÉMORALE entre elles — DÉCRITES PAR LES ANATOMISTES.

L'ARTÈRE — BRANCHES DE L'ARTÈRE FÉMORALE.	COMMUNIQUE — SIÉGE DES ANASTOMOSES.	AU MOYEN — ANASTOMOSES.	AVEC L'ARTÈRE — BRANCHES DE L'ARTÈRE FÉMORALE.	N.°
Honteuse externe superficielle	Dans l'épaisseur des tégumens de la partie inférieure de l'abdomen	De quelques petits canaux	Sous-cutanée abdominale	37
	Dans l'intérieur des parties externes de la génération, et sous la peau de la partie supérieure et interne de la cuisse	De plusieurs canaux	Honteuse externe profonde	38
	Voy. n.° 38			39
Honteuse externe profonde	Entre les tégumens de la cuisse et la partie supérieure des muscles moyen adducteur et droit interne	De quelques canaux	Circonflexe interne	40
	Sur le côté interne du fémur, à l'endroit de la réunion du tiers moyen de cet os avec son tiers supérieur	D'un gros canal	Circonflexe externe	41
Anastomotique grande	Dans l'intérieur du muscle vaste interne	De quelques canaux	Fémorale (trois ou quatre branches)	42
	Entre la substance des muscles vaste interne et droit antérieur	De quelques canaux	Circonflexe externe	43
	Voy. n.° 41			44
Fémorale (trois ou quatre branches externes)	Dans le tissu du muscle vaste interne	De plusieurs rameaux	Circonflexe externe	45
	Dans l'intérieur des muscles fléchisseurs de la jambe	De plusieurs canaux	Perforante superficielle inférieure, perforante moyenne, perforante inférieure	46
Perforante superficielle supérieure	Derrière la longue portion du biceps crural, sous ou dans l'épaisseur des tégumens de la cuisse	D'un gros canal	Perforante supérieure	47
	Voy. n.° 46			48
Perforante superficielle inférieure	Dans le tiers inférieur du muscle vaste externe	De plusieurs gros canaux	Circonflexe externe, perforante moyenne, perforante inférieure	49
	Derrière le corps du fémur, le long de la ligne âpre	D'un petit canal	Perforante supérieure	50
	Sur le périoste du fémur, et dans l'épaisseur de cette membrane	D'un grand nombre de petits canaux	Circonflexe externe, perforante moyenne, perforante supérieure	51
	Dans la substance du muscle vaste interne	De quelques canaux	Circonflexe interne	52
Sous-cutanée abdominale	*Voy.* n.° 37			53
Fémorale (une petite branche postérieure)	Sur la face antérieure du corps du pubis, près de la cavité cotyloïde	D'un canal	Circonflexe interne	54
	Voy. n.° 40, 41, 43, 45, 49, 51, 52			55
Circonflexe externe	Dans le tiers supérieur du muscle vaste externe	De quelques gros canaux	Perforante supérieure, perforante moyenne	56
	Sur la partie antérieure et inférieure de l'articulation ilio-fémorale	De plusieurs petits canaux	Circonflexe interne	57
	Au voisinage du petit trochanter	D'un canal	Circonflexe interne	58
	Dans la cavité digitale, et sur le dos du grand trochanter	De plusieurs canaux	Circonflexe interne, perforante supérieure	59
	Sur le périoste du fémur, et dans l'épaisseur de cette membrane	D'un très-grand nombre de petits canaux	Perforante supérieure, perforante moyenne	60
	Dans la partie moyenne du muscle vaste externe	De plusieurs gros canaux	Perforante supérieure, perforante moyenne, perforante inférieure	61
	Voy. n.° 31, 37, 38, 39			62
Circonflexe interne	Derrière les muscles carré crural et grand adducteur	D'un canal	Perforante supérieure	63
	Dans la partie supérieure des muscles fléchisseurs de la jambe	De quelques canaux	Perforante supérieure	64
	Derrière le grand trochanter	De quelques canaux	Perforante supérieure	65
	Voy. n.° 47, 51, 56, 59, 60, 61, 63, 64, 66			66
Perforante supérieure	Derrière le corps du fémur, le long de la ligne âpre	D'un canal	Perforante moyenne	67
	Sur le périoste du fémur, et dans l'épaisseur de cette membrane	D'un grand nombre de petits canaux	Perforante moyenne	68
	Dans la moitié supérieure du muscle vaste externe	De plusieurs gros canaux	Perforante moyenne, perforante inférieure	69
	Dans l'intervalle et dans la substance des muscles fléchisseurs de la jambe	De plusieurs gros canaux	Perforante inférieure, perforante moyenne	70
	Voy. n.° 46, 49, 50, 51, 56, 60, 61, 67, 68, 69, 70			71
Perforante moyenne	Dans l'intérieur des muscles fléchisseurs de la jambe	De plusieurs gros canaux	Perforante inférieure	72
Perforante inférieure	*Voy.* n.° 46, 49, 61, 69, 70, 72			73

INFÉRIEURES — DES BRANCHES DE L'ARTÈRE FÉMORALE avec les branches des artères poplitée et tibiale antérieure — DÉCRITES PAR LES ANATOMISTES.

L'ARTÈRE — BRANCHES DE L'ARTÈRE FÉMORALE.	COMMUNIQUE — SIÉGE DES ANASTOMOSES.	AU MOYEN — ANASTOMOSES.	AVEC L'ARTÈRE — BRANCHES DES ARTÈRES POPLITÉE, TIBIALE ANTÉRIEURE.	N.°
Anastomotique grande	Sous et dans l'épaisseur des tégumens de la partie supérieure, interne et antérieure de la jambe	De plusieurs petits canaux	Récurrente tibiale antérieure	74
	Sur la partie interne du genou	De plusieurs petits canaux	Articulaire supérieure interne, articulaire inférieure interne	75
	Sur le condyle externe du fémur	D'un gros canal	Articulaire supérieure externe, articulaire inférieure externe du genou	76
	Sous les tégumens, au voisinage de la rotule	De quelques petits canaux	Articulaire supérieure interne, articulaire inférieure interne du genou	77
Perforante superficielle inférieure	Dans le tiers inférieur du muscle vaste externe	De quelques gros canaux	Articulaire supérieure externe du genou	78
	Derrière la partie inférieure du fémur	D'un canal	Articulaire moyenne du genou	79
	Sur le périoste du tiers inférieur du fémur, et dans l'épaisseur de cette membrane	D'un très-grand nombre de petits canaux	Articulaire supérieure externe, articulaire supérieure interne du genou	80
Fémorale (quelques branches antérieures)	Sous et dans l'épaisseur des tégumens de la partie antérieure et inférieure de la cuisse	De quelques petits canaux	Articulaire supérieure interne du genou	81
Circonflexe externe	Sous les tégumens, au voisinage de la rotule	De plusieurs petits canaux	Articulaire supérieure interne, articulaire supérieure externe du genou	82
	Dans la partie inférieure du muscle vaste externe	De plusieurs gros canaux	Articulaire supérieure externe du genou	83
	Sur et dans l'épaisseur du périoste du tiers inférieur du fémur	D'un grand nombre de petits canaux	Articulaire supérieure interne, articulaire supérieure externe, articulaire moyenne du genou	84
Perforante moyenne	Sous les tégumens de la partie antérieure du genou	De quelques petits canaux	Articulaire supérieure externe, articulaire inférieure interne du genou	85
	Sur le périoste du fémur	De plusieurs petits canaux	Articulaire supérieure interne, articulaire supérieure externe, articulaire moyenne du genou	86

de l'oblitération spontanée ou effectuée par l'art d'une partie ou de la totalité de son tronc. Dans ce cas, elle transmet au membre inférieur la quantité de sang propre à y maintenir la vie par la chaîne d'anastomoses qui existe entre ses branches, et à l'aide de laquelle elle communique d'une part avec les artères du tronc, et de l'autre avec celle du genou et de la jambe. (*Voyez* le tableau synoptique des anastomoses de l'artère fémorale.)

Quand le tronc de cette artère est oblitéré à l'endroit où il traverse le muscle grand adducteur, le sang qui devait passer dans cette partie du vaisseau est fourni à la portion du membre située au-dessous de l'oblitération, en partie par les anastomoses n.os 74, 75, 76, 77, 78, 79, 80, 81, 82, 83, 84, 85, 86, 87, 88, au moyen desquelles les artères anastomotique grande, perforante superficielle inférieure, circonflexe externe, perforante moyenne, perforante inférieure, quelques branches antérieures de l'artère fémorale communiquent avec les artères récurrente tibiale antérieure et articulaires du genou (*voyez* tabl. synopt.) ; en partie aussi par les canaux de communication de l'artère ischiatique avec l'artère poplitée, qui dans ce cas acquièrent quelquefois un volume très-considérable, comme le prouve un fait observé par l'illustre professeur M. Boyer, qui, ayant été chargé de disséquer le membre d'un sujet auquel Desault avait lié un mois auparavant l'artère fémorale pour un anévrisme de l'artère poplitée, trouva dans l'épaisseur du nerf sciatique une division de l'artère ischiatique dont le diamètre égalait celui de l'artère radiale, et qui communiquait à la partie postérieure du genou avec les artères articulaires supérieures (1).

Quand le tronc de l'artère fémorale est oblitéré au-dessus de la naissance des artères anastomotique grande et perforante superficielle supérieure, la quantité de sang dont le membre est privé par ce fait lui est transmise en partie par les voies de communication de l'artère ischiatique avec l'artère poplitée, en partie par les anastomoses n.os 41, 42, 46, 47, 49, 50, 51, 52, 83, 84, 85, 86, 87, 88, à l'aide desquelles les artères circonflexe externe, perforante supérieure, perforante moyenne, perforante inférieure et les deux ou trois petites branches externes de l'artère fémorale communiquent d'une part avec les artères anastomotique grande, perforante superficielle supérieure, perforante superficielle inférieure, et de l'autre avec les branches de l'artère poplitée. On a cru et il est encore des médecins qui croient qu'alors qu'on opère par la ligature l'oblitération de l'extrémité inférieure de l'artère fémorale, cette oblitération s'étend constamment jusqu'à la naissance de l'artère musculaire profonde. Mais les ob-

(1) *Maladies chirurgicales*, t. 2.

servations suivantes démontrent qu'il n'en est pas toujours ainsi. Au rapport de Hodgson (M. Georges Bell d'Edimbourg) possède une préparation anatomique dans laquelle l'artère fémorale a été liée pour un anévrisme poplité, et dans laquelle cependant l'oblitération de l'artère ne s'étend pas jusqu'à l'origine de la crurale profonde (1). Le célèbre chirurgien français Deschamps a publié dans les mémoires présentés en 1805 à l'Institut des sciences (2) les résultats de la dissection du membre inférieur d'un sujet qui avait eu l'artère fémorale liée à la partie moyenne de la cuisse. Le tronc de ce vaisseau était oblitéré dans l'étendue de deux pouces; et il naissait immédiatement au-dessus de l'oblitération une branche qui avait, en continuant la circulation, conservé la cavité de l'artère jusqu'à l'origine de l'artère musculaire profonde. Le sujet d'une observation publiée en l'an 12 par l'illustre professeur M. Dupuytren, que nous avons rapportée plus haut, présentait une disposition absolument semblable (3).

Quand l'oblitération du tronc de l'artère fémorale s'étend jusqu'au-dessous de la naissance de l'artère musculaire profonde, la quantité de sang qui devait passer dans la portion oblitérée du vaisseau se jette dans cette dernière, et se répand

(1) *Maladies des artères et des veines*, t. 2, sect. 10, p. 257. — (2) *Maladies des artères et des veines*, t. 1, p. 251. — (3) *Voy.* p. 70.

dans toutes les artères du membre situées au-dessous de l'oblitération au moyen des anastomoses n.° 41, 45, 46, 47, 49, 50, 51, 52, 83, 84, 85, 86, 87, 88, par où les artères circonflexe externe, proforante supérieure, perforante moyenne, perforante inférieure, communiquent avec les artères anastomotique grande, perforante superficielle supérieure, perforante superficielle inférieure, et deux ou trois petites branches externes de l'artère fémorale d'une part, et avec les artères articulaires du genou de l'autre.

Quand le tronc de l'artère fémorale est oblitéré au-dessus de l'origine de l'artère musculaire profonde, le membre reçoit la quantité de sang que devait lui transmettre la partie oblitérée du vaisseau, des artères honteuses externes du côté opposé, honteuse interne, épigastrique, circonflexe iliaque, obturatrice, fessière et ischiatique, par les canaux de communication n.° 1, 2, 3, 4, 5, 6, 9, 10, 11, 12, 13, 14, 15, 16, 17, 18, 19, 20, 21, 22, 23, 24, 88, qui existent entre ces artères et les artères honteuses externes, musculaire profonde, circonflexe interne, circonflexe externe, perforante supérieure, perforante moyenne, perforante inférieure, et deux ou trois petites branches postérieures de l'artère fémorale, ainsi que par ceux de l'artère ischiatique avec les branches de l'artère poplitée.

Quand enfin le cours du sang est suspendu dans l'artère iliaque externe, la quantité de ce liquide que le membre devait recevoir de cette artère, lui est fournie par les artères fémorales du côté opposé, iliaque interne, lombaires, intercostales inférieures et mammaire interne, en partie au moyen des anastomoses n.° 1, 2, 3, 4, 5, 6, 7, 8, 9, 10, 11, 12, 13, 14, 15, 16, 17, 18, 19, 20, 21, 22, 23, 24, 88, à l'aide desquelles les branches de l'artère fémorale communiquent avec celles des artères fémorales du côté opposé, iliaque interne et mammaire interne, en partie par l'intermédiaire du tronc même des artères épigastrique et circonflexe iliaque.

Les moyens que nous venons d'indiquer ne sont pas les seuls que la nature emploie pour maintenir la vie dans le membre inférieur après l'oblitération, soit de l'artère iliaque externe, soit de l'artère fémorale; elle condamne aussi quelquefois, dans le cas où cette oblitération a été opérée par l'art dans l'intention d'effectuer la cure d'un anévrisme à une grande distance au-dessus de la maladie, une partie du tronc de ces artères à remplir l'office d'une véritable anastomose. Un homme auquel M. Astley-Cooper avait lié l'artère fémorale au-dessous de la naissance de l'artère musculaire profonde, pour un anévrisme poplité, mourut quatre mois après l'opération. Le membre ayant été injecté, on reconnut par la dissection que l'artère poplitée était imperméable dans le point où l'anévrisme avait son siége, et que l'artère fémorale au-dessous de la partie oblitérée par la ligature avait reçu, par les branches qui s'anastomosaient avec l'artère musculaire profonde, un peu d'injection, qui de là avait passé dans les branches qui communiquaient avec les artères articulaires du genou (1). Hunter (2), Deschamps (3), M. Brodie (4) et M. Headington (5), ont observé une disposition à peu près analogue sur des cadavres d'individus qui avaient été guéris d'anévrisme poplité par la ligature de l'artère fémorale. M. Astley-Cooper trouva dans un autre cas, sur un sujet dont le membre inférieur fut injecté, et auquel il avait lié, trois ans auparavant, l'artère iliaque externe pour un anévrisme de l'artère fémorale, ces deux artères oblitérées, à l'exception toutefois d'une portion par où les artères épigastrique et circonflexe iliaque communiquaient librement avec l'artère musculaire profonde (6). Hodgson a vu une pièce anatomique provenant d'un individu qui avait survécu trois semaines à l'opération de la ligature de l'artère iliaque externe faite pour un anévrisme à l'aine, dans laquelle deux caillots bouchaient, l'un l'artère iliaque externe, l'autre l'ouverture du sac

(1) *Medico-chirurgical Transactions*, vol. 2, p. 253. — (2) *Transactions of a society for the improvement of medical and chirurgical knoweledge*, vol. 1, p. 153. — (3) *Mémoires présentés à l'Institut de France par divers savans*, janvier 1806, t. 1. — (4) Hodgson, ouvr. c., t. 1, p. 374. — (5) Hodgson, ouvr. c., t. 1, p. 374. — (6) *Medico-chirurgical Transactions*, vol. 4, p. 425, pl. 5.

anévrismal, entre lesquels il existait au niveau de la naissance des artères épigastrique et circonflexe iliaque, un petit intervalle par où le sang passait de l'une de ces artères dans l'autre (1).

§. XIII. On voit, par ce que nous venons de dire relativement aux canaux par où l'artère fémorale communique d'une part avec les artères du tronc, et de l'autre avec celles du genou et de la jambe, que non-seulement ces canaux sont, dans l'état ordinaire, larges et très-nombreux, mais bien encore qu'ils acquièrent dans certaines circonstances un développement très-considérable, et que dans ces mêmes circonstances l'on en observe presque toujours un plus ou moins grand nombre imperceptibles dans l'état habituel, ou formés à la manière des vaisseaux sanguins qu'on rencontre dans l'épaisseur des fausses membranes. Aussi voit-on, quand on injecte un liquide coloré dans l'artère iliaque commune, après avoir lié soit le tronc de l'artère fémorale au-dessous ou au-dessus de l'origine de l'artère musculaire profonde, soit celui de l'artère iliaque externe, le liquide injecté pénétrer assez facilement dans le membre inférieur et se répandre bientôt dans toutes les artères de cette partie du corps (2). Ces canaux, qui servent aux rela-

(1) Ouvr. c., t. 2, p. 181. — (2) Hodgson, *l. c.* Scarpa, *Réflex. et observ. anatomico-chirurg. sur l'anévr.*, chap. 10, §. 13. Murray, *op. c.*, sect. 2, particul. 2, p. 37.

tions que les artères du tronc, de la cuisse, du genou et de la jambe, entretiennent entre elles, ont encore pour usage de transmettre au membre inférieur une partie du sang artériel qu'il reçoit, et quelquefois même ils remplacent parfaitement le tronc de l'artère fémorale dans l'exercice de ses fonctions.

On a pensé jusqu'à ces derniers temps que la vie ne pouvait subsister en aucune manière dans le membre inférieur après l'oblitération de l'artère fémorale au-dessus de la naissance de l'artère musculaire profonde ; et il est de même de nos jours des praticiens d'un très-grand mérite qui pour cela n'osent produire cette oblitération dans le cas où elle est indispensable pour remplir une indication thérapeutique. Cependant la science possède actuellement un grand nombre de faits qui non-seulement témoignent que les voies de communication qui existent entre les artères du tronc et les artères de la cuisse sont capables d'entretenir la circulation dans le membre inférieur, après l'oblitération soit de l'artère fémorale au-dessus de l'origine de la musculaire profonde, soit de l'artère iliaque externe, mais qui établissent encore une vérité fort importante, savoir que la mortification de cette partie du corps est alors un accident beaucoup plus rare qu'on ne le pense encore généralement.

M. Baillie, médecin de l'hôpital Saint-Georges à Londres, a rencontré sur le cadavre d'un homme adulte l'artère fémorale oblitérée au-dessus de l'origine de l'artère musculaire profonde; cependant la vie du membre n'avait éprouvé aucune altération (1). Au rapport de M. le professeur Breschet, M. Magendie, membre de l'Institut de France, a trouvé sur le cadavre d'un homme avancé en âge le tronc de l'artère fémorale obstrué à la hauteur de la naissance de l'artère musculaire profonde dans l'étendue d'un pouce et demi, par une matière tophacée qui en remplissait exactement la cavité. Le diamètre et les parois du vaisseau conservaient leur état naturel; mais l'extrémité inférieure du membre était mortifiée (2). Dans un cas d'anévrisme inguinal, dont la tumeur fut ouverte par Mayer, qui avait pris la maladie pour une hernie crurale, ce médecin célèbre appliqua, aussitôt qu'il eut reconnu son erreur, un appareil compressif sur la tumeur et sur tout le membre, et obtint ainsi la guérison de la maladie (3). L'illustre professur M. Marjolin dit dans son excelient article *anévrisme* du nouveau Dictionnaire de médecine (4), « qu'une femme à laquelle un chirurgien habile avait ouvert un anévrisme inguinal qu'il avait pris pour un bubon, fut sauvée par le tamponnement. » M. Aurèle-Severin rapporte

(1) Scarpa, ouvr. c., chap. 2, §. 5, p. 29. — (2) *Dictionnaire des sciences médicales*, art. *artère fémorale*. — (3) Schmuker *Formischle chirurgische schriften 3 band.*, p. 327. Scarpa, ouvr. c., chap. 10, §. 12, p. 339. — (4) T. 2, p. 285.

l'histoire d'un anévrisme inguinal énorme qui fut guéri par le sphacèle de la tumeur (1). Un fait à peu près semblable a été observé, il y a quelques années, à l'hôpital d'York, à Chalsea. La tumeur anévrismale avait le volume d'un melon, et s'étendait plusieurs pouces au-dessus et au-dessous du ligament de Poupart, lorsque la gangrène s'en empara. Les diverses parties qui formaient la tumeur se détachèrent successivement, et le malade fut, au bout d'un an, parfaitement guéri (2). Le célèbre chirurgien anglais M. Astley-Cooper a lié l'artère fémorale au-dessus de la naissance de l'artère musculaire profonde ; deux fois pour des anévrismes fémoraux, et une troisième pour un anévrisme de l'artère iliaque externe. Dans le premier cas, le malade qui avait eu la jambe amputée quelques années auparavant, mourut quatorze jours après l'opération (3) ; dans le second, le malade se rétablit parfaitement (4) ; dans le troisième enfin, la tumeur anévrismale diminua de volume ; le malade fut envoyé à la campagne pour rétablir sa santé générale, et l'on s'attendait à sa guérison, lorsqu'il mourut subitement de la rupture du sac anévrismal dans l'abdomen (5). Saviard rapporte dans son recueil

(1) *De reconditâ abcessum naturâ*, p. 199. —(2) Hodgson, ouvr. c., observ. 15, t. 1, p. 139. — (3) Hodgson, ouvr. c., observ. 16, t. 1, p. 411. — (4) Hodgson, ouvr. c., obs. 16., t. 1, p. 412. —(5) Hodgson, ouvr. c., observ. 16, t. 1, p. 402.

d'observations chirurgicales (1) qu'en 1688 il entra à l'hôtel-Dieu de Paris un nommé Duchêne, pour un coup d'épée qu'il avait reçu à la partie supérieure et interne de la cuisse, et à la suite duquel il s'était formé au même endroit un anévrisme très-considérable. Plusieurs médecins furent réunis en consultation et convinrent unanimement, d'après l'état de la plaie, la situation et la pulsation forte et profonde de la tumeur, qu'il s'agissait d'un anévrisme causé par l'ouverture de l'artère fémorale dans son tronc (2). Il fut décidé, malgré la crainte qu'ils avaient tous que le sphacèle ne s'emparât du membre, qu'on lierait le vaisseau. En conséquence Botentuit, qui était chirurgien en chef de l'hôpital, appliqua le garrot au-dessus de la maladie, ouvrit la tumeur, enleva le sang qu'elle renfermait, et lia l'artère au-dessus et au-dessous de la blessure. La plaie fut ensuite garnie de substances astringentes et de charpie, qu'on maintint avec des compresses et un bandage roulé. Des personnes placées auprès du malade comprimèrent tour à tour pendant les vingt-quatre premières heures le vaisseau à l'endroit de la ligature. Trente heures après l'opération, on leva l'appareil, et ce qui ne pouvait être détaché sans inconvénient fut laissé dans

(1) Ann. 1702, observ. 73, p. 220. — (2) On entendait alors par *tronc de l'artère fémorale* la portion de ce vaisseau comprise entre l'arcade crurale et la naissance de l'artère musculaire profonde.

la plaie : celle-ci se nettoya bientôt ; les ligatures tombèrent le quinzième jour, et le malade fut complètement guéri au bout de six semaines. Dès-lors il fit plusieurs campagnes militaires sans ressentir la plus légère incommodité.

En 1762, Guattani fut appelé auprès d'un orfèvre âgé de cinquante-cinq ans, auquel il avait donné des soins trente ans auparavant pour un bubon à l'aine gauche, à l'effet de prononcer sur la nature d'une tumeur fort volumineuse, fluctuante et sans pulsations qu'il portait à l'aine droite. Maximini et tous les autres chirurgiens réunis en consultation prirent la maladie pour une tumeur inflammatoire en pleine suppuration. Guattani soupçonna, au contraire, qu'elle était anévrismale. Cependant, après avoir tout disposé pour se rendre maître du sang, en cas d'anévrisme, Maximini ouvrit le sac anévrismal d'un bout à l'autre. Il en sortit aussitôt une quantité énorme de sang, qu'on estima à douze livres ; l'hémorrhagie fut toutefois suspendue au moyen de quelques compresses graduées, appliquées par Guattani sur l'artère fémorale contre le pubis, et assujetties par un bandage convenablement serré. La douleur et la fièvre auxquelles le malade avait été jusqu'alors en proie cessèrent soudain. On leva tout l'appareil le treizième jour ; et l'on reconnut que l'artère était oblitérée. Quelques mois après, la guérison de la plaie fut complète, et il ne resta au malade d'autre incommodité qu'une légère claudication (1).

Quelques années après (en 1767), Guattani fut encore appelé auprès d'un homme âgé de trente ans, pour un anévrisme inguinal du volume d'un gros coing, accompagné d'une fièvre violente et de douleurs intolérables. Quelques saignées et la compression apportèrent dans ces symptômes un amendement sensible; mais, au bout d'un mois, pendant lequel le volume de la tumeur avait diminué, le malade éprouva une douleur si vive, qu'il fut obligé d'enlever l'appareil compressif. La tumeur s'accrut alors tout à coup de manière que la compression devint absolument impraticable. Le malade succomba enfin un mois après cet accident. A l'examen du cadavre, Guattani trouva l'artère iliaque externe déchirée dans l'étendue de quatre travers de doigts. Il y avait dans l'abdomen et dans la cuisse un épanchement considérable de sang coagulé. Le diamètre de l'artère fémorale, plus petit qu'à l'ordinaire, diminuait de plus en plus jusqu'à l'artère poplitée, et celle-ci était tellement rétrécie, qu'elle pouvait admettre à peine le stylet d'Anel. Pensant que le sang avait été transmis au membre par d'autres voies que le tronc de l'artère fémorale, Guattani fit, afin de s'en convaincre, l'amputation du pied, lia l'artère iliaque externe au-dessus et au-dessous de la rupture,

(1) *De externis Aneurysmatibus*, hist. 15, p. 48.

et injecta ensuite dans l'artère iliaque commune de l'eau colorée en jaune. Le liquide injecté sortit presque aussitôt par l'extrémité des artères qui entourent l'articulation du pied, en quantité suffisante pour faire supposer que dans ce cas l'artère iliaque interne fournissait seule au membre les matériaux de la nutrition. Guattani lia après cela l'artère fémorale, puis l'artère poplitée. Il remarqua que, dans le premier cas, le liquide injecté s'échappait tout comme après la ligature de l'artère iliaque externe, mais que, dans le dernier, il coulait plus lentement et en moindre quantité (1).

Le 20 octobre 1775, il entra à l'hôpital du St.-Esprit, à Rome, un cuisinier âgé de quarante ans, d'une constitution cachecticque, pour un anévrisme plus gros que le poing, qu'il portait depuis trois mois à l'aine gauche, et que Gavina, chirurgien de l'établissement, attribua à la syphilis. Le malade, déjà consumé par une fièvre lente, ressentait dans la tumeur des douleurs continues, plus vives pendant la nuit. Plusieurs émissions sanguines et l'application sur la tumeur d'une éponge imbibée d'oxycrat froid lui procurèrent quelque soulagement; cependant la maladie fit de grands progrès. Le 13 novembre il se fit entendre un léger bruit dans l'intérieur de la tumeur, et celle-ci s'étendit et s'affaissa

(1) *Op. c.*, hist. 16, p. 52, tab. 1, fig. 3.

aussitôt après considérablement ; les pulsations qu'elle présentait et les douleurs que le malade y ressentait cessèrent ; l'œdème, qui n'occupait que le pied, s'étendit promptement ; le membre devint froid, insensible et incapable de se mouvoir : on l'enveloppa dans des compresses imbibées de vin chaud camphré ; l'engorgement diminua, et dans l'espace de quarante heures, le membre reprit d'ailleurs, à peu de chose près, son état naturel. Mais la gangrène s'empara de la totalité de la tumeur ; les escharres, qui comprenaient dans leur épaisseur les nerfs et les vaisseaux de la partie antérieure de la cuisse, ne tardèrent pas à se séparer. Une incision faite par Gavina aux parois de l'abdomen découvrit une portion du sac anévrismal, qui fournissait, par-dessous le ligament inguinal, une sanie fétide. La plaie fut remplie de charpie mollette ; on continua ce mode de pansement, et l'état de la plaie et du membre devint tel, qu'on s'attendait au prompt rétablissement du malade, lorsque, malgré tous les moyens imaginables employés pour soutenir ses forces, il mourut dans un état de marasme le 5 décembre suivant. On reconnut par la dissection que l'artère iliaque externe était parfaitement bouchée par un coagulum très-consistant dans une étendue de six lignes, et qu'elle était au même endroit tellement rétractée, qu'on pouvait à peine y introduire un stylet très-fin (1).

(1) Guattani, *op. c.*, hist. 17, p. 56.

En 1784, le célèbre docteur Clarke publia l'histoire d'un anévrisme inguinal qui s'était formé à la suite d'une forte contusion, et qui parvint, dans l'espace de trois mois, au volume d'un melon. La mortification se déclara dans la tumeur; les escharres se détachèrent entièrement, et il ne survint ni hémorrhagie, ni aucun changement fâcheux dans l'état du membre. Mais le malade fut, par suite d'une imprudence qu'il commit, atteint d'une affection aiguë de poitrine, à laquelle il succomba. On trouva, à l'inspection du cadavre, l'artère iliaque externe bouchée par un coagulum solide (1).

En 1796, l'illustre chirurgien anglais, M. Abernethy, lia l'artère fémorale à un homme qui avait une tumeur anévrismale au gras de la jambe. Tout, quant à l'état du membre et à la santé d'ailleurs du malade, alla à merveille jusqu'au quinzième jour, où la chute de la ligature supérieure fut suivie d'une hémorrhagie grave; on se rendit maître du sang par la compression; mais, persuadé que le malade ne pouvait trouver son salut que dans la ligature de l'artère iliaque externe, M. Abernethy pratiqua cette opération sur-le-champ. Ainsi, le malade étant placé sur une table horizontale, il incisa successivement au-dessus du ligament inguinal, suivant la direction de l'artère iliaque externe, dans l'étendue de trois

(1) Duncan's, *medical Commentaries*, vol. 2, décad. 2, p. 326.

pouces, les tégumens de l'abdomen, l'aponévrose du muscle grand oblique, le muscle petit oblique et le muscle transverse; il repoussa et maintint en haut et en dedans, avec l'une des mains, dans la cavité abdominale, le péritoine et son contenu; il isola avec les doigts de l'autre main l'artère des parties qui l'entourent; cela fait, il la lia à un pouce et demi au-dessus de l'arcade crurale avec un lien simple, qu'il passa sous le vaisseau, préalablement soulevé par le pouce et l'indicateur, à l'aide d'une aiguille à anévrisme. Il divisa ensuite le ligament inguinal dans l'intention d'unir la plaie nouvelle à celle de la cuisse. La plaie fut pansée avec de la charpie. Cinq jours après l'opération, il se manifesta une hémorrhagie très-considérable, qu'on parvint toutefois à arrêter par la compression. Mais enfin le malade, épuisé par les pertes de sang et les douleurs qu'il avait essuyées, mourut le huitième jour. A l'examen du cadavre, on trouva l'artère iliaque externe ouverte, en conséquence d'une ulcération d'une glande lymphatique voisine qui avait envahi la paroi du vaisseau (1).

Quelque temps après, M. Abernethy fit la même opération pour un anévrisme inguinal, avec cette différence toutefois que, dans ce cas, il ne divisa point le ligament de Poupart, qu'il appliqua deux ligatures à quelque distance l'une

(1) *Surgical Observations on aneurysms*, 2e édit., p. 234.

de l'autre, qu'il fit la section de l'artère dans leur intervalle, et qu'il réunit ensuite, après avoir placé les chefs de la ligature supérieure dans l'angle supérieur et ceux de l'inférieure dans l'angle inférieur de l'incision, la plaie par première intention à l'aide de quelques bandelettes agglutinatives. Durant les huit premiers jours, l'état du malade fut très-satisfaisant; mais il survint ensuite une irritation générale des plus intenses; la suppuration de la plaie devint très-abondante et sanieuse; et le malade, qui avait encore éprouvé du mieux-être pendant une semaine, mourut enfin tôt après la chute des ligatures, le vingt-troisième jour, à compter de celui de l'opération. On trouva, à l'inspection du corps, les deux bouts de l'artère iliaque externe où les ligatures avaient été appliquées parfaitement oblitérés, et une quantité très-considérable de sang qui avait pénétré par-dessous le ligament inguinal dans l'abdomen, entre le péritoine, la substance des reins et la moitié postérieure du diaphragme du même côté (1).

En 1806, le même chirurgien opéra de la même manière que le sujet de l'observation précédente une femme d'une susceptibilité extrême, pour un anévrisme très-volumineux de l'artère fémorale, qui s'étendait jusqu'au ligament inguinal. Le pied du côté affecté devint froid, et

(1) Ouvr. c., p. 250.

resta dans cet état jusqu'au troisième jour, où il reprit sa chaleur habituelle. Les ligatures se séparèrent, l'inférieure le cinquième jour, et la supérieure le quatorzième. La résolution de la tumeur eut lieu rapidement, et la malade se rétablit bientôt parfaitement (1).

A la même époque, M. Fréer pratiqua la même opération à l'hôpital de Birmingham; mais avec cette différence qu'il n'appliqua qu'une seule ligature à un homme robuste, âgé de vingt-sept ans, qui avait à l'aine un anévrisme du volume d'un gros melon, accompagné d'un engorgement œdémateux énorme du membre. Dès-lors tout alla de mieux en mieux. La tumeur anévrismale et l'œdème du membre diminuèrent rapidement; la ligature tomba le seizième jour, et peu de temps après le malade sortit de l'hôpital complètement guéri (2).

A la fin de l'année 1807, M. Tomlinson lia de la même manière que M. Fréer, dans le cas précédent, l'artère iliaque externe à un homme âgé de quarante ans pour un anévrisme de l'artère fémorale du volume d'une grosse pomme. Il ne survint aucun accident, et la guérison s'effectua avec rapidité, ainsi que la résolution de la tumeur anévrismale, qui disparut dans l'espace de quelques mois (3).

(1) Ouvr. c., p. 269. — (2) Ouvr. c., p. 79. — (3) Ouvr. c., p. 91.

En 1809, M. Abernethy répéta l'opération de la ligature de l'artère iliaque externe dans l'hôpital Saint-Barthélemi à Londres, sur un matelot suédois robuste, âgé de quarante ans, atteint d'un anévrisme inguinal du volume d'un citron. Deux ligatures furent appliquées à l'artère; mais, dans ce cas, cette dernière ne fut point coupée dans leur intervalle. Il se déclara une irritation gastro-intestinale avec des douleurs violentes à l'épigastre, et il se forma quelque temps après un abcès au voisinage du genou. Cependant la chute des ligatures eut lieu le dixième jour. Au bout d'un mois, la plaie fut complètement cicatrisée; on apercevait à peine un reste de la tumeur anévrismale, et le membre exerçait librement ses fonctions (1).

En 1810, il entra à l'hôpital de la marine de Brest un garde-chiourme, âgé de soixante ans et doué d'une bonne constitution, pour un anévrisme inguinal qui avait paru, sans cause connue, quatorze ou quinze mois auparavant. La tumeur avait six pouces de longueur et cinq de large, et le membre était excessivement enflé. Le malade fut opéré par M. Delaporte, chirurgien en chef de l'hôpital, qui fit la ligature de l'artère iliaque externe avec deux lacets à corset, en suivant d'ailleurs le procédé employé par M. Abernethy dans le cas précédent. Le membre devint

(1) Ouvr. c., p. 281.

froid, et la tumeur anévrismale s'affaissa tôt après. Toutefois la chaleur ne tarda pas à reparaître, et environ douze heures après l'opération, elle était plus élevée dans le membre malade que dans le reste du corps. Le cinquième jour il se forma un engorgement phlegmoneux à la région lombaire du même côté; mais cet engorgement disparut au bout de trois jours, et avec lui l'œdème du membre. Le douzième jour, la plaie devint violette; la gangrène s'empara de la tumeur anévrismale, et le membre perdit sa chaleur. Le quatorzième jour, le malade succomba à une irritation gastro-intestinale (fièvre adynamique) qui avait commencé le lendemain de l'opération. A l'inspection du cadavre, on trouva, 1.° que l'artère iliaque externe était fortement serrée par les deux ligatures; 2.° qu'au voisinage de la plaie le colon gauche adhérait au péritoine; 3.° que le sac anévrismal contenait un caillot d'une odeur fétide; 4.° que l'artère musculaire profonde naissait de la partie inférieure de cette poche; 5.° que le liquide qui avait été injecté dans l'artère iliaque interne avait passé du tronc de l'artère musculaire profonde dans celui de l'artère fémorale; 6.° enfin que toutes les parties d'ailleurs du membre étaient dans l'état naturel (1).

(1) *Mémoire sur la ligature de l'artère iliaque externe dans les anévrismes de la fémorale au pli de l'aine*, par M. Delaporte. (Voy. *Mémoires de la société médicale d'émulation*, vol. 7.)

Le 29 juillet 1811, M. Goolad-de-Bury pratiqua à Lancashire la ligature de l'artère illiaque externe pour un anévrisme de l'artère fémorale. Deux liens furent appliqués au vaisseau à quelque distance l'un de l'autre, et l'artère ne fut point divisée dans leur intervalle. L'opération ne fut suivie d'aucun accident fâcheux. Les ligatures tombèrent le quatorzième jour. Le trentième jour, la plaie était fermée, et la tumeur avait perdu le tiers de son volume. Le soixantième jour, il n'existait, pour la force et le volume, aucune différence entre les deux membres inférieurs (1). Le 19 août de la même année, M. Dorsey lia avec une ligature simple, à Philadelphie, dans l'hôpital de Pensylvanie, en présence des docteurs Phisick et Harstorn, l'artère iliaque externe à un tonnellier écossais, robuste, âgé de trente ans, pour un anévrisme inguinal très-volumineux. Il n'arriva rien de fâcheux à la suite de l'opération; la ligature se détacha le quatorzième jour, et le vingtième le malade se promenait dans sa chambre. La tumeur diminua ensuite, mais si lentement, que deux ans après il en restait encore une grande partie (2).

En 1812, un prisonnier de guerre espagnol, âgé de cinquante-cinq ans, et doué d'une forte constitution, fut admis à l'hôtel-Dieu de Lyon pour

(1) Edinburg, *Medical and chirurgical Journal*, vol. 8, p. 3. — (2) *Elements of surgery, etc.*, by J. S. Dorsey; Philadelphie, ann. 1813, vol. 2, p. 180.

un anévrisme inguinal énorme, qui s'était formé à l'occasion d'un effort fait quatre ans auparavant pour lancer au loin une barre de fer. La ligature de l'artère iliaque externe fut jugée indispensable, pour sauver le malade, par tous les médecins réunis en consultation, et pratiquée en conséquence par M. Bouchet, chirurgien en chef de l'hôpital, qui pour cela se servit de deux lacets de deux lignes de largeur, placés à un demi-pouce l'un de l'autre, et ne coupa point l'artère dans leur intervalle. Le froid, la douleur, la rougeur et la gangrène se montrèrent successivement aux trois premiers orteils du même côté. Les ligatures tombèrent, la supérieure le seizième jour, et l'inférieure le dix-septième; le vingt-quatrième jour, la plaie était guérie; les escharres gangréneuses, qui étaient bornées aux orteils, se séparèrent dans le cours du deuxième mois; à la fin duquel le second orteil fut extirpé; la petite plaie du pied se ferma entièrement au bout d'un mois et demi; cependant la mortification reparut au gros orteil, et finit par déterminer la chute de cette partie. Un an après l'opération, le malade fut parfaitement guéri: la tumeur anévrismale se trouvait réduite au quart de son volume, et le membre, à peu de chose près, aussi fort que celui du côté opposé; mais alors il se manifesta, après un effort fait en soulevant une grosse pierre, un anévrisme à la partie supérieure de la cuisse de l'autre côté.

L'opération de la ligature de l'artère iliaque externe fut proposée par M. Bouchet à une assemblée nombreuse de médecins; mais cette proposition fut rejetée. La maladie fit des progrès très-rapides, et la tumeur acquit un volume tel, qu'elle s'étendait par-dessous les tégumens de l'abdomen jusqu'à l'ombilic, lorsque le malade succomba. L'injection du membre du côté opéré ne réussit point ; on crut pourtant reconnaître que l'appareil anastomotique artériel n'offrait rien d'extraordinaire : l'artère iliaque externe manquait dans l'étendue d'un pouce, et la tumeur anévrismale ancienne était convertie en un gros noyau fibrineux (1).

Dans le cours de la même année, l'artère iliaque externe fut liée avec une seule ligature, 1.° par M. Albert, à l'hôpital d'York, à Chalsea, pour un anévrisme inguinal très-volumineux, accompagné d'un engorgement œdémateux du membre. La gangrène se déclara dans ce dernier ; la chute de la ligature eut lieu sans hémorrhagie ; mais enfin le malade fut atteint de tétanos, et il mourut de cette affection environ trois semaines après l'opération (2); 2.° par M. Ramsden, à l'hôpital St.-Barthélemi de Londres, à un vieillard âgé de soixante-quinze ans, pour suspendre une hémorrhagie résultant de l'ouverture par l'ulcéra-

(1) Breschet, traduction du *Traité des maladies des artères et des veines* de Hodgson, t. 2, p. 208. — (2) Hodgson, ouvr. c., t. 2, p. 207.

tion de la tumeur d'un anévrisme de l'artère fémorale : le malade, affaibli par l'âge et la perte de sang qu'il venait d'éprouver, succomba au bout de trois jours (1) ; 3.° par le docteur Mackensie, chirurgien de l'armée anglaise en Sicile, à Palerme, à un Sicilien âgé d'environ cinquante ans, pour un anévrisme très-volumineux situé à la partie supérieure de la cuisse ; dans ce cas, quelque temps après l'opération, on se trouva dans la nécessité d'ouvrir la tumeur anévrismale. Dès-lors tout, quant à l'état du membre et à la santé d'ailleurs du malade, alla de mieux en mieux, et il se rétablit enfin parfaitement (2).

En 1813, il fut fait deux opérations semblables pour les anévrismes fémoraux, l'une par M. Brodie à l'hôpital St.-Georges, à Londres (3), et l'autre par M. Norman, à l'hôpital de Bath (4). Une seule ligature fine fut appliquée à l'artère iliaque externe dans les deux cas, et dans les deux cas l'opération eut un plein succès.

Au commencement de l'année 1814 (janvier), M. Lawrence lia avec un lien simple, à l'hôpital St.-Barthélemi de Londres, l'artère iliaque externe pour un anévrisme de l'artère fémorale, La ligature se sépara le vingt-septième jour; le trente-cinquième jour, la tumeur anévrismale,

(1) Hodgson, ouvr. c., t. 2, p. 204. — (2) Ce fait nous a été communiqué par M. le docteur Fodéra, l'un des membres correspondans les plus distingués de l'Institut royal de France. —(3) Hodgson, ouvr. c., t. 2, p. 207. — (4) Hodgson, ouvr. c., t. 2, p. 207.

au sommet de laquelle il s'était formé une petite escharre, fut ouverte; un mois après, l'ouverture se ferma entièrement, et à la fin du troisième mois, le malade sortit de l'hôpital avec un petit conduit fistuleux au lieu de la plaie de l'abdomen, et parfaitement guéri d'ailleurs (1).

Au rapport de l'illustre professeur M. Roux (2), l'opération de la ligature de l'artère iliaque externe a été pratiquée sept fois jusqu'en 1814 par l'illustre chirurgien anglais M. Astley-Cooper, pour des anévrismes de l'artère fémorale. Dans quatre de ces sept cas, les malades se rétablirent complètement. L'un de ces quatre malades mourut environ trois ans après l'opération; les voies qui avaient maintenu la circulation et la vie dans le membre furent injectées, et ce dernier fut ensuite disséqué avec soin. On reconnut ainsi que le sang avait continué son cours par les anastomoses n.os 32, 33, 34, 35, 36 (*voy.* Tabl. synopt.), à l'aide desquelles les branches de l'artère iliaque interne communiquaient librement avec l'artère circonflexe interne et le tronc de l'artère musculaire profonde. Dans le cinquième cas, le malade succomba onze semaines après l'opération. L'injection et la dissection du membre firent voir que la circulation avait été entretenue dans cette partie par les canaux de communication n.os 25, 26, 27, 28, 29, 30, 31 (*voy.* Tabl. sy-

(1) Hodgson, ouvr. c., t. 2, p. 208. — (2) *Relation d'un voyage fait à Londres en* 1814.

nopt.), qui existaient entre les artères honteuse interne, obturatrice, fessière, ischiatique et sacrée latérale d'une part, et les artères honteuse externe, circonflexes, une branche surnuméraire de l'artère fémorale et le tronc de l'artère musculaire profonde, de l'autre. Dans le sixième cas, la mortification s'empara de la jambe: on fit l'amputation de la cuisse, mais sans succès. Dans le septième cas enfin, le malade mourut des suites d'une hémorrhagie qui survint quatorze ou quinze jours après l'opération.

En 1815, il entra à l'hôtel-Dieu de Marseille un marin âgé de trente ans, pour un engorgement œdémateux du membre inférieur droit, et pour un anévrisme du volume d'un œuf de poule, qui avait son siége à l'aine du même côté. La saignée, les purgatifs, administrés à plusieurs reprises, et l'emploi de quelques topiques résolutifs dissipèrent bientôt la tuméfaction du membre. L'artère iliaque externe fut ensuite liée par M. Mouland, chirurgien en chef de l'hôpital. Ce praticien serra fortement l'artère avec deux rubans de fil ciré, après avoir toutefois interposé entre eux et le vaisseau un petit cylindre de sparadrap. Pendant le huitième et le neuvième jour, il sortit par la plaie une quantité considérable de sang à l'occasion d'une déchirure de l'artère à l'endroit de la ligature inférieure, et la tumeur disparut presqu'en entier : on changea l'appareil, et cela suffit pour arrêter l'hémorrhagie; cependant celle-ci reparut le lendemain, et ne cessa qu'après la résolution complète de la tumeur. Il se manifesta quelques symptômes fâcheux qu'on combattit bientôt avec succès. Les ligatures tombèrent le vingt-huitième jour. La plaie fut longtemps à se cicatriser. Au bout de plusieurs mois, le malade se trouva parfaitement rétabli (1).

Dans le cours de la même année, on admit dans un hôpital de Bruxelles, dirigé par M. Collier, un soldat anglais robuste, âgé de vingt-quatre ans, pour un anévrisme de l'artère fémorale, survenu peu de temps après la cicatrisation d'une blessure à la cuisse par un coup de feu. L'opération de la ligature de l'artère iliaque externe étant indiquée, M. Collier mit en conséquence cette artère à découvert par une incision semi-lunaire aux parois de l'abdomen, dont la base répondait au ligament inguinal, et qui d'environ trois quarts de pouce en dedans de l'anneau du cordon spermatique s'étendait jusqu'à un pouce et demi de l'épine antérieure et supérieure de l'ilium; puis il l'isola des parties voisines, et la lia avec une ligature fine, préalablement passée sous le vaisseau au moyen d'un stylet aiguillé, conduit par un directeur cannelé. Plusieurs heures après, le membre devint froid et engourdi, et il se montra quelques taches livides au gras de la jambe. Le malade ressentit ensuite dans cette

(1) *Bulletins de la Faculté de médecine de Paris, et de la société établie dans son sein*, ann. 1817, t. 5, p. 534.

partie des douleurs très-vives; la mortification succéda à ces douleurs; les forces s'affaissèrent promptement, et le malade mourut à la fin du quatrième jour (1).

En 1816 (avril), M. Smith-Soden, fit la ligature de l'artère iliaque externe avec un fil de soie à un forgeron robuste âgé de cinquante-six ans, pour un anévrisme de l'artère fémorale, qui avait paru, quelques mois auparavant, à l'occasion d'une torsion forcée du membre. La tumeur s'étendait jusqu'au-dessus du ligament inguinal, elle était douloureuse, et disparaissait par la compression; la cuisse et la jambe avaient le double de leur volume ordinaire. Le lendemain de l'opération il se manifesta quelques symptômes de péritonite, qu'on combattit bientôt avec succès. La chaleur du membre s'éleva au-dessus de celle du reste du corps; mais le troisième jour elle devint inférieure, et elle resta dans cet état pendant tout le traitement. La ligature se détacha le quatorzième jour. Le trentième jour, l'engorgement œdémateux du membre avait complètement disparu, et l'on sentait à peine au lieu de la tumeur un tubercule dur du volume d'une noisette. Au bout de sept semaines, le malade fut entièrement guéri (2).

Quelques mois après (en octobre 1816), l'illustre professeur M. Dupuytren, chirurgien en chef de

(1) *Medico-chirurgical Transactions*, vol. 7, part. 1, p. 136; London, 1816. — (2) Breschet, ouvr. c., t. 2, p. 246.

l'hôtel-Dieu de Paris, lia dans cet hôpital l'artère iliaque externe à un tailleur de pierre, âgé de quarante-cinq ans, et fortement constitué, pour un anévrisme du volume et de la forme d'une grosse poire, qui s'était formé à l'aine gauche environ quatorze mois auparavant à la suite d'un effort fait en soulevant une planche dont l'une des extrémités était appuyée sur l'aine du même côté. On essaya d'abord d'effectuer la cure de la maladie par la compression de l'artère fémorale contre le pubis, et l'on avait déjà obtenu la réduction de la tumeur anévrismale aux deux tiers de son volume, lorsque, après deux mois de l'emploi de ce moyen, le malade, fatigué par les douleurs que la compression déterminait, réclama instamment l'opération ; en conséquence, après l'avoir mis dans les conditions les plus favorales au succès de l'opération, et avoir préparé l'appareil convenable pour l'exécuter, « le malade étant dans une position horizontale, M. Dupuytren, placé à sa gauche, pratiqua au-dessus de l'arcade crurale, et en dehors du cordon des vaisseaux spermatiques, une incision qui, partant à un pouce de l'épine du pubis, fut prolongée obliquement jusqu'à un demi-pouce au-dessous de l'epine antérieure et supérieure de l'os des îles. La peau, l'aponévrose et les muscles qui formaient la paroi abdominale ayant été coupés couche par couche et avec beaucoup de précaution, on trouva ensuite le tissu cellulaire jaunâtre et légèrement injecté, mais d'une densité et d'une résistance très-remarquables, et intimement confondu avec un grand nombre de glandes lymphatiques, qui enveloppaient l'artère iliaque externe, et adhérait intimement avec elle. Cette circonstance augmenta les difficultés pour parvenir à mettre l'artère à découvert. Non-seulement il fallut enlever le tissu cellulaire couche par couche, mais encore, pour favoriser cette dissection pénible, il fallut faire, au moyen des ciseaux, à l'aponévrose, fortement tendue, plusieurs petites incisions transversales à la première. L'artère ayant été dégagée en dehors du tissu cellulaire qui l'environnait, M. Dupuytren la sépara en dedans de la veine iliaque au moyen du doigt indicateur; et avec beaucoup de précaution il parvint à la soulever avec ce même doigt, pendant qu'un aide engageait au-dessous d'elle (une) sonde cannelée. M. Dupuytren, comprimant alors l'artère entre la sonde et l'indicateur, suspendit tout battement dans la tumeur : bien convaincu par cette manœuvre que l'artère était saine. La première ligature (1) fut placée à un demi-pouce environ au-dessus de la tumeur anévrismale, au moyen d'un stylet aiguillé conduit dans la cannelure de la sonde. On engagea la ligature d'attente de la même manière, un demi-pouce plus haut. L'opérateur souleva ensuite l'ar-

(1) Cette ligature était plate, large, et composée de fils cirés.

tère à l'aide de la première ligature ; et, plaçant le doigt indicateur de la main gauche par-dessus, il suspendit de nouveau la circulation. L'artère ayant d'ailleurs été parfaitement isolée, on ne pouvait commettre de méprise. La ligature fut alors serrée immédiatement et sans aucune interposition de corps étrangers ; elle ne le fut que médiocrement, et cependant assez pour suspendre tout battement dans la tumeur. La première ligature fut placée dans l'angle inférieur de la plaie, la ligature d'attente dans l'angle supérieur ; on enveloppa l'une et l'autre d'une petite compresse ; la plaie fut pansée avec un linge troué et enduit de cérat, que l'on recouvrit de charpie fine ; des compresses triangulaires et le spica de l'aine complétèrent l'appareil. » Le malade fut transporté ensuite dans son lit, où il fut mis dans une attitude convenable. On prescrivit un régime approprié à la circonstance, et l'on entoura le membre de sachets remplis de cendre chaude. Le jour même de l'opération, il survint une irritation gastro-intestinale assez intense ; mais cette irritation cessa au bout de huit jours. Jusqu'au cinquième jour, où l'appareil fut levé, la tumeur anévrismale perdit les deux tiers de son volume, et ne présenta aucun battement. Toutefois les pulsations s'y manifestèrent alors de nouveau, et ne disparurent que le quarante-quatrième jour. Le membre conserva sans interruption le même degré de chaleur, de sensibilité et de myotilité ; la première était même quelquefois, au sentiment du malade, plus élevée que celle du membre sain. Le seizième jour, les ligatures se détachèrent d'elles-mêmes. Du vingt-quatrième au trentième jour il sortit par la plaie, et à plusieurs reprises, du sang artériel en quantité considérable, qu'on crut provenir du bout inférieur de l'artère. On changea l'appareil, et l'on parvint de cette manière, ainsi qu'à l'aide d'une légère compression, à arrêter l'hémorrhagie. Il se forma à la partie supérieure de la cuisse un engorgement phlegmoneux qui donna lieu à quelques accidens généraux assez fâcheux ; mais l'état du malade ne tarda pas à s'améliorer. Il se manifesta encore immédiatement au-dessous de l'anévrisme un abcès considérable ; cet abcès fut ouvert par M. Dupuytren lui-même. Le soixantième jour, la cicatrice de la plaie abdominale était complète. Le soixante-huitième jour, l'ouverture de l'abcès se ferma entièrement, et il ne restait alors au lieu de la tumeur anévrismale qu'un tubercule dur, du volume d'un noyau de pêche. Le soixante-dixième jour, le malade sortit de l'hôpital avec quelques douleurs au membre, et parfaitement guéri d'ailleurs (1).

En 1817, M. Cole, chirurgien de l'armée anglaise, pratiqua l'opération de la ligature de l'artère iliaque externe à un soldat âgé de vingt-neuf ans, qui avait à l'aine un anévrisme du vo-

(1) Breschet, ouvr. c., t. 2, p. 217.

lume d'un œuf de pigeon. Ce chirurgien procéda pour cela de la manière suivante : il divisa successivement au-dessus du ligament inguinal et parallèlement à la direction de ce ligament, la peau de l'abdomen, l'aponévrose du muscle grand oblique, le muscle petit oblique et le muscle transverse; lia l'artère épigastrique, et embrassa ensuite, après l'avoir séparée des parties voisines, l'artère iliaque externe avec deux fils cirés, qu'il passa préalablement sous le vaisseau à l'aide de l'aiguille d'Assalini et d'une aiguille courbe ordinaire. Le premier jour, le malade éprouva quelques accidens spasmodiques; le membre devint froid, et resta dans cet état jusqu'au quatrième jour, où la chaleur se rétablit dans cette partie à un degré supérieur à celui de la température du reste du corps; mais le lendemain elle revint à son degré habituel. Tout, quant à l'état du membre et à la santé d'ailleurs du malade, alla dès-lors de mieux en mieux; les ligatures tombèrent, l'une le treizième jour, et l'autre le dix-neuvième, et cinq semaines après l'opération, le malade se trouva complètement guéri (1).

En 1820 (septembre), M. Ewerad-Salmon, l'un des chirurgiens anglais les plus distingués, lia l'artère iliaque externe avec une ligature large,

(1) *Rapport des travaux de la société d'émulation de la ville de Cambrai*, séance publique de l'année 1817. (*Nouveau Journal de médecine, etc.*, janvier, 1818.)

à un homme âgé de vingt-neuf ans, pour un anévrisme inguinal. La plaie fut réunie par première intention à l'aide de quelques points de suture et de quelques bandelettes agglutinatives. Il se déclara des douleurs à l'abdomen et un mouvement fébrile assez intense; mais ces accidens ne tardèrent point à se dissiper; la tumeur anévrismale diminua progressivement et rapidement de volume; la ligature se détacha sans hémorrhagie, et le malade sortit bientôt après, de l'hôpital où il avait été opéré, parfaitement rétabli (1).

La même opération a été faite encore tout récemment à Dublin, et dans ce cas elle a été, comme dans le précédent, couronnée d'un plein succès (2).

En 1818, M. Albers de Brémen publia l'histoire d'un anévrisme inguinal dont il avait obtenu la guérison par l'emploi de la compression. « Un marin, dit-il, âgé de cinquante-six ans, se présenta le 18 octobre 1816 à M. Pofels pour le consulter. Ce chirurgien trouva à l'aine droite une tumeur fortement pulsative, de la grosseur d'un œuf de poule, et la reconnut sur-le-champ pour être un anévrisme : il conseilla au malade de s'adresser à moi. J'appris de lui que depuis plus d'un an il avait remarqué pour la première fois la tumeur, qui n'avait alors que le volume

(1) *Medico-chirurgical Transactions*, publ. London, 1823, vol. 12, p. 95. — (2) Hodgson, ouvr. c., t. 2, p. 209.

d'une noisette, et il y fit d'autant moins d'attention qu'elle ne l'incommodait pas. Il ne se rappelait aucune circonstance qui eût pu devenir la cause première de cette tumeur ; mais il assura qu'au mois de septembre, après un exercice violent à bord d'un vaisseau, elle avait, en quatre semaines, acquis son volume actuel. Le malade s'étant refusé positivement à la proposition que je fis de lier l'artère, il ne me resta plus qu'à essayer la compression. A cet effet je lui appliquai un garrot composé d'une pelote fixée à une courroie entourant le corps. A la partie inférieure et interne de la pelote se trouvait aussi une courroie qui ceignait la cuisse et qui se fixait au moyen d'une boucle. La pelote elle-même était composée de deux morceaux de fer ; le supérieur avait la forme ordinaire, et était recouvert de cuir ; l'inférieur était arrondi, et garni en dessous avec de la toile, et pardessus avec de la peau ; une vis l'unissait au morceau supérieur : de cette manière on pouvait à volonté augmenter ou diminuer la pression.

L'action permanente de cet instrument prolongée pendant deux mois fit éprouver au malade une douleur si violente dans l'endroit de l'anévrisme, et il en résulta un tel œdème de la jambe et de la cuisse, qu'il se vit forcé de discontinuer le traitement ; néanmoins la violence de la douleur continua de manière à l'obliger de se mettre au lit. Pendant cette période, la tumeur augmenta considérablement; elle était rouge et enflammée; sa grosseur égalait celle d'un œuf d'oie; les pulsations en étaient alors très-violentes; toute la cuisse était excessivement douloureuse, et le malade y ressentait un froid très-pénible. On prescrivit des frictions répétées avec de la flanelle. Au bout d'une semaine de repos, la douleur diminua, ainsi que la pulsation de la tumeur: on réappliqua le garrot, qui ne parut pas alors occasionner beaucoup de gêne. Le malade continua à garder le lit. Le volume de l'anévrisme allant en décroissant, le gonflement douloureux de la cuisse devint de moins en moins sensible, en sorte que le malade fut en état de se lever avec le secours d'un bâton. L'amélioration eut lieu sans interruption jusqu'au mois de juin 1817, qu'il devint impossible de découvrir des pulsations dans la région inguinale. Le gonflement douloureux de la cuisse avait aussi disparu en entier. On cessa dès-lors l'usage du garrot. A la fin du mois de septembre, l'absence de la moindre pulsation à l'aine me fit penser que l'artère fémorale devait être oblitérée : la cuisse ne présentait plus qu'un léger œdème, et le malade, après avoir beaucoup marché, n'accusait qu'un peu de fatigue dans la jambe de ce côté. A tous autres égards, il se trouvait si bien, qu'il se proposait avant peu de reprendre les exercices de son état (1).

(1) Hodgson, ouvr. c., *append.*, t. 2, p. 532.

Au commencement de l'année 1823, il a été observé en Angleterre, par MM. Bryant, Brodie, Cline et Clarke, un cas fort remarquable d'oblitération spontanée de l'artère iliaque externe. Madame F... était depuis cinq ans sujette à des douleurs passagères dans la région du bassin : elle avait aussi dans cet espace de temps ressenti plusieurs attaques de goutte dans le membre abdominal droit. Le 21 janvier, M. Bryant fut appelé près de cette dame, qui éprouvait dans la région épigastrique droite des douleurs violentes augmentant par la pression : les douleurs résistèrent les premiers jours à l'emploi des saignées, puis elles disparurent, et furent remplacées par une douleur très-vive dans le trajet de l'uretère gauche ; bientôt l'aine et la jambe devinrent douloureuses à leur tour. La chaleur et la sensibilité du pied diminuèrent considérablement. Le mollet devint gonflé et sensible, les pulsations de l'artère fémorale cessèrent. Le 5 février, les douleurs reparurent dans le membre droit; mais elles furent de peu de durée. L'impossibilité d'uriner força de recourir au cathétérisme. Vers cette époque, la douleur et la tuméfaction allaient en augmentant, la jambe était devenue livide, des phlyctènes s'y étaient manifestées ; la chaleur et la sensibilité du pied avaient entièrement cessé ; il était survenu de la diarrhée ; le pouls était petit, dur ; il battait cent trente fois par minute ; la gangrène continua à faire des progrès ; les os furent mis à nu. Vers le 20 avril, M. Brodie pratiqua la section des os pour débarrasser la malade des parties putréfiées, dont l'odeur l'incommodait. Les forces étaient revenues, l'appétit était bon, le pus louable, la séparation du vif d'avec le mort s'opérait au mois de juillet, c'est-à-dire six mois après le début de la maladie. La guérison n'était pas encore accomplie ; le péroné paraissait frappé de mort dans les deux tiers de son étendue. La santé de Madame F.... s'améliorait chaque jour ; on ne sentait plus les battemens de l'artère fémorale. « Quant aux circonstances antérieures, M. Bryant, qui a publié cette observation (1), » parle d'un coup reçu on ne sait où, d'engorgement des glandes de l'aine, sans dire dans laquelle des deux aines ce gonflement s'est manifesté (2).

M. le docteur Bogros, prosecteur à la Faculté de médecine de Paris, et l'un des anatomistes français les plus distingués, a présenté tout récemment au célèbre professeur M. Breschet une pièce anatomique provenant d'un sujet adulte chez lequel les artères iliaques externe et interne des deux côtés se trouvaient sensiblement dilatées à leur partie supérieure, et parfaitement bouchées au même endroit par une substance très-dure, qui, pour sa nature, approchait de

(1) *London medical Journal*, mars 1823. — (2) James Leroy, *Journal général de médecine*, ann. 1823, t. 83, p. 396.

celle des os, et chez lequel néanmoins il n'existait aucun changement dans l'état des membres inférieurs (1).

On voit par les faits que nous avons exposés dans ce paragraphe, 1.° qu'il a été observé jusqu'à ce jour quarante-six cas d'oblitération tant spontanée qu'effectuée par l'art, soit de l'artère fémorale au-dessus de la naissance de l'artère musculaire profonde, soit de l'artère iliaque externe, et un cas d'oblitération des artères iliaques externe et interne des deux côtés ; 2.° que dans ce dernier cas, et dans quarante-un des quarante-six premiers, les canaux de communication qui existent et se forment dans cette circonstance entre les artères du tronc et les artères de la cuisse, ont maintenant la vie dans le membre inférieur ; 3.° que dans les cinq autres cas, le membre a été attaqué de gangrène ; 4.° enfin que, toutefois, dans deux de ces cas, la mortification était, lors de la mort des malades, bornée à la partie inférieure du membre, et dans un autre, où la malade a survécu à cet accident, elle a eu le bonheur de conserver la cuisse et une partie de la jambe.

(1) Ce fait remarquable nous a été communiqué par M. Bogros lui-même.

SECTION II.

DE L'ANÉVRISME SPONTANÉ EN GÉNÉRAL, ET DE CELUI DE L'ARTÈRE FÉMORALE EN PARTICULIER.

ARTICLE PREMIER.

§. I. Parmi les affections qui affligent l'espèce humaine, celle des gros vaisseaux artériels, connue sous le nom d'*anévrisme*, est sans contredit une des plus graves, soit à cause du rôle important que jouent dans l'exercice de la vie les organes qui en sont le siége, des accidens qui l'accompagnent, et de l'issue, qui le plus souvent en est funeste, soit par rapport à l'impuissance où l'on se trouve, dans l'état actuel de l'art, de combattre la cause de la maladie, d'en suspendre les progrès alors qu'elle se montre, et de rendre enfin à la partie altérée de l'artère son organisation naturelle. On distingue l'anévrisme en *interne* et *externe* : on appelle *interne* celui qui occupe l'intérieur des cavités splanchniques, et *externe* celui qui a son siége au cou et aux membres. On divise ce dernier en *traumatique* et *spontané*. On nomme *anévrisme traumatique* toute tumeur sanguine qui se forme ensuite de l'ouverture d'une artère par un corps vulnérant quelconque, et l'on donne la dénomination d'*anévrisme spontané* à une tumeur de même nature qui se développe par l'effet de toute autre cause, et qui consiste dans la distension en forme de sac par l'impulsion du sang contenu dans l'artère, soit des trois tuniques qui composent les parois du vaisseau, soit de l'une d'entre elles en conséquence d'une solution dans la continuité des autres. Nous passerons outre sur le premier de ces deux genres d'anévrisme, pour ne nous occuper que du dernier, et nous ne considérerons celui-ci que dans le tronc de l'artère fémorale, dont nous avons tracé l'histoire dans la section précédente. Mais, avant tout, nous nous permettrons de faire remarquer qu'il importe et qu'il est même urgent de substituer au mot *anévrisme* un terme plus précis, par la raison qu'on n'est point d'accord sur l'étymologie de ce mot (1); qu'il n'a été

(1) 1.° Suivant Montanus, le mot ἀνεύρυσμα est composé de la particule *α privatif*, et du substantif νευρον, *nerf*. (M. A. Severin, *de novis observatis Abscessibus*, cap. 7, p. 170.) 2.° Suivant Sylvaticus, ce mot est un dérivé du verbe εὐρύνω, *je dilate*. (M. A. Severin, *ibid.*) 3.° Suivant M. A. Severin, c'est un dérivé du verbe ευρηνειν, *couler au-dehors*. (*Ibid.*) 4.° Suivant M. Deschamps, « le mot composé *anévrysme* vient de *α privatif*, et de νευρον, qui, dit-il, signifie au propre *corde tendue*, de là pris pour *force*; de là *nervus*. Ce mot, ajoute-t-il, signifie donc *privation de force, affaiblissement*, et par conséquent ne convient pas plus aux artères qu'aux autres parties organiques (*Recueil périodique de la société de médecine de Paris*, t. 10, p. 47.)

appliqué par les anciens médecins qu'à des tumeurs formées par du sang artériel extravasé (1), qu'on a désigné et que l'on désigne encore par cette dénomination des affections disparates (2) ; nous pensons que, pour ce qui concerne l'anévrisme spontané, on peut le remplacer avantageusement par le terme *hyperartériectasie* (3), qui, ce nous semble, exprime beaucoup mieux la nature de la maladie.

§. II. On a pensé que les médecins anciens admettaient la dilatation morbide de l'artère comme cause prochaine de l'anévrisme qui se développe spontanément. Mais il est certain qu'ils n'attachèrent jamais au mot *anévrisme* d'autre idée que celle d'une tumeur résultant de la collection sous la peau d'une quantité plus ou moins grande de sang sorti de l'intérieur d'une artère, soit par l'extrémité de ses divisions (*per anastomosim*), soit à travers les pores de ses tuniques (*per diapædesim*), soit enfin à l'occasion de la rupture ou de la division de ses parois (*per diæresim*) (4). Ils se sont, à la vérité, en parlant de la nature de cette maladie, servis du

(1) Galien, Actuarius, Oribaze, Aëtius, Alexandre de Tralles, Paul d'Égine, Haly, Avicenne, etc. — (2) En effet, la différence qui existe, sous tous les rapports, entre l'anévrisme traumatique et l'anévrisme spontané est tellement grande, que le mot qui convient à l'une de ces affections ne peut par cela même convenir à l'autre. — (3) Extension excessive de l'artère, du grec ὑπέρ, *au-delà*, ἀρτηρία, *artère*, ἔκτασις, *extension.* — (4) Sylvaticus, *de Aneurysmat. tractatio*, ann. 1595.

mot *dilatatio*; mais la signification de ce terme était pour eux absolument la même que celle qu'on attache de nos jours au mot *tumeur*, comme l'on peut s'en convaincre par les passages suivans : *Oritur dilatatio*, dit Aëtius, *aut dùm sanguis et spiritus ex arteriis prosultant, aut dùm oscula ipsarum aperiuntur, aut dùm rumpuntur. Sanguis autem et spiritus paulatìm excreti sub cute colliguntur.* De même, Actuarius, *porrò arteriam secare plurimùm negotii exhibet. Siquidem sanguinis fluxus, qui ægerrimè sisti possit, et arteriæ dilatationes, quas aneurysmata Græci nominant, hinc oboriri solent* (1). A la théorie des anciens sur la nature de l'anévrisme Fernel substitua celle de la dilatation de l'artère comme cause prochaine de l'anévrisme spontané. Ce médecin célèbre prétendit que, dans ce cas, les parois du vaisseau étaient distendues à la manière de celles des veines dans les varices (2). Il fonda son assertion, non sur des faits positifs, mais bien sur la supposition seulement que la pulsation ne pouvait avoir lieu dans la tumeur anévrismale, et le sang qui la forme, manquer de se convertir en pus, s'il ne se trouvait renfermé dans la cavité même de l'artère. Toutefois cette théorie fut accueillie avec enthousiasme. Forestus se fit entre autres

(1) Scarpa, *Réflex. et observ. anatomico-chirurg. sur l'anévr.*, chap. 5, §. 7. — (2) *Universa medicina de extern. corp. affect.*, lib. 7, cap. 3, p. 436.

remarquer particulièrement parmi les nombreux partisans de cette opinion, par le zèle qu'il mit à la prôner et à la défendre; mais il n'eut d'autre appui à lui prêter que l'autorité imposante de son nom célèbre; car le fait qu'il rapporta en faveur de la doctrine de Fernel prouve précisément le contraire de ce qu'il soutenait, puisque, comme il le dit lui-même, la tumeur provenait d'une rupture de l'artère, et que le sang qu'elle contenait était extravasé (1).

Fabrice de Hilden jeta, en expliquant la formation d'un anévrisme au pli du bras survenu après la piqûre de l'artère, les fondemens d'une autre théorie (2). Sennert mit à profit l'explication donnée par Fabrice de Hilden, et l'appliqua avantageusement à la formation de l'anévrisme spontané. Il avança, en conséquence, que, vu la nature du tissu artériel, et d'après les phénomènes qui précèdent et accompagnent le développement de cette maladie, il ne pouvait y avoir, et qu'il n'y avait réellement pas dilatation de l'artère, comme le prétendait Fernel, mais bien que l'anévrisme spontané consistait toujours dans la rupture de la tunique intérieure (interne et moyenne) du vaisseau, et la distension en forme de sac de la tunique extérieure (externe), par

(1) Freind, *Histoire de la médecine*, trad. de l'anglais par Etienne Coulet, ann. 1727, part. 1, p. 100, colonne *b*. — (2) *Opera omnia*, *observ. chirurg.*, cent. 3, observ. 44.

l'effort du sang qui passe dans l'artère (1). Sennert compta bientôt des partisans nombreux, et son parti ne tarda pas à être aussi puissant que celui de Fernel. On vit de part et d'autre des hommes également recommandables ; mais comme de part et d'autre on ne raisonnait que sur des hypothèses, et qu'on songeait plus à discuter qu'à observer, chacun apporta le fruit de son imagination à la cause qu'il défendait. Ainsi l'on a long-temps entassé supposition sur supposition. Cependant l'anatomie pathologique est intervenue dans la controverse ; elle a donné à chaque parti la part qui lui revenait légitimement, a anéanti les prétentions injustes de l'un et de l'autre, et a démontré enfin que l'anévrisme spontané n'est autre chose qu'une collection de sang dans un sac résultant de la distension excessive des tuniques de l'artère, et formé, tantôt par les trois tuniques du vaisseau, tantôt par sa tunique externe, tantôt par sa tunique interne.

§. III. Quelques auteurs font mention d'un mode d'anévrisme qui consiste dans la distension en forme de sac des tuniques interne et moyenne de l'artère, et qui se forme par suite de la destruction de la tunique externe. Haller prétend l'avoir souvent produit aux artères mésentériques des grenouilles, en enlevant la membrane externe de ces vaisseaux et le tissu cellulaire qui

(1) *Opera omnia*, t. 5, lib. 5, pars 1, cap. 43, p. 50.

les environne. Haukins a vu, dit-on, une dilatation artérielle de ce genre en faisant l'opération d'un anévrisme qui avait paru quelques mois après la guérison d'une plaie à l'avant-bras (1). Cependant, dans un cas observé par l'illustre professeur M. Boyer, où l'artère brachiale fut mise parfaitement à nu par un anthrax, la partie dénudée du vaisseau s'enflamma et se couvrit de bourgeons charnus qui la dérobèrent à la vue, et le malade ne fut pas ensuite pour cela atteint d'anévrisme (2). M. le professeur Richerand a fait une observation à peu près semblable. « J'avais, dit ce médecin illustre, mis l'artère crurale à nu, vers la partie supérieure de la cuisse, pour extirper une glande inguinale squirrheuse dans un carcinome du pénis. Les battemens visibles devinrent chaque jour plus obscurs à mesure que le vaisseau mis à nu se couvrait de bourgeons charnus développés par l'état inflammatoire. » Il ajoute ensuite que « l'épaississement des parois des artères est le seul résultat de leurs blessures, si l'instrument en a simplement effleuré la surface (3). » Nous avons détruit sur dix chiens, tantôt mécaniquement, tantôt par l'application d'un caustique solide, dans l'étendue de quatre lignes au moins, un des côtés de la tunique externe de la carotide de l'artère fémorale. Ayant

(1) Sabatier, *Médecine opératoire*, 1824, t. 3, p. 109. — (2) Maladies chirurgicales. — (3) Nosographie chirurgicale, t. 4, p. 66.

examiné l'état des parties quinze jours, un mois, deux mois après l'opération, nous avons reconnu que dans aucun cas le diamètre du vaisseau n'avait éprouvé de changement sensible, et que dans tous il existait, au lieu de la solution de continuité, une cicatrice ferme et plus épaisse que la tunique externe, par où l'artère adhérait dans quelques-uns de ces cas aux parties voisines. Toutefois il ne paraît point impossible que la dilatation des tuniques profondes de l'artère coexiste avec une solution de continuité de la tunique externe, ou bien que la première soit l'effet de la dernière, les membranes intérieures du vaisseau étant par ce fait privées des élémens de leur nutrition, et par conséquent de leur force naturelle. Quoi qu'il en soit de l'existence de ce mode d'anévrisme, on conviendra toujours, si on l'admet, qu'il doit être confondu avec l'anévrisme par dilatation des trois tuniques de l'artère, puisqu'il est probable que dans son développement il n'offre aucun phénomène qui l'en distingue.

§. IV. Scarpa prétend que l'anévrisme par dilatation des trois tuniques de l'artère, et qu'on nomme *anévrisme vrai* ou *artériectasie*, n'a jamais lieu. « Ayant prouvé, je crois, dit-il, complètement que l'anévrisme vrai ou par dilatation n'a point lieu à l'aorte, la plus considérable de toutes les artères du corps, à laquelle il ne paraissait manquer aucune des conditions favorables à la formation de cette maladie par distension excessive des tuniques propres de l'artère, l'interne et la musculaire, je ne crois pas que personne après cela voulût avancer légèrement que l'anévrisme vrai ou par dilatation ait lieu dans les artères du second ordre, comme la poplitée, la fémorale, etc. » Il fonde cette assertion sur un très-grand nombre de faits, parmi lesquels on en distingue quelques-uns cités par la plupart des auteurs en preuve de l'opinion contraire. Il explique ces faits, et veut absolument qu'on y voie l'inverse de ce qu'on y a vu, et l'inverse de ce qu'on y voit réellement. Il conclut enfin « que la cause prochaine et efficiente de l'anévrisme poplité ou du fémoral est toujours... la rupture ou la corrosion des tuniques propres de l'artère (1). » L'opinion d'un auteur d'un si grand mérite est sans doute fort considérable; mais il nous sera facile de démontrer qu'elle n'est point conforme à l'observation pour ce qui concerne l'anévrisme spontané de l'artère fémorale. Morgagni rapporte deux observations d'anevrisme où la maladie se termina par la mort des malades. Dans l'un de ces cas, la tumeur avait son siége à la partie supérieure et antérieure de la cuisse, et avait acquis peu à peu un volume très-considérable. Le sac anévrismal était rempli de concrétions polypeuses et de sang coagulé, et

(1) *Réflexions et observ. anatomico-chirurg. sur l'anévr.*, chap. 6, §. 1, p. 143; §. 34, p. 189.

s'étendait depuis la peau de la partie antérieure de la cuisse jusqu'au nerf sciatique. Ce nerf et les muscles adducteurs étaient en partie distendus, en partie détruits, et l'artère fémorale, dont la dilatation formait la tumeur dans le principe, était médiocrement dilatée, et dans quelques endroits déchirée et corrodée (*et arteria quidem cruralis ex cujus dilatatione tumor incœperat, mediocriter dilatata reperta est; sed aliquot locis dilacerata et erosa* (1). Dans l'autre cas, l'anévrisme occupait le creux du jarret, et l'on reconnut à l'examen du cadavre qu'il existait un commencement de dilatation à la partie inférieure de l'artère fémorale (*cruralis arteria jam indè ubi à latere femoris ad posteriora deflectit, statim dilatari incipiebat* (2).

M. le professeur Boyer raconte dans son immortel ouvrage sur les maladies chirurgicales (3) qu'il entra en mars 1809 à l'hôpital de la Charité un charretier âgé de quarante-neuf ans, pour un anévrisme vrai au jarret droit, qui avait paru, sans cause connue, à la suite de quelques douleurs que le malade avait éprouvées dans le lieu affecté et à la jambe. Il s'était écoulé une année. et la tumeur avait fait pendant ce temps là des progrès peu sensibles, malgré les travaux pénibles auxquels le malade n'avait cessé de se livrer,

(1) *De sedibus et causis morborum*, epist. 50., art. 2, ed. Chauss., t. 6, p. 234. — (2) *De sedibus et causis morborum*, epist. 50, p. 306. — (3) Observ. 10, t. 2, p. 233.

lorsque, plusieurs jours avant son entrée à l'hôpital, elle prit tout à coup un volume très-considérable. L'opération fut faite suivant la méthode ancienne, mais sans succès. La dissection du membre fit voir ce qui suit : l'artère poplitée offrait, deux pouces au-dessous de son extrémité supérieure, une ouverture de quatre lignes d'étendue, ovale et dont les bords étaient inégaux. Au-dessous de cette ouverture on voyait distinctement une portion d'artère de quatre à cinq lignes de longueur, dont les parois étaient désorganisées, et qui disparaissait derrière le muscle poplité. Il existait dans tout ce trajet une vaste cavité qui se prolongeait inférieurement dans l'intervalle des muscles jumeaux et soléaire. « En bas, derrière le muscle poplité, on reconnaissait au-dehors de la cavité anévrismale une portion d'artère poplitée, longue de sept à huit lignes, qui s'ouvrait dans la partie inférieure du sac, et disposée en entonnoir dans le point correspondant à cette ouverture. L'artère fémorale du même membre, dans le lieu même de la naissance de la profonde et au-dessus, offrait une dilatation manifeste de toutes ses parois, d'ailleurs épaissies, mais surtout dures et chargées d'écailles terreuses. » Une altération organique à peu près semblable a été observée par Morgagni en 1747, dans l'hôpital de Padoue, à l'aorte ventrale, au-dessus de sa bifurcation, et aux artères iliaques primitives, dans le cadavre d'une vieille femme bossue qui avait succombé à une affection cérébrale (1). Flajani a rencontré sur le cadavre d'un homme de cinquante ans, mort avec un anévrisme au jarret, l'artère crurale anévrismatique depuis quatre travers de doigts au-dessous du ligament inguinal. « Vers le jarret, dit-il, elle augmentait de volume, et ses tuniques étaient devenues si compactes, qu'elles approchaient de la nature de l'os. » Deschamps a trouvé dans le cadavre d'un homme âgé de soixante ans, qu'il avait opéré sans succès suivant le procédé proposé par Desault et Brasdor, pour un anévrisme volumineux de l'artère fémorale, qui présentait tous les caractères d'un anévrisme vrai, et qui avait commencé six mois auparavant sous la forme d'un petit tubercule, « que l'artère fémorale était dilacérée dans une étendue de deux pouces à deux pouces huit lignes environ de son origine ; que le kyste anévrismal, à son commencement et à sa terminaison, avait la forme d'un entonnoir ; qu'à un pouce au-dessous du sac il y avait une dilatation de la partie postérieure de l'artère, dont la membrane interne était unie, poliē, et n'avait éprouvé aucun changement : (et que) le reste du tube artériel était sain (2). » On trouve dans le numéro du mois de novembre 1789 du journal de

(1) *Op. c.*, epist. 33., art. 40, t. 4, p. 626. — (2) *Nuovo Methodo di medicare alcune malattie spectanti alla chirurgia*, obs. 5.

médecine, etc., rédigé par M. Leroux, etc., (1) un fait intéressant observé et rapporté par M. Edouard Fort, chirurgien du dispensaire général de Westminster. Un homme âgé de trente-six ans, dont la profession exigeait un exercice violent des membres, et qui avait toujours joui d'une bonne santé, portait, quand il consulta M. Ford, deux anévrismes, l'un à la partie supérieure et antérieure de la cuisse droite; il avait le volume d'un œuf de poule d'Inde, et avait mis plusieurs semaines à se former; l'autre au jarret gauche, son volume égalait celui d'un œuf de poulette. Au bout de deux mois, celui-ci disparut; mais pendant ce temps là l'anévrisme fémoral s'étendait jusqu'à l'aine d'une part, et de l'autre jusqu'au genou. MM. Andrée, Cruikshank, Adair-Hawkis, Jean Howard, Vaux et Justamod, ayant été appelés alors en consultation, déclarèrent unanimement que toute opération chirurgicale était contr'indiquée, et même impraticable. Six semaines après, la gangrène se montra à la surface de la tumeur, et le malade mourut sans qu'il survînt d'hémorrhagie. Le lendemain, le membre fut disséqué sous les yeux des médecins déjà nommés, et de M. Watson, chirurgien de Westminster. « La dissection nous présenta, dit M. Ford, les circonstances ordinaires qui accompagnent les anévrismes. Les

(1) *Recueil périodique de la société de médecine de Paris*, t. 5, p. 189. — (2) T. 81.

tuniques de l'artère avaient cédé, et s'étaient ouvertes à la partie antérieure; mais l'issue du sang au-dehors avait été prévenue par un épais coagulum, qui adhérait aux tégumens enflammés et gangrénés, et opposait une barrière assez solide aux efforts du sang. La partie interne du sac anévrismal était couverte de couches de lymphe coagulée, qui étaient adhérentes au vaisseau dilaté, et en quelques endroits ces couches avaient trois pouces d'épaisseur. Nous trouvâmes aussi, en continuant de disséquer, que la dilatation s'était portée jusqu'à environ un pouce et demi au-dessous de l'artère profonde....... Il n'y avait qu'environ deux pouces en longueur de l'artère fémorale, qui eussent subi de l'expansion au point de former la tumeur, dont l'étendue était telle que nous l'avons décrite plus haut (c'est-à-dire du volume d'un œuf de poule d'Inde). Tout le reste de l'artère, soit au-dessus ou au-dessous de cet endroit, était exempt de maladie. Le sang semblait avoir traversé le centre de cette masse; car l'artère fémorale n'avait subi aucune dilatation au-dessous de l'anévrisme, ni l'artère profonde aucune dilatation.... » L'artère poplitée gauche offrait une grosseur du volume d'une noisette; cette grosseur était formée par une substance solide, qui bouchait exactement la cavité du vaisseau.

Le 17 novembre 1759, G. Arnaud opéra à Londres avec succès, pour une hernie inguinale étranglée, un nommé Parker, faiseur de pompes en bois, qui était âgé de quarante ans, et doué d'une forte constitution, et qui avait eu quelque temps auparavant une maladie vénérienne pour laquelle il avait été soumis à un traitement mercuriel. Le 8 décembre suivant, Parker aperçut au jarret gauche une tumeur indolente et de la grosseur d'une noisette. Le 25 février 1760, cette tumeur présentait le volume d'un œuf de poule, et battait avec force; la jambe était enflée et douloureuse. Deux jours avant le 25 février, il se manifesta une tumeur semblable au jarret droit; la jambe du même côté se tuméfia aussitôt, et devint douloureuse. Le 1er mars, il parut à la partie supérieure de la cuisse droite un autre anévrisme ovale et long de deux pouces, et dont le grand diamètre croisait obliquement la direction de l'artère fémorale. Le lendemain de son apparition on en découvrit deux autres plus bas : l'un avait la forme et le volume d'une châtaigne médiocre, et occupait la partie moyenne du vaisseau; l'autre, deux fois plus gros et parfaitement rond, avait son siége deux travers de doigts au-dessous. L'anévrisme du jarret droit fit seul des progrès, et le malade y ressentait des douleurs si violentes, qu'on ne put les calmer à force de saignées, ni par l'administration des narcotiques à très-forte dose. Vers la fin de mai, la tumeur, qui était ovale, devint irrégulière, et acquit soudain un volume considérable. La circonférence de la cuisse se trouvait en cet endroit augmentée de dix-sept pouces. Les douleurs étaient toujours intolérables, et il y avait long-temps qu'on ne sentait aucun battement dans la tumeur, lorsque la rupture du sac anévrismal eut lieu. On aperçut alors un sixième anévrisme d'un pouce d'étendue à la partie supérieure de la cuisse gauche. Mais enfin le malade succomba le 17 juin à une hémorrhagie, qui, à cause du déplacement du tourniquet, eut lieu trois jours après la rupture de l'anévrisme. L'ouverture du cadavre fut faite par Arnaud en présence de MM. Monro fils, Watson, Hunter, Jutty, Legout et Lapeyre, tous chirurgiens très-distingués. Le cœur et les artères des cavités thoracique et abdominale n'offraient aucune altération. « Nous passâmes, dit Arnaud, aux artères crurales. Celle du côté droit était dilatée à sa sortie du ventre, très-peu en-deçà des glandes de l'aine; elle était exactement ronde, et avait un pouce et demi de diamètre; les membranes de la partie dilatée nous parurent être dans l'épaisseur naturelle. Sa membrane interne était remplie de rides inégales, qui vraisemblablement furent produites par l'affaissement; d'ailleurs elle ne contenait rien d'extraordinaire..... Les deux petites tumeurs du même genre, situées à la partie moyenne et à la partie inférieure de la même artère, étaient rondes. Celle de la partie moyenne excédait le calibre naturel de l'artère d'environ la moitié de sa grosseur; celle de la partie inférieure l'excédait d'environ un tiers. Les membranes de l'artère, aux endroits dilatés, avaient conservé leur épaisseur naturelle. » Le sac anévrismal du jarret droit contenait une masse informe de sang coagulé ; la partie inférieure du fémur était presque entièrement détruite, et il ne restait aucun vestige de muscle, de tendon et de périoste au voisinage de la tumeur. « Nous examinâmes ensuite l'artère du côté gauche à sa sortie du ventre. Un peu plus bas que le ligament de Fallope, nous trouvâmes un anévrisme; il n'y avait que la moitié du calibre de cette artère, du côté du pubis, qui fût dilatée; la tumeur avait environ un pouce de longueur. Les membranes de l'artère à l'endroit dilaté avaient la même consistance et épaisseur que dans l'état naturel... A l'endroit où elle prend le nom de *poplitée* dessous le jarret, nous vîmes un autre anévrisme..... Il était de la grosseur d'un œuf de poule, et avait la figure d'une poire. Il avait deux pouces de largeur et deux pouces et demi de longueur; ses tuniques, quoique fort dilatées, avaient conservé leur épaisseur naturelle. Il contenait une substance polypeuse très-solide, et qui était si adhérente à la membrane interne de l'artère, qu'elle semblait en faire partie. Elle en remplissait les deux tiers; elle était divisée en plusieurs colonnes de différentes grandeurs, survant la longueur de l'artère; son adhérence avec le tube artériel était à la partie qui répondait aux os du jarret, de façon que le sang ne passait pas au travers du polype, puisque son cours était libre entre le polype et la partie de l'artère qui répondait à l'extérieur du jarret (1). »

Scarpa, qui rend compte de ce fait remarquable d'après la relation publiée par Donald Monro (2) et par Arnaud (3), dit que ces renflemens de l'artère fémorale que Donald Monro regarda comme autant d'anévrismes par dilatation, en avaient toutes les apparences, et qu'ils semblaient faits pour accréditer l'opinion commune sur la nature de cette maladie; mais que « Arnaud n'omit pas de remarquer que les tuniques qui formaient les parois de ces tumeurs, loin d'être amincies, étaient au contraire plus dures et plus épaisses que dans l'état naturel, ce qui ne s'accordait pas trop avec l'idée que ces parois étaient fournies par les tuniques propres de l'artère dilatée. » Cependant Arnaud dit expressément, comme nous venons de le voir, que les membranes de l'artère fémorale droite et des artères fémorale et poplitée gauches, qui formaient les sacs anévrismaux, avaient conservé leur consistance et leur épaisseur naturelles. Ce n'est pas tout, le professeur de Pavie prétend en-

(1) *Mémoires de chirurgie*, ann. 1768, t. 1, p. 184. — (2) *Essay and Observ. phys. and literary of Edinburg*, vol. 3, pl. 9, fig. 3, 4, 5. — (3) *L. c.*

core « que les tumeurs..... n'étaient autre chose que des engorgemens stéatomateux des tuniques propres (des artères fémorale et poplitée); et que ces engorgemens, au lieu de former des sacs où points de stagnation pour le sang artériel, rétrécissaient et diminuaient plutôt le calibre naturel de l'artère... » Il fonde cette assertion sur le contenu d'une lettre que Monro le père, à qui ces tumeurs anévrismales furent envoyées à Edimbourg pour en faire l'examen, écrivit à son fils. « Les sacs anévrismatiques, est-il dit dans cette lettre, que vous m'avez envoyés à Edimbourg, ont été disséqués en ma présence par votre frère. La celluleuse externe molle et la cellulo-membraneuse ayant été séparées avec soin, la tunique située au-dessous et appelée *musculeuse de l'artère*, s'est trouvée évidemment étendue sur et le long de tous les petits sacs, sur lesquels, en même temps, cette tunique musculaire était plus épaisse que sur le cylindre sain de l'artère. Mais une chose digne d'une grande attention s'est présentée dans la partie la plus saillante de ces petits sacs : on y trouvait mêlée aux fibres de la tunique musculaire une substance étrangère semblable à la matière des stéatomes. La cellulaire qui recouvrait la face interne de la tunique musculeuse était beaucoup plus épaisse que dans l'état naturel, et tellement pénétrée de matière stéatomateuse, qu'on aurait dit que ses cellules en avaient été remplies avec force. La membrane interne de l'artère était devenue fort adhérente à la celluleuse dont je viens de parler, et beaucoup plus épaisse que dans l'état naturel. Quoique les fibres musculaires de l'artère fussent visibles dans les bords de l'incision que vous aviez faite sur la paroi antérie ure du sac qui occupait le jarret gauche, néanmoins la séparation de ces fibres ayant été continuée en arrière vers la partie la plus saillante de la tumeur, ces fibres circulaires devenaient de moins en moins distinctes, et disparaissaient enfin totalement ; il ne m'a pas été facile de décider si le défaut de fibres circulaires dans la partie la plus saillante de la tumeur venait de ce que dans ce lieu la tumeur abondait plus qu'en tout autre lieu de cette matière stéatomateuse mêlée aux fibres de la tunique musculaire, ou bien si, dans ce point, ces mêmes fibres avaient été détruites par la distension. La tunique interne de ce sac était sensiblement plus épaisse que celle des petites tumeurs de la même artère, et il ne s'est trouvé aucune trace de tunique musculaire dans le sac du grand anévrisme du jarret droit ; cette même tunique manquait pareillement à la face postérieure du sac anévrismal qui occupait le jarret gauche (1). » Cependant ces observations de Monro le père prouvent évidem-

(1) Scarpa, *Réflex. et observ. anatomico-chirurg. sur l'anévr.*, chap. 6, §. 4, 5, 6, p. 147, 151.

ment que ces tumeurs anévrismales soumises à son examen étaient, non des engorgemens stéatomateux, qui, comme le prétend Scarpa, au lieu de former des sacs ou points de stagnation pour le sang artériel, rétrécissaient et diminuaient plutôt le calibre des artères affectées, mais bien de véritables sacs, dont les parois, épaissies par le dépôt d'une substance semblable à celle des stéatomes, étaient formées, dans l'artère fémorale droite et dans les artères fémorale et poplité gauches, par les trois tuniques de ces vaisseaux.

Hodgson rapporte, dans son estimable ouvrage sur les maladies des artères et des veines, traduit de l'anglais et augmenté d'un grand nombre de notes très-intéressantes par M. le professeur Breschet, quelques observations qui établissent d'une manière incontestable l'existence de l'anévrisme vrai ou par dilatation des trois tuniques artérielles. Il en est parmi elles deux fort remarquables d'anévrisme de l'artère fémorale. « Un homme, dit cet auteur illustre, mourut à la suite de l'ouverture d'un anévrisme, au jarret : l'artère fémorale offrait un petit anévrisme de la grosseur d'une noix. La tunique externe fut disséquée sur la surface de la tumeur, dans une étendue considérable : les membranes interne et moyenne étaient évidemment dilatées et contribuaient à la formation du sac ; la dilatation de ces feuillets était graduelle, et ils continuaient, dans une étendue considérable, à former le sac et à se confondre intimement avec les parties environnantes. Les deux extrémités du vaisseau offraient les mêmes apparences (1). »

Le sujet de la seconde observation était un vieillard qui avait toujours joui d'une bonne santé. « Il éprouva, en marchant dans la rue, une douleur soudaine, et s'aperçut immédiatement d'une petite grosseur au milieu de la cuisse droite ; la douleur augmenta, la tumeur devint plus considérable, et en peu d'heures tout le membre fut œdématié. La tumeur était compressible ; mais ce ne fut que peu d'instans avant la mort qu'on put y découvrir une sorte de pulsation vibratoire assez peu prononcée. Le malade devint extrêmement faible ; la tumeur augmenta, et il mourut trois semaines après son apparition. Les muscles de la cuisse, séparés les uns des autres dans une grande étendue, étaient remplis d'une quantité considérable de sang coagulé, et présentaient une large cavité à la surface antérieure du triceps. L'artère fémorale communiquait avec le sac par une petite ouverture ronde, pas plus large que le calibre même du vaisseau ; cette ouverture était évidemment celle d'un petit sac anévrismal qui s'était ouvert tout à coup et avait donné lieu à une extravasation étendue, puisqu'on voyait au fond de la cavité les mem-

(1) T. 1, p. 82.

branes dilatées et rompues du vaisseau réfléchies sur la surface externe de l'artère. Le sac originel avait dû n'être pas plus gros qu'un pois, et était formé par une dilatation partielle des membranes artérielles, qui, dans toute leur étendue, étaient très-épaissies et recouvertes de matière calcaire. (1) ». Les faits que nous venons d'exposer sont tous authentiques, et nous ne croyons pas que personne puisse après cela avancer de bonne foi que l'anévrisme vrai ou par dilatation n'a jamais lieu dans le tronc de l'artère fémorale.

§. V. L'existence de l'anévrisme dans lequel la tunique interne de l'artère distendue outre mesure s'échappe en forme de sac, soit à travers les fibres de la tunique moyenne, soit à travers cette tunique et la tunique externe, en conséquence d'une solution dans leur continuité, qu'on nomme *anévrisme mixte interne*, et qui peut-être serait plus exactement désignée par la dénomination d'*hyperartériectasie imparfaite interne*, est encore un sujet de controverse; cependant elle est, ce nous semble, véritablement établie, sinon par le résultat des expériences faites par Haller aux artères mésentériques de quelques reptiles, résultat qui, comme le fait remarquer fort bien M. le professeur Boyer (2) n'est rien moins que positif, du moins par un fait incontestable qui a été observé par MM. les pro-

(1) T. 1, p. 83. — (2) *Maladies chirurgicales*, t. 2.

fesseurs Dubois et Dupuytren, qui en 1804 trouvèrent dans le cadavre d'un homme, à la partie antérieure de la crosse de l'aorte à la partie supérieure de la portion descendante de ce vaisseau, deux tumeurs remplies de sang et formées par la tunique interne de l'artère qui faisait hernie à travers la tunique moyenne. On dit que M. Boyer a vu dans l'hôpital militaire de Grenoble un anévrisme de ce genre à l'artère crurale, survenu à la suite d'un bubon vénérien; mais on a lieu de croire que ce fait est controuvé, quand on sait que ce professeur illustre n'admet point l'existence de cette espèce d'anévrisme (1). Nous avons fait à ce sujet un très-grand nombre d'expériences sur les animaux; on ne trouvera pas peut-être déplacé que nous exposions ici les résultats que nous en avons obtenus. Nous avons, après avoir mis l'artère carotide parfaitement à nu sur treize chiens de grandeur et d'âge différens, cautérisé avec le nitrate d'argent fondu les tuniques externe et moyenne de ce vaisseau, dans l'étendue d'une demi-ligne; nous avons ensuite réuni les lèvres de l'incision de la peau par quelques points de suture. Six de ces animaux sont morts d'hémorrhagie du troisième au huitième jour; un accident semblable a nécessité la ligature de l'artère sur trois autres. Le dixième a péri au bout de trente-deux jours. A l'examen du cadavre, nous avons trouvé sous

(1) *L. c.*

la peau du cou et dans tout le voisinage de la carotide un épanchement très-considérable de sang, en partie liquide, en partie coagulé. Il y avait à la paroi antérieure de l'artère, à l'endroit où elle avait été cautérisée, une ouverture ronde d'une demi-ligne environ de diamètre, qui était évidemment la bouche d'un petit sac anévrismal dont il restait quelques fragmens; ces fragmens, qui avaient jusqu'à une ligne et demie d'étendue, étaient très-minces et réfléchis sur la face extérieure du vaisseau. Nous avons distingué aisément dans leur épaisseur deux couches : l'une de ces couches était formée par la tunique interne de l'artère, et l'autre, qui était blanche, d'une consistance assez ferme et plus épaisse, se confondait avec les tuniques externe et moyenne au pourtour de l'ouverture. Chez le onzième et le douzième, l'artère se trouvait complètement oblitérée cinq semaines après l'opération. Sur l'un des deux, un coagulum dur, jaunâtre et d'environ trois lignes d'épaisseur, embrassait le vaisseau jusqu'à trois lignes au-dessus et au-dessous du point qui avait été cautérisé. Chez le treizième enfin, que nous avons sacrifié au bout de sept semaines, il existait, à l'endroit même de la carotide où les tuniques extérieures avaient été détruites par le caustique, un petit sac anévrismal rond, d'une ligne et demie de diamètre, rempli de sang coagulé. L'intérieur de ce sac était lisse et poli, et l'ouverture par laquelle il communiquait avec la cavité du vaisseau fort étroite ; deux feuillets bien distincts composaient ses parois : l'intérieur était fourni par la tunique interne de l'artère, et l'extérieur se continuait avec la tunique externe, dont il différait en ce qu'il était compacte et plus mince.

Dans d'autres cas, nous avons, après avoir enlevé avec soin tout le tissu cellulaire qui avoisine l'artère, et avoir suspendu le cours du sang dans ce vaisseau par la compression, au lieu de cautériser les tuniques externe et moyenne, séparé de la tunique interne une portion de ces membranes, d'une ligne environ d'étendue, à l'aide d'une aiguille courbe, très-fine, passée dans l'épaisseur de la paroi de l'artère, perpendiculairement à la direction des fibres de la tunique moyenne ; nous avons ensuite fait la section de la partie isolée et soulevée par l'aiguille, en glissant sur celle-ci la lame d'une lancette. Cela fait, nous avons fait cesser graduellement la compression, et nous avons réuni les lèvres de l'incision de la peau de la même manière que dans le cas précédent. Ce procédé exige de la part de celui qui le pratique beaucoup d'attention ; car il est rare qu'on n'intéresse pas la tunique interne de l'artère. Cependant nous sommes parvenu à opérer ainsi cinq gros chiens, les deux premiers à la carotide, et les trois autres à l'artère fémorale. L'un des premiers est mort, quelques heures après l'opération, d'une hémorrhagie qui a eu lieu par la plaie du vaisseau, et l'autre a eu l'artère liée pour un accident semblable survenu le lendemain. L'un des trois autres a péri sept jours après une seconde opération pratiquée à la carotide six semaines après la première. Nous avons trouvé sous la peau du cou et dans tout le voisinage de la carotide une grande quantité de pus crémeux. La petite plaie du vaisseau était remplie d'une matière semblable, et la paroi de l'artère enflammée et sensiblement épaisse dans ses environs; la tunique interne, qui formait seule la cloison qui séparait la cavité de la plaie de celle du vaisseau, était deux fois plus épaisse que dans l'état naturel. Cette membrane avait, jusqu'à trois lignes au-dessus et dessous du point correspondant au fond de la plaie, une couleur rouge, et sa face interne était en cet endroit recouverte d'un enduit blanc, facile à détacher. Il existait à l'artère fémorale, que nous avons examinée ensuite, au lieu de la solution de continuité, une cicatrice ferme, beaucoup plus épaisse que la paroi du vaisseau; cette cicatrice répondait par sa face interne immédiatement à la tunique interne, et adhérait par l'externe au tissu de la partie correspondante du muscle triceps crural. Le calibre de l'artère était en cet endroit manifestement rétréci. Dans le quatrième animal, qui a été sacrifié au bout de six semaines, une cicatrice mince remplaçait la plaie de l'artère, et le diamètre de celle-ci nous a paru être sensiblement augmenté. Dans le cinquième enfin, nous avons trouvé, deux mois après l'opération, à l'artère fémorale, au point même de son étendue où les tuniques extérieures avaient été divisées, un petit anévrisme pisiforme d'une ligne et demie de diamètre. Le sac était rempli de sang coagulé, et communiquait par une très-petite ouverture ronde avec la cavité du vaisseau; ses parois étaient excessivement minces au centre, et formées en dedans par la tunique interne de l'artère, et en dehors par une membrane blanche, dont les bords se perdaient dans la substance des tuniques externe et moyenne.

Nous avons opéré de la même manière dix lapins, âgés de plus d'un an, avec cette différence toutefois qu'au lieu d'inciser la portion des tuniques externe et moyenne de l'artère, séparée de la tunique interne par l'aiguille, nous l'avons comprise dans une anse de fil de soie ciré, sans l'étreindre. Du huitième au douzième jour, quatre de ces animaux opérés à la carotide sont morts d'hémorrhagie. Sur trois autres, examinés au bout de cinq semaines, la plaie de l'artère était parfaitement cicatrisée, et il n'y avait au voisinage aucun vestige de la ligature; mais, chez l'un d'eux, la cicatrice était excessivement mince et distendue, et l'on voyait au même endroit, dans l'intérieur du vaisseau, une fossette bien prononcée. Les trois derniers ont été tués cinquante jours après l'opération. Nous avons trouvé dans l'un des trois l'artère carotide changée en un véritable cordon fibreux ; et dans les deux autres, à l'artère fémorale chez l'un, et à la carotide chez l'autre, un petit anévrisme semblable, à quelques différences près, à ceux que nous avons décrits plus haut.

On peut conclure de ces observations qu'alors que la continuité des tuniques externe et moyenne d'une artère a été détruite dans un point de leur étendue, soit mécaniquement, soit par l'application d'un caustique, il arrive 1.° que, dans la plupart des cas, la tunique interne du vaisseau se rompt plusieurs heures ou plusieurs jours après ; 2.° que l'artère se convertit quelquefois en un cordon fibreux ; 3.° que, dans plusieurs cas, il se forme une cicatrice au lieu de la solution de continuité ; 4.° que cette cicatrice est parfois plus épaisse que la paroi du vaisseau, et qu'alors ce dernier est manifestement rétréci ; 5.° enfin que le plus souvent cette cicatrice cède peu à peu, ainsi que la tunique interne de l'artère, à l'effort du sang qui passe dans le vaisseau, de manière qu'enfin ces deux membranes réunies constituent par leur distension excessive un véritable sac anévrismal.

Nous nous bornerons, dans cet ouvrage, aux considérations que nous venons de présenter relativement à l'anévrisme mixte interne, en attendant que l'observation ait fourni à cet égard de nouvelles données positives.

ARTICLE II.

§. VI. L'anévrisme spontané de l'artère fémorale est, après celui de l'artère poplitée, celui des anévrismes externes qu'on observe le plus souvent. Il se manifeste plus fréquemment à la partie supérieure du vaisseau que dans le reste de son étendue. Quelquefois on en rencontre chez la même personne un ou plusieurs autres, soit sur le trajet de l'artère fémorale, soit à d'autres artères. Cet état suppose dans l'individu qui le présente une disposition particulière qu'on est convenu d'appeler *diathèse anévrismale*, et qui mérite surtout de fixer l'attention du praticien. Arnaud et Donald Monro ont vu, sur un homme de quarante ans, qui avait subi un traitement mercuriel pour une affection syphilitique, six anévrismes qui s'étaient formés successivement dans l'espace de quelques mois. Il en existait trois à l'artère fémorale droite, un à chaque artère poplitée, et un autre à l'artère fémorale gauche (1). M. Astley-Cooper en a compté cinq sur le trajet des artères fémorale et poplitée dans la cuisse d'un de ses malades, auquel il avait lié l'artère

(1) *Voy.* plus haut, p. 128.

iliaque externe, et qui succomba, onze semaines après l'opération, aux suites d'une hémorrhagie occasionnée par la rupture d'un sixième anévrisme à la bifurcation de l'aorte (1). On trouve dans l'excellent ouvrage de Hodgson sur les maladies des artères et des veines, traduit et augmenté d'un grand nombre de notes par M. le professeur Breschet (2), un exemple fort remarquable de diathèse anévrismale observé par M. Thomson, professeur de chirurgie à l'université d'Edimbourg. Il s'agit dans cette observation d'un homme âgé de trente-six ans, fortement constitué, qui mourut d'une affection de poitrine après trois mois de souffrance. Dans le cours de cette maladie, cet homme ressentit à l'aine, à la partie postérieure de la jambe et à la plante du pied du côté droit, une douleur très-violente. Les battemens de l'artère fémorale étaient très-forts à sa partie supérieure. La douleur devint moins intense, et alterna ensuite entre l'aine et le gras de la jambe. Le 7 février, il se forma dans la dernière de ces parties une tumeur dure et douloureuse, qui disparut bientôt spontanément. Le 5 mars, le malade éprouva tout à coup un sentiment de rupture à l'articulation du coude du bras droit, au moment où les bras étendus derrière lui il s'appuyait sur la paume des mains pour se lever sur son lit. Le

(1) *Voy.* plus haut, p. 73. — (2) T. 2, p. 159.

pouls cessa immédiatement après dans l'avant-bras ; cette partie, d'abord engourdie, devint ensuite froide ; mais ces accidens disparurent au bout de quelques jours. Le lendemain on aperçut une dureté le long du bord interne du muscle biceps ; la pulsion était en cet endroit moins sensible que dans le bras sain. Le malade se plaignait de douleurs cruelles au moindre mouvement d'extension et de supination de l'avant-bras. Le 9 mars, en remuant la jambe droite, il éprouva dans cette partie une sensation de pesanteur et d'engourdissement ; la jambe devint ensuite froide, et l'on ne put y distinguer des pulsations, tandis que celles de la cuisse étaient plus fortes que celles du membre gauche. La partie interne et inférieure de la cuisse, le jarret et le mollet étaient fort douloureux à la pression. La toux exaltait toujours les douleurs, tant dans le membre supérieur que dans l'inférieur. La gangrène se montra au pied et à la partie inférieure de la jambe. Mais enfin le malade, qui avait recouvré la sensibilité et la liberté des mouvemens de l'avant-bras, expira subitement le 27 mars. A l'examen du cadavre, on trouva au-devant du coude une masse composée de tissu cellulaire, de veines et de nerfs ; cette masse environnait l'artère brachiale, et adhérait fortement à ce vaisseau. Au-dessus de sa bifurcation, la même artère était rétrécie et exactement bouchée, dans l'étendue d'un quart de pouce, par un caillot lymphatique fort consistant. Il existait une oblitération semblable à la partie supérieure des artères radiale et cubitale. A l'endroit de l'oblitération, les parois artérielles étaient blanches, plus épaisses et plus dures que dans l'état naturel, et se confondaient au-dehors avec les parties voisines. A la cuisse et au jarret, il y avait sous les tégumens un épanchement considérable de sérosité, et çà et là au voisinage de l'artère poplitée du sang noir coagulé. « On trouva un endurcissement très-grand, ainsi que des adhérences à l'endroit où l'artère fémorale perce l'aponévrose du triceps et à la partie supérieure du jarret. On ouvrit l'artère, et l'on découvrit un sac ovale dans son trajet immédiatement après que le vaisseau a passé à travers l'aponévrose du grand adducteur. Ce sac contenait une substance solide, semblable à de la lymphe, et ayant la forme et le volume d'une noisette. La surface de ce coagulum était recouverte d'un fluide épais et grisâtre, ressemblant à du pus...... Le sac paraissait être formé de plusieurs couches : celle qui était à la partie interne provenait des membranes artérielles ; mais on ne pouvait y distinguer ni fibres circulaires, ni rien qui indiquât le feuillet interne du vaisseau. A l'union du sac avec la portion inférieure de l'artère, la membrane interne de cette dernière se terminait par un rebord bien marqué. La couche interne du sac semblait être formée par la tunique dilatée de l'artère, et les autres étaient du tissu cellulaire environnant. » Au-dessus et dessous du sac, l'artère était oblitérée dans l'étendue d'un pouce et demi au plus. « Au-delà de l'oblitération inférieure, l'artère poplitée était perméable dans une étendue d'environ deux pouces; elle paraissait saine à tous égards, à l'exception d'une fissure cruciale ou d'un déchirement de ses membranes internes vis-à-vis de l'origine d'une grosse branche qui prenait naissance de cette portion du vaisseau. Au-dessous de cet endroit, l'artère était oblitérée de nouveau par de la lymphe épanchée dans sa cavité... Cette partie imperméable se terminait par un sac mince qui aurait contenu une petite fève, et qui était rempli d'un fluide purulent, semblable à celui qu'on avait trouvé à l'artère fémorale. Le kyste se déchirait aisément. Sa surface interne était bien marquée et d'une couleur blanche; mais elle paraissait être unie à l'artère, tant à sa partie supérieure qu'à sa partie inférieure : l'origine de l'artère tibiale antérieure se trouvait à sa partie moyenne. Les membranes de ce vaisseau étaient tellement épaisses, que sa cavité s'en trouvait presque oblitérée.....La membrane interne des portions supérieure et inférieure se terminait brusquement à l'entrée du sac. » L'artère tibiale était remplie de lymphe coagulée jusqu'à la naissance de l'artère péronière. A peu de distance de là, les tissus de cette dernière « devenaient durs et épais, et son canal était presque fermé. Au-delà de cet endroit, sa membrane interne était d'une couleur pourpre, et ses tissus en général avaient perdu leur élasticité. »

Guattani a donné le dessin de plusieurs anévrismes trouvés dans le cadavre d'un homme âgé de vingt-huit ans, et doué d'un tempérament bilioso-sanguin, qui était mort avec une maladie vénérienne qu'il portait depuis très-long-temps. Il y en avait un très-considérable à chaque artère illiaque externe, un autre à l'artère sous-clavière près de sa naissance, et trois commençant à la partie supérieure de la courbure de l'aorte (1). M. Pelletan père parle, dans sa *Clinique chirurgicale* (2), d'un homme dans le cadavre duquel il compta « soixante-trois anévrismes, depuis le volume d'une aveline jusqu'à celui de la moitié d'un œuf de poule. L'individu était dans un état de maigreur et de pâleur générales qui annonçait une cachexie. » Cet illustre professeur ajoute qu'il avait quelques raisons de penser que cette cachexie était syphilitique. Ces faits prouvent, comme on le voit, qu'il existe réellement dans l'état du système artériel chez certains individus, des conditions qui les exposent particulièrement à être atteints de plusieurs anévrismes à la fois

(1) *De externis Aneurysmatibus*, etc., hist. 18, p. 59, tab. 2, fig. 1. — (2) Tom. 2, p. 1.

ou successivement, et que, dans la plupart des cas, cette disposition est produite ou par la syphilis, ou par l'usage des préparations mercurielles.

§. VII. S'il est permis de former un jugement d'après les connaissances que les médecins anciens nous ont transmises touchant l'anévrisme spontané, on peut supposer que de leur temps cette affection était beaucoup plus rare que de nos jours, et l'on est même bien fondé à le penser quand on sait que la syphilis et l'usage des préparations mercurielles sont les causes ordinaires de cette maladie, et que ce n'est que depuis le règne de la maladie vénérienne dans notre continent qu'elle a fixé le plus l'attention des médecins. L'Italie, la France et l'Angleterre sont les pays de l'Europe où elle se montre le plus souvent; et, suivant l'opinion de M. Roux (1), elle est plus commune en Angleterre qu'en France. « On peut, dit ce professeur illustre, attribuer cela avec quelque raison à la manière de vivre et à la nature des travaux d'une très-grande partie des habitans de cette région. » Mais ne peut-on pas également l'attribuer à la maladie vénérienne, qui, vu la froideur et l'humidité du climat, résiste davantage dans ce pays à l'action des moyens qu'on emploie pour la combattre, ou bien le rapporter aussi à l'endurcissement du tissu artériel,

(1) *Relation d'un voyage fait à Londres en 1814.*

qui, comme on l'a remarqué dans ces derniers temps, est plus fréquent et plus précoce dans les contrées froides que dans les pays chauds? L'anévrisme spontané se manifeste plus souvent en hiver et dans le printemps que dans les autres saisons; on en trouve la raison dans la pléthore sanguine, qui est, en quelque sorte, l'apanage de ces deux époques de l'année. On l'observe en tous lieux : mais particulièrement au centre des grandes cités. Il affecte avec une espèce de prédilection les pauvres et les artisans. Les femmes y sont moins sujettes que les hommes. Hodgson a dressé un tableau comparatif de la fréquence des anévrismes spontanés dans les deux sexes : il résulte de son observation, quant à celui de l'artère fémorale, que, sur quinze individus atteints de cette maladie, les quatorze sont hommes (1). L'illustre professeur M. Marjolin présume que cette différence provient de ce que les femmes « sont généralement plus sobres, et qu'elles ne se livrent que rarement à des mouvemens violens, à des travaux pénibles (2). » Mais n'est-il pas très-probable que la femme doit une partie de l'avantage qu'elle a dans cette circonstance à l'extensibilité et à la mollesse du tissu artériel, qui, comme l'observation le démontre, sont plus grandes et plus durables chez elle que chez l'homme? Les personnes de vingt-

(1) *Maladies des artères et des veines*, sect. 1, t. 1, p. 103. —
(2) *Nouveau Dictionnaire de médecine*, t. 1, p. 268.

cinq à soixante ans sont celles qui offrent le plus grand nombre d'exemples d'anévrisme spontané; et l'on en conçoit la raison quand on songe à la nature des travaux qu'on pratique, et aux changemens divers que le tissu des artères éprouve spécialement pendant cette période de la vie (1). L'anévrisme spontané est fort rare, et également au-dessous de vingt-cinq ans qu'au-dessus de soixante, et nous doutons qu'on l'ait jamais observé dans le premier âge. Il attaque les individus faibles comme ceux qui ont une forte constitution. Les tempéramens lymphatique et nerveux n'en sont pas plus exempts que le tempérament sanguin; toutefois on remarque que les personnes robustes et pléthoriques en sont atteintes plus fréquemment, et surtout celles d'entre elles chez lesquelles il existe une idiosyncrasie gastro-hépatique.

§. VIII. Les causes de l'anévrisme spontané de l'artère fémorale sont en grand nombre. On les distingue, suivant leur mode d'action, en celles qui prédisposent à cette maladie, et en celles qui en déterminent le développement d'une manière plus ou moins immédiate. Les causes prédisposantes sont, 1.° la situation superficielle de l'artère, situation qui l'expose à des meurtrissures graves; 2.° son siége au voisinage de l'arti-

(1) Ces changemens consistent dans le dépôt d'une matière stéatomateuse ou d'une substance calcaire entre les tuniques interne et moyenne du vaisseau.

culation ilio-fémorale, qui, par la multicpliité et l'étendue de ses mouvemens, expose son tissu à des solutions de continuité qui n'auraient pas lieu sans cette circonstance; 3.° l'abus des liqueurs alcoholiques et l'usage d'alimens de mauvaise qualité, ce qui, comme on le voit dans le scorbut, modifie défavorablement la nutrition dans les parois du vaisseau, et affaiblit par conséquent sa résistance à l'effort du sang qu'il contient; 4.° toute profession qui demande des efforts considérables, qui nécessite un exercice violent des membres inférieurs, ou qui met ces parties dans le cas d'éprouver fréquemment des contusions et des distorsions; 5.° la suppression d'une évacuation naturelle ou artificielle, l'abus des plaisirs vénériens, la disparition subite d'une irritation quelconque de la peau, la diathèse scrofuleuse, le scorbut, la syphilis, et enfin l'usage excessif ou long-temps continué des préparations mercurielles. Parmi les causes prédisposantes de l'anévrisme spontané de l'artère fémorale, il en est plusieurs qui finissent quelquefois par en déterminer la formation. Mais les causes qui occasionnent ordinairement le développement de cette maladie sont, tantôt une contusion de l'artère, tantôt un effort prompt et considérable, tantôt un faux pas, une chute, tantôt une distorsion brusque du membre, tantôt un emportement de colère, tantôt le coït, tantôt une quinte violente de toux, tantôt enfin une affection morbide qui augmente tout à coup la force des contractions du cœur.

ARTICLE III.

§. IX. L'artère fémorale est, ainsi que les autres parties du système artériel, susceptible d'éprouver des altérations diverses qui donnent naissance à l'anévrisme spontané, et dont la connaisssance est indispensable pour comprendre la formation de cette maladie. Ces altérations, qui sont l'effet de plusieurs des causes prédisposantes de l'anévrisme spontané que nous avons indiquées dans le paragraphe précédent, consistent quelquefois dans un manque d'élasticité et d'irritabilité dans le tissu du vaisseau, avec ou sans changement de structure; quelquefois dans la transformation d'une partie ou de la totalité de l'épaisseur des parois de l'artère en une substance semblable au tissu des cartilages ou à celui des os; quelquefois dans la conversion de ces mêmes parois en un tissu fongueux; quelquefois dans un dépôt plus ou moins considérable d'une matière stéatomateuse ou d'une substance calcaire, entre les tuniques interne et moyenne du vaisseau, ainsi que dans les interstices des fibres de la dernière de ces tuniques; quelquefois dans le changement du tissu de ces tuniques en une substance semblable à celle du cerveau; quelquefois dans la dégénération des mêmes membranes en un tissu dur, comme calleux; quelquefois enfin dans l'inflammation, et par suite dans une déchirure ou une ulcération du tissu de l'une ou de l'autre de ces tuniques ou des deux en même temps.

Quand les membranes profondes de l'artère fémorale se trouvent dans une partie de leur étendue converties en un tissu spongieux ou encéphaloïde, quand encore elles sont chargées de matière, soit stéatomateuse, soit calcaire, ou bien simplement privées de leur élasticité et de leur irritabilité, la résistance de la paroi du vaisseau étant par ce fait inférieure à l'effort du sang qu'il contient, il arrive que cette paroi cède peu à peu à l'impulsion sanguine, de manière qu'enfin il résulte de sa distension excessive une tumeur qu'on appelle *anévrisme vrai.* Cette espèce d'anévrisme, que nous nommerions *hyperartériectasie parfaite*, si l'usage n'eût point consacré le nom qu'on lui donne, est celle qu'on observe le moins fréquemment. Toutefois on a lieu de croire qu'elle est beaucoup moins rare qu'on ne le pense généralement, quand on songe que dans beaucoup d'anévrismes regardés comme provenant de la rupture ou de la corrosion des tuniques intérieures du vaisseau, il est possible qu'il existe dans le principe une dilatation de ces tuniques au lieu de la crevasse, et que, si, au moment où l'on en fait l'examen, on ne trouve rien qui annonce l'existence de cette dilatation, ce peut être parce que le tissu de la partie dilatée a été détruit pendant le développement de la maladie. Dans l'anévrisme vrai, le sac est formé, tantôt par toute la circonférence de l'artère, tantôt par un de ses côtés. Dans le premier cas, il est fusiforme; dans l'autre, sphérique ou ovalaire, et l'ouverture, par laquelle il communique, dans ce dernier cas, avec la cavité du vaisseau, est presque toujours large. Ses parois sont en général plus épaisses que celles de la partie saine du tube artériel; quelquefois son tissu est parfaitement semblable à celui de cette partie du vaisseau; d'autres fois, et c'est le plus souvent, il présente des altérations diverses et analogues à celles de l'artère qui ont déterminé la formation de l'anévrisme. Le sang qui circule dans le vaisseau traverse la partie dilatée sans s'y arrêter; mais le cours de ce liquide perd, en passant dans cet endroit, une partie de sa force; et cette perte est d'autant plus grande que la dilatation est plus étendue; le pouls devient, en conséquence, d'une manière de plus en plus marquée, et moins fort, et plus lent à la partie inférieure du membre affecté qu'à celle du membre sain. Le sac anévrismal, en se développant, distend d'abord la gaîne de l'artère, et finit par se confondre avec cette enveloppe, qui, de son côté, s'épaissit de plus en plus aux dépens du tissu cellulaire ambiant; puis il éloigne du vaisseau, et les unes des autres, les parties qui l'environnent; il aplatit la veine fémorale et les vaisseaux lymphatiques voisins, et comprime ou tiraille le nerf saphène interne; la partie inférieure du membre se tuméfie, et le malade éprouve à la jambe, ou un sentiment de torpeur, ou des douleurs plus ou moins vives; enfin il soulève et distend l'aponévrose crurale et la peau. On aperçoit alors sur le trajet de l'artère fémorale, à l'endroit qu'il occuppe, une tumeur du volume d'une petite noix; cette tumeur est parfaitement circonscrite, ronde ou ovalaire, et sans altération à la peau qui la recouvre; elle est indolore et fluctuante; on sent dans tous les points de son étendue des pulsations isochrones aux contractions du cœur. Elle disparaît lorsqu'on la presse ou qu'on comprime l'artère au-dessus, et reparaît, quelle que soit l'attitude du malade, aussitôt qu'on suspend la compression. Son volume semble augmenter, et les pulsations y deviennent plus fortes quand on comprime le vaisseau au-dessous de l'endroit où elle a son siége. Comme dans cette espèce d'anévrisme les parois du sac sont formées par les trois tuniques de l'artère, la tumeur se développe, en général, très-lentement, et tellement parfois, qu'elle met jusqu'à une année et plus pour parvenir au volume d'un œuf de poule. On a remarqué que cela a lieu particulièrement alors qu'elle est située près du ligament inguinal et à la partie moyenne de la cuisse; et l'on comprend aisément la raison de cette différence, quand on sait que le tissu cellulaire qui entoure l'artère fémorale est d'autant plus serré qu'on l'examine plus près de l'arcade crurale, que les feuillets profond et superficiel de l'aponévrose *fascia - lata* sont à la partie supérieure de la cuisse plus épais et plus résistans que dans le reste de leur étendue, et qu'enfin ce vaisseau est recouvert à sa partie inférieure par un feuillet aponévrotique qui se porte du muscle vaste interne au muscle grand adducteur. Lorsque la tumeur anévrismale a acquis le volume d'un œuf de poule, les couches intérieures de la paroi du sac s'amincissent dans les points de cette poche qui sont les plus éloignés de l'axe de l'artère, et se rompent enfin, soit spontanément, soit à l'occasion d'un choc, d'un faux pas, etc. Au moment où cet accident a lieu, le malade entend quelquefois un bruit semblable à celui que produit le déchirement d'une étoffe, et toujours il éprouve tout à coup une douleur très-vive dans la tumeur. Le sang qui passe dans le sac s'échappe en partie par la crevasse, qui est constamment fort large; il distend promptement les feuillets extérieurs de cette poche; la tumeur devient inégale, et prend en quelques heures ou en quelques jours un volume très-considérable. Le sang qui pénètre dans la partie du sac formée par la tunique externe et par la gaîne du vaisseau s'y arrête en partie, et finit par s'y coaguler en commençant par la circonférence. Alors la tumeur s'affaisse plus ou moins, mais ne disparaît plus par la compression; elle s'endurcit de plus en plus et progressivement de la base au sommet, et les pulsations y deviennent de même de plus en plus obscures, d'abord à la circonférence, puis au centre, où elles finissent par disparaître.

§. X. Quand, au lieu des altérations des tuniques profondes de l'artère fémorale que nous avons signalées comme étant la cause de leur distension morbide, ces membranes sont ou enflammées, ou converties en un tissu dur quelconque, ou ulcérées dans une partie de leur étendue; il arrive tantôt qu'elles se rompent spontanément ou à l'occasion d'un effort, d'un faux pas, etc., tantôt qu'il se forme une petite crevasse à la tunique interne, ou qu'une ulcération détruit le tissu de cette membrane dans toute son épaisseur. Dans le premier cas, le malade éprouve sur le trajet de l'artère au moment et à l'endroit où la rupture des membranes intérieures du vaisseau a lieu, une sensation de déchirement et une douleur vive qui interdit les mouvemens du membre; et quelquefois aussi il se fait entendre en même temps un bruit semblable à celui que produit une étoffe alors qu'on la déchire. Dans le dernier cas, il se déclare souvent des douleurs légères à l'endroit affecté; le sang qui passe dans l'artère irrite par sa présence la tunique moyenne, et y détermine un ulcère qui ronge enfin l'épaisseur entière de son tissu, ou bien s'échappe à travers les fibres de cette membrane. Après avoir pénétré, dans l'un et l'autre cas, jusqu'à la tunique externe de l'artère, il distend cette membrane, qui ne peut résister à son impulsion, la sépare aux environs de l'ouverture de la tunique moyenne, s'arrête en partie dans l'intervalle de ces deux membranes, et s'y coagule; une nouvelle quantité de sang s'épanche sous la première, s'étend plus loin qu'elle entre la tunique moyenne et la tunique externe, et se coagule de même. Sous ce caillot il s'en forme également un troisième, sous celui-ci, un quatrième, et ainsi de suite (1), en sorte qu'il en résulte une véritable tumeur sanguine, qu'on est convenu d'appeler *anévrisme faux, mixte externe*, et qu'on pourrait, ce nous semble, désigner plus exactement par la dénomination d'*hyperartériectasie imparfaite externe*. Irrité par la présence du sang qu'il contient, le kyste résultant de la distension excessive de la tunique externe du vaisseau exhale une certaine quantité de lymphe, qui, en s'organisant, constitue dans son intérieur une espèce de membrane séreuse. La bouche de ce kyste s'agrandit, comme on le voit par ce que nous venons de dire, au fur et à

(1) Nichols trouva dans le tronc de l'aorte du roi d'Angleterre Georges II, « sur le côté interne, une fissure transversale, longue d'un pouce et demi, par laquelle un peu de sang avait tout récemment passé sous la membrane externe, et formait une ecchymose élevée. » (*Transactions philosophiques*, vol. 52, p. 269.)

Hodgson a vu dans l'aorte d'une dame « une déchirure transversale, longue d'un pouce, qui avait intéressé aussi la membrane moyenne. Le sang s'était insinué entre les membranes moyenne et externe, et avait soulevé cette dernière sous la forme d'une tumeur de deux pouces de circonférence, qui avait toutes les apparences d'une ecchymose circonscrite. » (*Maladies des artères et des veines*, t. 1, p. 73.

mesure qu'il se développe, mais toujours beaucoup moins que son fond, qui supporte presqu'à lui seul l'effort de la circulation. Cependant la paroi de l'artère, dépouillée de la tunique subsiste, et forme une cloison qui sépare la cavité du vaisseau de celle de l'anévrisme. L'ouverture par où ces deux cavités communiquent ensemble occupe ordinairement le centre de cette cloison; elle est ronde ou irrégulière, et ses bords sont, tantôt unis et semblables à ceux d'une ouverture pratiquée par un emporte-pièce (1), tantôt inégaux, calleux, ou bien, de même que le tissu de l'artère au voisinage de la perforation, cartilagineux, osseux, chargés de matière soit stéatomateuse, soit calcaire, ou amincis par une ulcération. Cette ouverture s'élargit progressivement; ainsi le sang passe du vaisseau dans le kyste anévrismal en quantité de plus en plus grande, et constitue successivement dans l'intérieur de cette poche, vers la circonférence où il s'arrête, des caillots de plus en plus épais, tandis que de son fond, qui se trouve en face de l'ouverture de l'artère, il rentre dans cette dernière en quantité également de plus en plus considérable; ainsi l'anévrisme s'empare peu à peu de la quantité de sang destinée à maintenir la vie dans la partie inférieure du membre; de là d'abord la faiblesse et la lenteur, puis la disparition des bat-

(1) Récamier, *Recherches anatomico-pathologiques sur la formation de quelques anévrismes spontanés.*

temens des artères de cette partie; de là, d'abord la diminution progressive, puis l'extinction de la chaleur, de la sensibilité, de la myotilité et enfin la mortification de cette même partie; de là encore le resserrement du tube artériel au-dessous de la maladie, et quelquefois son oblitération. Il existe dans l'épaisseur des parois du sac anévrismal des filets nerveux provenant du nerf crural et des ramifications veineuses et lymphatiques; les premiers sont distendus, et leur distension occasionne une partie des douleurs que le malade ressent à l'endroit affecté; les dernières, qui se développent et semblent se multiplier au fur et à mesure que le sac s'étend, absorbent peu à peu le sérum du sang qu'il contient; la matière colorante de ce liquide se décompose à la longue, et disparaît enfin. Ainsi les caillots sanguins qui, en général, sont disposés dans l'intérieur de la poche anévrismale par couches concentriques, et d'autant plus anciens qu'ils sont plus extérieurs; deviennent, en vieillissant, de plus en plus minces, de plus en plus durs et de moins en moins colorés. Le kyste anévrismal, en se développant, distend d'abord la gaîne de l'artère, et se confond bientôt avec elle; ses parois, ainsi composées, s'épaississent dès-lors de plus en plus, soit en s'appropriant le tissu cellulaire ambiant, soit en conséquence de l'augmentation de la nutrition dans leur tissu. Après cela il tiraille et comprime le nerf saphène interne, la veine fémorale et les vaisseaux lymphatiques voisins ; il se manifeste alors un léger engorgement œdémateux, un sentiment de torpeur ou des picotemens à la partie inférieure du membre. Plusieurs heures et souvent plusieurs jours après la formation de la crevasse des tuniques profondes du vaisseau, il soulève et distend les tégumens de la cuisse, et se montre dans la direction de l'artère fémorale, sous la forme d'une tumeur circonscrite, du volume d'une petite noix. Cette tumeur est tantôt ronde, tantôt ovalaire, et la peau qui la recouvre dans l'état naturel. Si l'on y applique l'oreille, on entend quelquefois dans son intérieur une sorte de murmure ou de bruissement ; elle est molle au centre et plus ou moins dure à la circonférence, excepté dans quelques cas rares, où elle est entièrement molle (1), et où elle présente, au bruissement près, tous les caractères de l'anévrisme vrai ou par dilatation des trois tuniques du vaisseau. On sent dans tous les points de son étendue des pulsations qui s'accordent avec les battemens du pouls ; elle est indolente, ou, ce qui est ordinaire, plus ou moins douloureuse ; on ne peut point la déplacer, et elle diminue de volume par la pression. Si l'on comprime l'artère au-dessus de l'endroit où elle est

(1) Delpech, *Reflexions sur les causes et recherches sur les difficultés du diagnostic de l'anévrisme spontané*, mém. 2, p. 31. Guattani, *de externis Aneurysm.*, hist. 15, p. 42. Smith-Soden. Voy. plus haut, p. 103.

fixée, ses battemens cessent pour se rétablir, et elle s'affaisse pour se relever aussitôt qu'on suspend la compression ; mais si, au contraire, l'on comprime le vaisseau au-dessous de cet endroit, elle devient plus tendue, son volume semble s'accroître, et elle bat avec plus de force. Cette petite tumeur acquiert en général, attendu le peu de résistance que le sac anévrismal oppose à l'impulsion sanguine et le grand degré d'extension dont il est capable, le volume d'un gros melon dans l'espace de cinq ou six semaines. Pendant ce temps-là elle s'emplit de caillots, et les caillots s'endurcissent de plus en plus. Le kyste anévrismal, qui s'épaissit de plus en plus jusqu'au terme moyen de son développement, s'amincit dès-lors de même de plus en plus, là où il correspond au sommet de la tumeur, et aux endroits où il se trouve le plus faiblement soutenu par les parties environnantes ; et dès-lors encore il amincit ces parties, déjà excessivement distendues, contracte des adhérences avec elles, et se les approprie enfin ; quelquefois il s'enflamme, devient carcinomateux, s'ulcère ou se change en fibro-cartilage dans un ou plusieurs points de son étendue ; et au lieu de se les approprier, il enflamme les vaisseaux, les nerfs et les muscles de la partie interne de la cuisse, détruit leur tissu, et dans quelques cas attaque, et corrode le nerf sciatique, le pubis et la partie correspondante du fémur. La tumeur s'endurcit complètement, et peu à peu de la base au sommet; ses battemens se concentrent progressivement, et sont enfin remplacés par une sorte de frémissement et un mouvement de distension isochrones aux battemens du pouls. Les douleurs que le malade ressent dans la tumeur augmentent et s'étendent à tous ses environs; il s'en déclare de nouvelles le long du côté interne du membre jusqu'au gros orteil, et parfois au gras de la jambe et à la plante du pied; ces dernières vont, comme les premières, toujours croissant. La fièvre survient, et après elle des accidens plus ou moins graves qui emportent la plupart des malades. Le membre prend une attitude de plus en plus fléchie, s'affaiblit progressivement, et perd enfin la faculté de se mouvoir; l'engorgement œdémateux, d'abord peu prononcé et borné à sa partie inférieure, augmente de volume, et s'étend peu à peu jusqu'à sa partie supérieure; les veines superficielles du pied et de la jambe s'engorgent, s'enflent, et forment à la surface de ces parties des tumeurs variqueuses plus ou moins considérables; la moitié inférieure du membre se refroidit, perd peu à peu sa sensibilité, et se mortifie quelquefois en totalité ou en partie. Quand le kyste anévrismal est parvenu au-delà du terme moyen de son expansion, il arrive assez souvent, tantôt qu'il se déchire à un de ses côtés, tantôt que la cloison qui sépare sa cavité de celle de l'artère se rompt tout à coup, et avec elle parfois le reste des tuniques profondes du vaisseau, spontanément ou à l'occasion d'un mouvement inconsidéré, d'une quinte de toux ou d'un accès de fièvre. Au moment où l'un ou l'autre de ces accidens a lieu, le malade éprouve un surcroît de douleur et une sensation de déchirement dans la tumeur. Dans le premier cas, l'anévrisme s'aplatit aussitôt après, et s'étend considérablement; le sang sorti de son intérieur par la crevasse du sac, et épanché aux environs de cette poche, soulève les tégumens de la cuisse, et imprime à la peau une couleur plus ou moins livide. Dans le dernier, la tumeur change de forme, devient inégale, bosselée, parvient dans l'espace de quelques jours au terme de son développement, et s'endurcit enfin dans toute son étendue. Quelques semaines après, elle se ramollit à son sommet; la peau qui la recouvre en cet endroit s'amincit, s'enflamme et se déchire, ou bien devient violette, se couvre de phlyctènes, se mortifie, se détache, et laisse à sa place une ouverture plus ou moins large. Il sort aussitôt, dans le premier cas, une certaine quantité de pus, et dans le dernier, des lambeaux de tissu cellulaire altéré et des grumeaux de sang noir fétide; il se présente ensuite au-dehors des caillots plus ou moins durs et colorés; ces caillots se rompent ou sont expulsés, et il survient enfin une hémorrhagie qui, au bout de plusieurs mois de souffrances, termine en quelques instans la vie du malade.

§. XI. Cependant il n'en est pas toujours ainsi de la terminaison de cette maladie ; il arrive quelquefois qu'elle guérit spontanément, et que la nature emploie à cet effet des procédés divers, comme le prouvent les observations suivantes. Ainsi, dans un cas d'anévrisme inguinal, dont on trouve l'histoire dans M. A. Severin (1), la gangrène s'empara de la totalité de la tumeur, les escharres se séparèrent, la plaie se couvrit de bourgeons charnus, se cicatrisa peu à peu, et le membre reprit enfin son état naturel. Dans un cas d'anévrisme de l'artère fémorale, observé par Lancisi (2), la tumeur, qui avait acquis un volume assez considérable, diminua peu à peu, et disparut enfin, à l'aide pourtant de quelques fomentations, de quelques bains tièdes et des délayans. Dans un cas d'anévrisme inguinal très-volumineux dont Guattani rapporte l'histoire (3), et qui fut observé par Gavina en 1765, à l'hôpital du Saint-Esprit, à Rome, sur un cuisinier âgé de quarante ans, la gangrène se déclara dans toutes les parties de la tumeur ; les escharres tombèrent entièrement ; le membre, qui était devenu froid, insensible et énormément enflé, recouvra complètement son état naturel. La suppuration s'établit dans la plaie, et cette dernière

(1) *De reconditâ abscessuum Naturâ*, p. 199. — (2) *De Aneurysmatibus*, prop. 66, p. 73. — (3) *Voy.* plus haut, p. 88.

se cicatrisait quand le malade mourut par défaut de forces. L'inspection du cadavre fit voir qu'il s'était formé un coagulum très-consistant, de six lignes de longueur, dans l'artère iliaque externe, et que ce vaisseau s'était rétréci au même endroit, au point qu'il admettait à peine un stylet d'Anel dans sa cavité. Dans un cas d'anévrisme à l'aine, publié en 1784 par le célèbre docteur Clarke (1), la tumeur, qui, dans l'espace de trois mois, était parvenue au volume d'un melon, se mortifia entièrement ; les escharres se détachèrent, et l'on avait l'espoir de voir le malade se rétablir, lorsque ensuite d'une imprudence qu'il commit, il fut atteint d'une fluxion de poitrine, à laquelle il succomba. A l'examen du cadavre, on trouva l'artère iliaque externe hermétiquement bouchée par un coagulum solide. Dans un cas d'anévrisme de l'artère fémorale observé par M. Edouard Ford, ainsi que par MM. Jakson, Hawkings, Home, Jean Houward, Hunter, Pearson et Vaux, chez un homme robuste âgé de trente ans, dans lequel il ne fut employé pour combattre la maladie d'autre moyen que le repos, l'usage de quelques laxatifs et une diète rigoureuse, dans lequel la tumeur, qui, dans l'espace de quelques mois, s'était étendue jusqu'au jarret d'une part, et jusqu'au ligament de Poupart de l'aute, était pulsative dans toutes les parties de

(1) *Voy.* plus haut, p. 98.

son étendue enflammée, et menaçait chaque jour de s'ouvrir en différens endroits, et dans lequel encore le pied et la jambe étaient froids et œdémateux, « le malade commença à s'apercevoir au bout de six mois que la pulsation était moins forte, et que la tumeur avait cessé d'augmenter de volume. (Quelque temps après), la circonférence (de cette dernière) était beaucoup moindre, et la douleur avait cessé. Il y avait aussi moins de tension. L'inflammation de la peau avait disparu, et celle-ci était devenue rude et parsemée de différentes couleurs, paraissant brune en quelques endroits, et dans d'autres orangée. Le malade pouvait aussi tendre un peu le genou, et le froid et l'enflure du pied se dissipaient. Pendant les deux mois qui suivirent, la tumeur alla toujours en diminuant. On modéra par degrés la diète qui avait été prescrite; on permit de temps en temps au malade un peu de nourriture animale, et il commença à prendre des forces et à s'asseoir sur son lit. (Transporté ensuite dans son pays), il recouvra en peu de temps ses forces et l'usage de son membre, au point qu'au bout de trois mois il fut en état de faire plusieurs milles à l'aide d'un bâton. » Deux ans après, la cuisse malade offrait deux pouces et demi de circonférence de plus que l'autre. Une tumeur dure, incompressible, et qui ne causait aucune incommodité, remplaçait l'anévrisme, et le malade faisait souvent dix milles par jour sans éprouver le moindre accident (1). Dans un cas publié en 1807 par M. Fleury, professeur à l'école de médecine de la marine à Toulon, où il s'agit d'un officier de marine robuste, âgé de trente-huit ans, auquel il survint, au bout de quatre mois d'une fièvre intermittente irrégulière, deux tumeurs anévrismales, circonscrites, indolentes, pulsatives, et du volume d'une châtaigne à la partie moyenne et interne des cuisses; la tumeur droite présentait, à l'époque où M. Fleury fut consulté, à peu près le volume d'un œuf de poule, et la gauche était de moitié plus grosse. Le malade fut saigné plusieurs fois et soumis à un régime sévère; on lui recommanda le plus grand repos, et l'on appliqua sur les tumeurs des compresses trempées dans un mélange d'eau froide et de vinaigre. Un appareil compressif fut placé sur l'artère et sur la tumeur de chaque côté; mais on n'obtint ainsi que l'avantage de suspendre pendant quelque temps la marche de la maladie. La tumeur gauche tripla tout à coup de volume, à l'occasion de quelques efforts que le malade fit pour uriner. On renonça dès-lors à l'emploi de la compression et des topiques réfrigérans; la tumeur et le membre gauche devinrent extrêmement douloureux : la première « s'étendait du ligament crural à la partie infé-

(1) *Journal de médecine, chirurgie, etc.*, rédigé par M. Leroux, ann. 1789, n.° de novembre.

rieure de la cuisse, occupait à peu près les deux tiers de sa circonférence, et n'offrait ni pulsation, ni frémissement; la jambe gauche était enflée et froide (lorsque le malade) se plaignit de picotemens, faibles d'abord, et bientôt plus forts le long de la partie externe de la cuisse et autour de l'articulation du genou, lesquels se changèrent en douleurs assez vives qui durèrent plusieurs jours. On ne fut pas long-temps sans s'apercevoir que la tumeur diminuait de volume sans cependant perdre de sa rénitence et de sa dureté..... La peau avait perdu sa souplesse naturelle. » Le membre reprit son état hygide, et la tumeur continua de diminuer progressivement. Cependant l'anévrisme du côté droit acquit un diamètre de six pouces de longueur sur cinq de largeur; on l'ouvrit, on enleva le sang qu'il renfermait, et l'artère fut ensuite liée au-dessus et au-dessous de la crevasse. Cent vingt jours après l'opération, la plaie était entièrement cicatrisée, le malade marchait avec facilité, et la tumeur du côté gauche avait diminué de manière à n'avoir plus que le volume d'un œuf de poule. Au bout de plusieurs années, cette tumeur se trouvait dans le même état, à cela près qu'elle était beaucoup plus dure, et le membre remplissait parfaitement ses fonctions (1).

(1) *Journal général de médecine, chirurgie et pharmacie*, rédigé par M. Sedillot, ann. 1807, t. 28, p. 162.

Dans un cas d'anévrisme de l'artère fémorale, publié en 1812 par M. le docteur Lyman Spalding, on trouva, après avoir ouvert et vidé la tumeur dans l'intention de lier l'artère, le vaisseau rompu transversalement, et parfaitement oblitéré à une certaine distance au-dessus et au-dessous de la rupture. « En août 1804, Robert Wels, diacre, âgé de soixante-cinq ans, s'aperçut d'une tumeur de la grosseur à peu près d'un œuf de poule, vers le milieu de la cuisse gauche, sur le trajet de l'artère fémorale. En novembre 1806, il commença à distinguer des pulsations dans la tumeur, qui s'était beaucoup accrue par un exercice violent; et en janvier 1807 il ressentit un certain froid et de l'engourdissement à la partie interne et inférieure du genou, ainsi qu'à la cheville et au pied. En septembre 1807, la tumeur devint plus incommode. M. Wels y appliqua de lui-même un bandage pendant quelques jours; ce qui ne fit que l'incommoder davantage, et fit croître encore la tumeur pendant trois ou quatre jours; ensuite elle diminua, mais non pas au point où elle était auparavant. (Le 30 novembre de la même année, la tumeur offrait le volume du poing, et les pulsations y étaient sensibles à la vue. Le premier janvier 1808, on appliqua de nouveau sur la tumeur le bandage qui avait été enlevé: le malade éprouva d'abord quelque soulagement; mais le lendemain la tumeur prit un volume double, et devint très-douloureuse, ce qui força de renoncer au bandage dès le soir même). Lorsqu'on l'eut retiré, on s'aperçut que les pulsations, auparavant si manifestes, n'étaient plus apercevables, et depuis cet instant il fut impossible d'en distinguer aucune. (Le froid et l'engourdissement du membre étaient beaucoup augmentés); la tumeur continua de croître pendant quelques jours; (Elle revint ensuite sur elle-même. Vers le milieu de janvier, le malade se trouva mieux; il remuait la jambe avec plus de facilité). Le 25 mars, la tumeur devint douloureuse, et l'inflammation ne tarda pas à s'y manifester; l'une et l'autre s'accrurent pendant trois jours, au point de devenir insupportables; mais le 28, la douleur cessa, et le 29, le sommet de la tumeur se couvrit de phlyctènes dans une étendue de la largeur de la main. Ces phlyctènes s'ouvrirent les jours suivans et répandirent la sérosité qu'elles contenaient. Il en résulta autant de petites plaies, dont le fond était noir et mortifié, et qui d'abord de la largeur d'un dollar, prirent peu à peu de l'accroissement. Le 6 avril 1808, je visitai, dit M. Lyman Spalding, le malade, accompagné des docteurs William-Cutter, James, H. Pierrepont, Joseph Gilman et autres. La tumeur était aussi grosse que la tête d'un enfant; son sommet était sphacélé, et le contour décoloré par les progrès du mal... L'opération fut jugée indispensable :... toutes précautions ayant été prises pour se rendre maître du sang (le docteur Cutter ouvrit la tumeur et en retira environ deux pintes de caillots); mais, à notre grand étonnement, il ne s'écoula point une goutte de sang artériel. (Après avoir mis à nu l'intérieur du sac, on relâcha le tourniquet graduellement, jusqu'à ce qu'il n'exerçât plus aucune pression; mais nous n'aperçûmes aucun jet de sang artériel. Nous ne remarquâmes aucune pulsation, aucun suintement de sang à l'intérieur de la plaie..... le malade fut remis dans son lit, et la plaie couverte seulement d'une simple serviette;... une heure après, la plaie fut nettoyée une seconde fois, mais, comme la première, elle ne laissa pas apercevoir une seule goutte de sang artériel :... nous reconnûmes que l'artère aboutissait au kyste supérieurement, et en ressortait à sa partie inférieure, ce dont il était facile de s'assurer en introduisant une sonde, qui pénétrait à quelques pouces seulement. Il était donc évident, ajoute M. Lyman Spalding, que l'artère s'était oblitérée par le resserrement et l'adhérence de ses parois au-dessus et au-dessous de la tumeur :... la plaie fut pansée sans qu'on fît aucune ligature à l'artère fémorale ou à ses divisions, et le malade replacé dans son lit (1).

Dans un cas d'anévrisme inguinal dont Hogd-

(1) *Journal de médecine, chirurgie, etc.*, rédigé par MM. les professeurs Corvisart, Leroux et Boyer, ann. 1812, n.° de novembre, vol. 25.

son(1) rapporte l'histoire observé à l'hôpital d'York, à Chalsea, sur un dragon très-robuste, âgé de trente-cinq ans, la tumeur acquit, dans l'espace de quelques semaines, le volume d'un melon, et s'étendit plusieurs pouces au-dessus et au-dessous du ligament de Poupart. « Ses pulsations étaient violentes, ses parois très-minces, et sa surface paraissait enflammée. On assujettit le malade à la diète la plus sévère, et l'on fit des saignées répétées du bras, particulièrement lorsque les pulsations de la tumeur furent beaucoup augmentées. En le visitant quelque temps après qu'il eut été soumis à ce traitement débilitant, pendant lequel la tumeur avait acquis un grand degré de dureté, on s'aperçut que les tégumens à son sommet étaient devenus très-livides, et qu'ils étaient recouverts de nombreuses vésicules, remplies d'une sérosité très-colorée. A cette époque les pulsations cessèrent, et la surface de la tumeur devint noire et molle : on s'attendait à la mort très-prochaine du malade : les parties changèrent de plus en plus de couleur, jusqu'à ce qu'enfin il se forma une petite ouverture à leur centre, par laquelle il sortit une grande quantité de sang fétide et en partie coagulé. L'ulcération fit des progrès, surtout autour de la circonférence de la tumeur : elle s'étendit au périnée, à l'épine de l'iléon, aux muscles abdominaux et jusqu'au bas

(1) *Maladies des artères et des veines*, observ. 16, t. 1, p. 139.

de la cuisse. Lorsque les escharres se séparèrent, il sortit plusieurs livres de coagulum de la cavité de la tumeur, qui se vida entièrement : le sac, en suppuration, tomba graduellement, et après un temps fort long ; l'ulcère prit un bon aspect ; ses bords commencèrent à se couvrir de granulations, et le pus devint louable. On abandonna presque entièrement le traitement aux soins de la nature. Le malade était si affaibli, que l'on conçut plusieurs fois de vives craintes pour sa vie : son pouls était à peine sensible, et il tomba fréquemment en syncope ; on lui permit le vin et les cordiaux. Le vide considérable occasionné à l'aine se remplit par degrés : les bords de l'ulcère furent rapprochés par des bandolettes agglutinatives ; cependant il se passa plus d'un an avant que le tout fût cicatrisé. Au bout de ce temps, le malade se trouva parfaitement guéri ; mais il demeura à l'hôpital pour fortifier de plus en plus sa santé, et il ne lui resta de cette grave affection que l'incommodité résultant d'une cicatrice aussi étendue. »

Dans un cas d'anévrisme de l'artère fémorale, situé un peu au-dessus du tendon du muscle triceps crural, où la guérison de la maladie s'était effectuée par la rétraction de la tumeur, et où cette dernière fut quelque temps après disséquée par Hodgson, le vaisseau se trouvait oblitéré tant au-dessus qu'au-dessous de l'endroit où l'anévrisme avait pris naissance jusqu'aux artères collatérales voisines ; « et le sac était complètement rempli de couches de coagulum solides et concentriques qui s'étendaient, en haut jusqu'à l'origine de l'artère profonde, et en bas jusqu'à la terminaison de l'artère poplitée (1). »

Dans un cas d'anévrisme de l'artère fémorale, observé par le célèbre chirurgien anglais M. Freer, sur un homme âgé de trente ans, la tumeur, qui était petite, circonscrite, pulsative et située sur le trajet du vaisseau, à quatre pouces environ au-dessous du ligament inguinal, augmenta rapidement, et la cuisse et la jambe devinrent œdémateuses. « On saigna (le malade) copieusement, et on le soumit à une diète sévère. Des compresses furent appliquées sur la tumeur, dans le trajet de l'artère fémorale jusqu'au ligament de Poupart, et l'on entoura le membre de bandes très-serrées depuis le pied jusqu'à l'aine. L'application des bandes augmenta la douleur, et le malade ressentit beaucoup de fièvre. Ce traitement était continué depuis quelques mois, lorsque tout à coup le membre devint froid et engourdi ; la tumeur et la partie supérieure de la cuisse prirent une teinte livide ; et l'on conçut des craintes sérieures que la gangrène ne vînt à s'en emparer. Le lendemain matin de cet événement, la pulsation avait cessé dans la tumeur ; mais la couleur livide et le défaut de sensibilité n'en per-

(1) Ouvr. c., t. 1, p. 171.

sistaient pas moins. La douleur était abattue, la fièvre moindre, la chaleur du membre commença à revenir, et la tumeur à diminuer. Dès-lors le malade se rétablit progressivement. Cependant il se passa un temps fort long avant que les parties eussent repris leur sensibilité naturelle et que l'œdème eût disparu. Au bout de six mois, il ne ressentait nulle incommodité de cette affection, si ce n'est que la partie supérieure de la cuisse malade avait quatre pouces de plus de circonférence que celle du côté opposé à la même hauteur. (Douze années après, pendant lesquelles le membre était resté dans cet état, la tumeur s'accrut et devint très-douloureuse; elle s'ulcéra enfin au bout de vingt-deux ans de son apparition. Il en sortit un liquide grumeux et des caillots lamelleux putréfiés.) Il résulta de cette évacuation une large cavité dont la surface paraissait ulcérée. Le malade mourut de la fièvre et de l'irritation qui en furent les suites. A l'ouverture du cadavre, on trouva la tumeur formée d'une substance charnue dans un état de suppuration; mais aucun vaisseau sanguin considérable ne communiquait avec sa cavité. L'artère fémorale, avant de pénétrer dans le tendon du triceps, était oblitérée dans une longueur de trois pouces. Le corps du sac était appuyé en haut sur la portion obstruée de l'artère, qui devait avoir été comprimée entre le sac et la tumeur; au-dessous de la partie oblitérée, les membranes artérielles étaient dans une condition morbide remarquable, et elles étaient sous forme d'un petit sac au jarret (1). »

Dans un cas enfin d'anévrisme de l'artère fémorale observé par l'illustre professeur M. Marjolin, sur un homme âgé de soixante ans, la tumeur, qui occupait la partie moyenne et interne de la cuisse, s'enflamma après avoir acquis un volume très-considérable; l'inflammation s'étendit aux parties environnantes, et se termina par un vaste abcès, d'où il sortit, d'abord du pus en grande quantité, puis des caillots de sang et des lambeaux de tissu cellulaire. Le sac anévrismal s'exfolia, et l'ulcère suppura long-temps et abondamment. Cependant il se couvrit de bourgeons charnus, et se cicatrisa enfin complètement (2).

On voit par les faits que nous venons de rapporter non-seulement que la rupture du sac, et par suite la mort du malade, ne sont pas toujours la conséquence naturelle de l'anévrisme spontané de l'artère fémorale, mais bien encore que cette maladie se termine tantôt par la rétraction, tantôt par la suppuration, tantôt par la mortification de la tumeur, et presque toujours alors par le rétablissement de la santé.

Quand, dans l'anévrisme spontané de l'artère fémorale, ainsi que dans celui des autres parties

(1) Hodgson, ouvr. c., observ. 22, t. 1, p. 164. — (2) *Leçons orales de chirurgie.*

du système artériel, la guérison s'opère par la rétraction de la tumeur, cette rétraction a lieu, en général, alors que cette dernière est parvenue au-delà du terme moyen de son développement, et s'effectue ainsi qu'il suit. Le sang qui pénètre dans l'intérieur du sac anévrismal s'y arrête et s'y coagule entièrement ; cette poche, qui en conséquence cesse d'être distendue par l'impulsion sanguine, se contracte sur les caillots dont elle est remplie ; ces caillots, refoulés vers l'artère, l'aplatissent au-dessus de la crevasse, si cette portion du vaisseau correspond, soit au pubis, soit au corps du fémur, la compriment et déterminent enfin l'adhérence mutuelle de ses parois ; ou bien s'avancent par l'ouverture du vaisseau dans sa cavité, où ils interceptent entièrement le cours du sang, et se prolongent ensuite jusqu'à la naissance des premières artères collatérales ; ils s'endurcissent de plus en plus, diminuent progressivement de volume, et disparaissent enfin en totalité ou en partie ; en même temps l'artère se rétrécit et le sac anévrismal se rétracte, au point que le vaisseau et la tumeur se transforment, le premier en un cordon, et la dernière en un petit corps fibreux. La compression que l'anévrisme exerce sur les vaisseaux, les nerfs et les muscles voisins, cesse peu à peu, ainsi que la distension des tégumens, au fur et à mesure qu'il se rapetisse. Le sang qui devait passer dans la partie oblitérée de l'artère se jette dans les artères collatérales qui naissent au-dessus de l'oblitération ; ces artères se dilatent considérablement, et le transmettent à la partie inférieure du membre par les canaux de communication qui existent entre elles et les artères situées au-dessous de la maladie (1). Cependant la tumeur cesse de battre, devient dure de plus en plus, et se réduit à un très-petit volume; les douleurs diminuent et se dissipent peu à peu, tant dans l'anévrisme que dans la partie inférieure du membre; la chaleur et la sensibilité de cette partie se relèvent; l'engorgement œdémateux disparaît progressivement de haut en bas, et le membre recouvre enfin, avec la liberté des mouvemens, la force de remplir parfaitement ses fonctions.

Quand l'anévrisme spontané de l'artère fémorale se termine par la suppuration ou la mortification de la tumeur, ce qui a lieu alors que cette dernière est arrivée à son plus haut degré d'expansion, la guérison s'effectue de la manière suivante :

Les parties qui environnent l'anévrisme, excessivement distendues, s'enflamment, s'engorgent, et compriment ainsi l'artère au-dessus de la tumeur, au point d'en produire l'oblitération, ou bien l'inflammation envahit les parois du sac et celles du vaisseau au-dessus de la crevasse; ces

(1) *Voy.* plus haut, p. 75, 76, 77, 78, 79.

dernières s'épaississent, rétrécissent de cette manière le calibre de l'artère, et exhalent par leur face interne une grande quantité de lymphe; cette lymphe s'arrête et se coagule dans la cavité du vaisseau, et y intercepte enfin entièrement le passage du sang. Le coagulum s'endurcit, se rapetisse, et finit par disparaître; cependant l'artère se resserre, et se convertit en un cordon fibreux. Dès que le cours du sang est suspendu dans le vaisseau, les battemens, le frémissement et l'effort de distension de la tumeur cessent, et les douleurs diminuent. Quelquefois l'anévrisme et l'engorgement phlegmoneux qui l'environne se ramollissent, et il se forme un vaste abcès; la peau, qui est plus ou moins rouge, blanchit, s'amincit, et se rompt à un ou plusieurs endroits, pour donner issue à une grande quantité de pus strié de sang noir. Peu de temps après, la tumeur se vide entièrement, le sac s'exfolie, et il reste à la place de l'anévrisme un ulcère plus ou moins étendu. D'autres fois, et c'est le plus souvent, la peau qui recouvre la tumeur devient violette; il se développe çà et là à sa surface des vésicules rougeâtres; ces vésicules s'ouvrent et répandent la sérosité qu'elles contiennent; il en résulte autant de petites plaies noires; ces petites plaies s'élargissent, s'unissent les unes aux autres; la gangrène se manifeste, attaque le sac anévrismal, ainsi que les parties ambiantes; les escharres se détachent successivement ; tous les caillots renfermés dans la tumeur sortent bientôt. L'ulcère se nettoie, prend un bon aspec, la suppuration s'établit parfaitement et devient très-abondante ; l'ulcère se couvre de granulations, blanchit, se cicatrise peu à peu de la circonférence au centre, et se ferme enfin complètement au bout de plusieurs mois. Pendant ce temps-là, le membre reprend son état naturel, ainsi que la santé d'ailleurs du malade.

La guérison naturelle de l'anévrisme spontané ne s'opère pas toujours comme nous venons de le dire ; il arrive encore quelquefois qu'elle a lieu radicalement, sans que pour cela la circulation soit interrompue dans la partie affectée de l'artère, témoin les faits suivans. Un homme fort et musculeux, dit Hodgson, âgé de trente-quatre ans, fut admis à l'hôpital de Guy pour un anévrisme considérable à l'aisselle, qui avait déjeté la clavicule et détruit les côtes. Il portait en même temps une tumeur pulsative à l'aine droite, mais à laquelle il attachait si peu d'importance, que, quoiqu'elle existât depuis six ou sept ans, il ne jugea pas nécessaire de consulter un homme de l'art à ce sujet. Il attribuait la cause de cette tumeur à un effort violent qu'il avait fait pour soulever une pièce de bois, et il assurait qu'en peu de temps elle était parvenue au volume qu'elle offrait alors. Dure au toucher, elle présentait de fortes pulsations, et sa grosseur était supérieure à celle d'un bubon ordinaire. Elle resta dans le même état jusqu'à la mort du malade, qui eut lieu peu de temps après son admission à l'hôpital. La tumeur de l'aine fut enlevée, et sa section longitudinale fit découvrir les altérations suivantes : l'artère fémorale, à son origine et dans une étendue de trois pouces, était dilatée en forme de sac, et des couches très-consistantes de coagulum d'une apparence charnue garnissaient son intérieur. Cet amas de coagulum n'obstruait pas complètement le passage à travers la poche, puisqu'il restait encore dans son centre un canal irrégulier plus large dans quelques endroits que l'artère même lorsqu'elle est dans son état naturel (1). Au rapport du même auteur, le docteur Jones produisit un anévrisme en blessant l'artère carotide d'un chien dans une direction transversale. Dix-huit jours après l'expérience, on tua l'animal ; en divisant les tégumens, on trouva immédiatement sur la partie blessée de l'artère une portion circonscrite, dure et oviforme, de sang coagulé qui adhérait au vaisseau et aux parties environnantes au moyen du kyste. Le canal de l'artère fut reconnu être entièrement conservé par l'ouverture qu'on fit à sa partie postérieure. La plaie artérielle avait son apparence circulaire primitive, et était recouverte par la base du coagulum dont il vient d'être fait

(1) Hodgson, ouvr. c., t. 1, p. 177.

mention.... (Ce) coagulum, qui avait une texture consistante et lamelleuse, oblitérait non-seulement la cavité du sac, mais encore interceptait entièrement l'ouverture de communication entre le sac et l'artère (1). Corvisart raconte qu'il a observé dans un cadavre deux petites tumeurs noirâtres situées, l'une à la partie antérieure de la courbure de l'aorte, et l'autre dans le trajet du même vaisseau, immédiatement au-dessus de l'artère cœliaque, et que, dans un autre cas, il a trouvé trois tumeurs semblables sur l'aorte abdominale, et une ou deux sur les artères iliaques primitives. Je pris d'abord, dit ce professeur illustre à propos de la première de ces tumeurs, (la tumeur) pour une glande des bronches engorgée; mais, ayant voulu introduire l'instrument dans la substance, mon attention fut attirée par la résistance que je rencontrai à diviser la membrane externe de la tumeur. Je l'examinai avec plus d'attention, et je reconnus avec certitude que c'était une poche fibreuse dont la base adhérait d'une manière intime aux membranes de l'aorte, et paraissait même en quelque sorte se confondre avec ce vaisseau. Elle était formée d'une tunique externe évidemment de texture fibreuse, et ayant environ deux lignes d'épaisseur. Ce kyste contenait une substance moins consistante que le suif, d'une couleur rouge

(1) Hodgson, *ibid.*

foncée, très-semblable, sous d'autres rapports, à ces anciens caillots de sang qui adhèrent à la surface interne des sacs anévrismaux. Je soupçonnai d'après cela que ce kyste communiquait avec la cavité du vaisseau auquel il était attaché; mais ce fut en vain que je cherchai l'ouverture de communication. Les couches externes de l'aorte étaient détruites dans l'endroit correspondant à la cavité du kyste, et l'épaisseur des parois du vaisseau étaient, dans ce lieu seulement, infiniment moins considérables que partout ailleurs. Ayant ouvert longitudinalement l'aorte, je ne pus apercevoir aucune ouverture de communication; mais je remarquai une tache livide et grisâtre qui correspondait à la base du même kyste (1). » Dans un cas d'anévrisme de l'aorte dont Hodgson rapporte l'histoire (2), observé dans le cadavre d'un homme âgé de cinquante ans, qui avait éprouvé pendant les cinq dernieres années de sa vie les symptômes d'asthme les plus intenses, on trouva à la partie postérieure de la courbure de l'aorte, près de l'origine de l'artère innominée, une petite poche anévrismale, de la grosseur d'une noix ordinaire. Les membranes de l'artère « manquaient à sa base dans l'étendue d'une pièce de six sous; sa cavité était entierement remplie par des couches très-consistantes de coagulum, qui avaient la plus grande ressemblance

(1) *Essai sur les maladies du cœur*, p. 313, 341. — (2) Ouvr. c., observ. 21, p. 165.

avec des muscles soumis à l'ébullition. L'ouverture par laquelle le sac communiquait avec l'aorte était fermée par la base du coagulum; mais la cavité de ce vaisseau n'avait rien perdu de son diamètre. La tumeur adhérait postérieurement à la trachée, qui était sortie de sa position naturelle, et qui avait pris une courbure telle, que son diamètre en était diminué de moitié : les membranes de l'aorte étaient épaissies et recouvertes de dépôts calcaires et stéatomateux. »

Dans un autre cas d'anévrisme rapporté par le même auteur (1), et observé à l'origine de l'artère cœliaque dans le cadavre d'un vieillard qui avait succombé à un anévrisme très-volumineux de la courbure de l'aorte, le sac était entièrement rempli d'un coagulum lamelleux consistant; ce coagulum interceptait toute communication entre le sac et l'artère, et se terminait par une surface unie, d'apparence membraniforme, dans l'endroit où les membranes artérielles étaient ouvertes. » Dans un cas enfin d'anévrisme de l'aorte, observé par le célèbre chirurgien anglais M. Freer, chez une jeune femme, qui, un an après s'être bien rétablie, mourut d'une affection pulmonaire; on découvrit à la partie antérieure de la courbure de l'aorte une tumeur très-consistante, du volume d'une petite pomme, dont la cavité du sac était remplie entièrement de couches so-

(1) Ouvr. c., observ. 23, p. 166, pl. 7, fig. 1.

lides, mais distinctes, d'une apparence blanche et charnue, et « avait anciennement communiqué avec celle de l'aorte par une ouverture de la largeur d'un écu. Cette ouverture était alors oblitérée par la base du coagulum, dont la surface était unie et membraniforme (1). »

Nous ajouterons au nombre des faits que nous venons d'exposer, et qui prouvent évidemment que l'anévrisme spontané peut guérir naturellement et radicalement sans l'oblitération de la partie de l'artère où il prend naissance, un cas, entre autres semblables observés par Petit (2), Foubert (3) et Saviard (4), d'anévrisme traumatique de l'artère humérale, où la guérison s'effectua comme dans les cas précédens, et qui a été communiqué à Scarpa par le célèbre professeur Monteggia. Le sujet de cette observation était un vieillard de soixante-seize ans, à qui un chirurgien, en pratiquant une saignée au bras, ouvrit l'artère humérale; on se rendit maître du sang par l'application d'un appareil compressif: mais il se forma bientôt après au même endroit une tumeur pulsative considérable. Le bras se tuméfia prodigieusement. L'appareil compressif fut enlevé au bout de quelques jours, à cause des douleurs qu'il déterminait. Le membre fut placé

(1) Hodgson, ouvr. c., observ. 22, p. 164. — (2) *Mémoires de l'académie royale des sciences*; Paris, ann. 1735. — (3) *Mémoires de l'académie royale de chirurgie*, t. 2, p. 535. — (4) *Journal des savans*, ann. 1691.

dans une position favorable au reflux des fluides, et l'on fit des fomentations avec des liquides résolutifs : les douleurs s'apaisèrent ; l'engorgement du bras et la tumeur disparurent graduellement, et le malade se rétablit parfaitement dans l'espace de quarante jours ; mais vingt mois après, pendant lesquels le bras avait exercé librement ses fonctions, il fut atteint d'une affection de poitrine à laquelle il succomba. Le membre fut disséqué, et trouvé partout dans l'état naturel, si ce n'est au pli du coude, où il existait un corps brun de la grosseur d'une aveline, au côté externe et postérieur de l'artère brachiale. « (Cette artère), dit l'illustre professeur de Pavie, à qui la pièce anomatique fut envoyée afin d'en faire l'examen, avait entièrement conservé son diamètre naturel, et l'ayant ouverte par le côté opposé à celui de ce petit corps brun, on découvrait manifestement par l'intérieur de cette artère la cicatrice de la plaie que la lancette y avait faite. Ayant fendu verticalement ce petit corps brun, il parut formé d'une capsule celluleuse dense et fort épaisse, quoique, dans le principe, elle n'eût été qu'une continuation du tissu cellulaire mou qui enveloppait le reste de l'artère brachiale. Dans l'intérieur de ce petit sac dur et ferme était un caillot de sang, compacte, de figure triangulaire. Un des angles de ce caillot, de couleur blanchâtre, était plutôt formé par la substance couenneuse que par le cruor du sang. Cet angle du caillot pénétrait dans une fossette formée par les lèvres écartées de la plaie de la tunique musculeuse de l'artère, que le caillot fermait en forme de bouchon, adhérant fortement à ces mêmes lèvres. Ayant enlevé tout le caillot, et portant une sonde dans le fond de cette fossette, on voyait et l'on sentait clairement que cette petite cavité correspondait exactement au lieu de la cicatrice de la membrane interne de l'artère. La sonde, quoique poussée avec force, ne pénétrait point à travers la cicatrice dans le tube de l'artère. Le fond de cette fossette était dur et inégal, et semblait creusé sur une substance, en partie cartilagineuse, en partie terreuse; ce qui était encore plus manifeste en y passant la pointe du scalpel (1). »

ARTICLE IV.

§. XII. Le diagnostic de l'anévrisme spontané de l'artère fémorale est, en général, assez facile à établir lorsque le volume de la tumeur est peu ou médiocrement étendu. Mais il n'en est pas de même quand elle a acquis une grosseur considérable; il présente alors fort souvent de grandes difficultés, et des difficultés parfois telles, qu'il est arrivé à beaucoup de praticiens d'un très-grand mérite de commettre à cet égard les méprises les plus graves. Les circonstances qui pré-

(1) Scarpa, *Réflexions et observations anatomico-chirurgicales sur l'anévrisme*, chap. 6, §. 9, pl. 9, fig. 8, 9, 10, 11.

cèdent et accompagnent le développement de cette maladie varient suivant la nature du sac anévrismal, et sont toutes applicables à d'autres affections. En conséquence nous examinerons d'abord les différences qui existent entre l'anévrisme vrai et l'anévrisme faux ou mixte externe; nous signalerons ensuite les phénomènes de l'anévrisme spontané de l'artère fémorale, qui le distinguent des maladies diverses qui lui ressemblent, et nous indiquerons enfin la conduite que le praticien doit tenir dans les cas équivoques.

§. XIII. Dans l'anévrisme vrai, la tumeur paraît constamment sans cause appréciable et sans aucun signe précurseur; dans l'anévrisme faux, son apparition est précédée d'une douleur plus ou moins vive à l'endroit où elle se forme. Cette douleur se déclare ordinairement à l'occasion d'un faux pas, d'un effort, etc.; quelquefois le malade sent au moment de l'accident que quelque chose se déchire à l'endroit affecté, et entend en même temps un bruit semblable à celui qu'occasionne le déchirement d'une étoffe. Dans le premier cas, la tumeur met plusieurs mois et jusqu'à une année, et plus, pour parvenir au volume d'un œuf de poule; dans le dernier, au contraire, elle acquiert en quelques semaines celui d'une grosse orange. Dans l'anévrisme vrai, elle est constamment molle et indolente; dans l'anévrisme faux, elle est presque toujours plus ou moins dure et douloureuse; et si l'on applique l'oreille sur son sommet, on entend dans son intérieur une espèce de murmure et de bruissement. Dans celui-là, elle disparaît toujours quand on la presse ou qu'on comprime l'artère au-dessus de la maladie, et reparaît, quelle que soit l'attitude du malade, aussitôt qu'on cesse la compression; dans celui-ci, elle s'affaisse seulement plus ou moins, si ce n'est dans le cas rare où elle est entièrement molle, et où l'on observe la même chose que dans le cas précédent; mais le plus souvent avec cette différence qu'alors elle s'affaisse peu à peu avec un léger frémissement, et qu'elle ne se rétablit point aussi promptement.

Ainsi on peut affirmer que l'anévrisme spontané de l'artère fémorale est faux ou par distension de la tunique externe du vaisseau, en suite d'une solution dans la continuité des tuniques profondes, 1.° toutes les fois qu'il se forme à l'occasion d'un faux pas, d'un effort, etc.; 2.° toutes les fois que son apparition est précédée de douleurs à l'endroit où il se manifeste, et que le malade éprouve en cet endroit, au moment où celles-ci se déclarent, une sensation de déchirement accompagnée d'un bruit semblable à celui que produit une étoffe qu'on déchire; 3.° toutes les fois que la tumeur est dure en totalité ou en partie; 4.° toutes les fois qu'on entend dans son intérieur une sorte de bruissement; 5.° toutes les fois qu'elle est douloureuse au toucher dès le principe, et qu'elle acquiert très-promptement un volume considérable; 6.° enfin, toutes les fois que, dans le cas où elle disparaît lorsqu'on appuie sur elle ou qu'on comprime l'artère au-dessus, elle s'affaisse peu à peu et en frémissant, et qu'elle reparaît et se relève peu à peu dès qu'on suspend la compression. Dans tout autre cas, on peut supposer seulement que l'anévrisme est vrai; nous disons supposer, et non affirmer, par la raison qu'il existe des anévrismes faux qui, comme l'observation le démontre, ont toutes les apparences de l'anévrisme vrai ou par dilatation des trois membranes de l'artère.

§. XIV. Parmi les signes de l'anévrisme spontané de l'artère fémorale, il en est quelques-uns que l'on considère comme propres à faire distinguer cette maladie de celles qui lui ressemblait. On a d'abord indiqué comme tel les battemens de la tumeur; mais l'expérience a fait voir que ce caractère manque très-souvent, et qu'alors même qu'il existe, il n'a point le prix qu'on y a attaché, attendu qu'il appartient également à des tumeurs autres que l'anévrisme, qui se forment quelquefois au voisinage de l'artère. Comment alors reconnaître qu'une tumeur pulsative située sur le trajet du vaisseau est ou n'est point anévrismale? « Lorsque la tumeur anévrismale est molle, dit M. le professeur Boyer (1), ses bat-

(1) *Maladies chirurgicales*, t. 2.

temens et sa disparition la caractérisent si bien, qu'il ne peut y avoir aucun doute sur sa nature. » Mais, qu'il nous soit permis d'en faire la remarque, ces phénomènes, qui, à la vérité, sont, dans la plupart des cas, suffisans pour faire distinguer l'anévrisme spontané de toute autre maladie, ne le sont pourtant pas dans celui de l'artère fémorale, où la tumeur a son siége contre le ligament inguinal, puisque, comme le prouve le fait suivant, que nous avons observé il y a environ trois ans, conjointement avec M. le docteur Palas, actuellement médecin à Oléron, on voit quelquefois au même endroit une tumeur formée par un abcès par congestion, qui offre des battemens comme l'anévrisme, et qui disparaît de même par la compression. Un tanneur âgé de trente-six ans, d'une stature médiocre, excessivement maigre, qui dès l'âge de vingt ans éprouvait fréquemment des douleurs rhumatismales, et qui avait eu plusieurs fois la maladie vénérienne, portait, lorsque nous le vîmes pour la première fois, à la partie supérieure de la cuisse droite, immédiatement au-dessous du ligament inguinal, une tumeur du volume et de la forme d'une petite noix, qui avait commencé, six mois auparavant, après une course de plusieurs heures. Cette tumeur correspondait à la partie antérieure et externe de l'artère fémorale; elle était parfaitement circonscrite, fluctuante et sans douleur, et la peau qui la recouvrait, dans l'état naturel. Elle présentait des pulsations isochrones aux battemens du pouls, et ces pulsations devenaient plus fortes quand on comprimait l'artère fémorale contre le corps du fémur. Elle disparaissait par la pression, et reparaissait ensuite, mais peu à peu, et long-temps après, si le malade était couché. En appliquant le bout du doigt sur l'endroit qu'elle occupait, on reconnaissait aisément l'artère fémorale à ses battemens. Les pulsations des artères du membre inférieur droit étaient en tout semblables à celles des artères du membre inférieur gauche. Le malade se plaignait de douleurs profondes dans la région lombaire; les douleurs étaient plus vives pendant la nuit, et lorsqu'il redressait le corps trop brusquement. Il n'existait aucune difformité le long de la colonne épinière. Deux médecins avaient conseillé au malade, l'un de se faire opérer au plus tôt, et de recourir pour cela à M. le professeur Dupuytren, et l'autre de porter un bandage; ce qui fait supposer que ces médecins avaient méconnu la nature de la maladie, et qu'ils l'avaient prise, le premier pour un anévrisme, et le dernier pour une hernie crurale. Persuadé, au contraire, que la tumeur n'était rien autre chose qu'un abcès par congestion provenant de la carie du corps des vertèbres lombaires, nous recommandâmes au malade le repos du lit; un large vésicatoire fut appliqué aux lombes, et le malade soumis à un régime approprié à la circonstance, ainsi qu'au traitement antivénérien; mais au bout de huit jours, il renonça à tout, pour reprendre ses travaux habituels. Six mois après, nous le revîmes pour la dernière fois; la tumeur avait alors le volume et la forme d'un œuf de poule; elle était pulsative, fluctuante et douloureuse; les tégumens étaient, à la partie la plus élevée, amincis et enflammés; elle diminuait d'un quart par la compression. Il existait au périnée une tumeur de la même nature, qui devenait tendue, et augmentait sensiblement de volume lorsqu'on appuyait sur celle de l'aine. Le malade se trouvait d'ailleurs dans un état fort alarmant.

On voit par ce fait, 1.° que les battemens de la tumeur anévrismale et sa disparition quand on la comprime, ne la caractérisent pas toujours si bien qu'il ne puisse y avoir aucun doute sur sa nature; 2.° que dans cet état on peut quelquefois prendre pour elle un abcès par congestion; 3.° enfin que les différences à l'aide desquelles il est possible de distinguer alors ces deux maladies l'une de l'autre consistent en cela que, dans l'abcès par congestion, le malade ressent des douleurs profondes à la région lombaire pendant le développement de la tumeur, et qu'après avoir disparu par la compression, celle-ci ne se rétablit que peu à peu, et long-temps après, si le malade est couché, tandis que dans l'anévrisme, au contraire, il n'existe pas en même temps des douleurs aux lombes, et que la tumeur, après avoir également disparu par la compression, reparaît, quelle que soit l'attitude du malade, aussitôt qu'on cesse de la comprimer.

§. XV. Quand, dans l'anévrisme spontané de l'artère fémorale, ainsi que dans celui des autres parties du système artériel, la tumeur est plus ou moins dure et pulsative, le diagnostic est plus difficile que dans le cas précédent. Il se forme souvent au voisinage de l'artère des tumeurs d'une autre nature, qui la simulent si bien dans cet état, qu'on a vu quelquefois des praticiens fort habiles prendre alors pour une tumeur anévrismale une tumeur qui ne l'était pas. Ces tumeurs sont de nature différente, et en assez grand nombre. La plupart des auteurs indiquent comme autant de moyens propres à les faire distinguer de celle qui est anévrismale les circonstances suivantes. Si la tumeur n'est point anévrismale, disent-ils, elle est dure dans le principe ; elle se ramollit en vieillissant, et ce changement s'effectue du centre vers la circonférence ; les pulsations qu'elle offre deviennent de plus en plus sensibles ; elles consistent dans un mouvement d'élévation, d'abaissement de la totalité de la tumeur, et ne sont pas plus fortes lorsqu'on suspend le cours du sang dans l'artère au-dessous de la maladie. La tumeur ne présente point, comme dans l'anévrisme, un effort d'expansion. Si elle est douloureuse, les douleurs sont très-vives d'abord, et diminuent ensuite progressivement. Elle est susceptible de changer de place, et ses battemens cessent aussitôt qu'elle est déplacée ; elle ne diminue point par la pression ; on n'entend pas de bruissement dans son intérieur, et son volume n'éprouve aucun changement lorsque l'on comprime l'artère, soit au-dessus, soit au-dessous de la maladie. Mais on conçoit aisément qu'à l'exception des deux dernières, ces circonstances sont toutes ou infidèles, ou insuffisantes pour établir dans tous les cas, d'une manière certaine, qu'une tumeur qui simule l'anévrisme n'est point anévrismale, quand on sait, 1.° que dans l'anévrisme la tumeur est quelquefois entièrement dure au moment où elle se manifeste ; 2.° qu'une tumeur formée par une collection considérable de sang dans le voisinage de l'artère, par l'effet d'une forte contusion ou de toute autre cause, s'endurcit, comme l'anévrisme, en vieillissant, et que ce changement s'opère de la circonférence vers le centre ; 3.° qu'alors que dans l'anévrisme il se forme entre le kyste et les tégumens un engorgement phlegmoneux qui se termine par suppuration, la tumeur se ramollit du centre vers la circonférence ; 4.° que, dans le cas où l'artère passe dans l'intérieur d'une tumeur enkystée, dont le kyste contient ou un liquide ou une substance gélatineuse, celle-ci n'est point susceptible de changer de place, et que, de même que la tumeur anévrismale, elle offre un effort d'expansion qui a lieu en même temps que la contraction du cœur ; 5.° que, dans les premiers temps du développement de l'anévrisme, les battemens de la tumeur deviennent, vu l'élargissement progressif de la crevasse des membranes profondes de l'artère, de plus en plus sensibles ; 6.° qu'il est des tumeurs qui simulent l'anévrisme, dans lesquelles les pulsations ne consistent point dans un mouvement d'élévation et d'abaissement de leur totalité, et dans lesquelles ces mêmes pulsations deviennent quelquefois plus fortes lorsqu'on suspend le cours du sang dans l'artère au-dessous de la maladie ; 7.° que, dans le cas où la tumeur qui ressemble à l'anévrisme est cancéreuse, les douleurs vont, de même que dans cette dernière maladie, toujours croissant ; 8.° enfin qu'il peut arriver qu'un abcès dans l'aine, qui communique par-dessous le ligament inguinal avec un foyer purulent situé dans la cavité de l'abdomen, forme une tumeur pulsative, susceptible de diminuer de volume par la pression.

Ainsi, quand on observe une tumeur pulsative sur le trajet de l'artère fémorale, on peut avancer, sans crainte de se tromper, qu'elle est anévrismal, 1.° toutes les fois qu'on entend dans son intérieur une sorte de murmure ou de bruissement ; 2.° toutes les fois qu'elle diminue de volume lorsqu'on suspend le cours du sang dans le vaisseau entre elle et le cœur ; 3.° enfin toutes les fois qu'au contraire son volume augmente par la compression de l'artère au-dessous de la maladie, attendu que, parmi les tumeurs qui simulent l'anévrisme, il n'en est point une seule à laquelle ces circonstances ne soient étrangères.

§. XVI. Mais quand dans l'anévrisme spontané de l'artère fémorale, il n'existe point de battemens dans la tumeur, ce qui, comme nous l'avons vu en parlant du développement de cette maladie, a lieu, 1.° toutes les fois que le sac anévrismal renferme une très-grande quantité de caillots sanguins; 2.° toutes les fois que les parois de cette poche sont épaissies et endurcies par un dépôt considérable de substance calcaire, ou bien converties en un tissu fibro-cartilagineux; 3.° toutes les fois que la tumeur est cachée en même temps par l'œdème du membre, qui s'étend quelquefois jusqu'au-dessus de l'anévrisme, et par un engorgement phlegmoneux des parties qui la recouvrent et de celles qui l'avoisinent; 4.° enfin toutes les fois que la crevasse des tuniques profondes de l'artère occupe le côté postérieur du vaisseau à l'endroit où il passe sur la branche horizontale du pubis, ou bien son côté externe, là où il correspond presque immédiatement au corps du fémur, l'anévrisme ressemble, dans cet état, à plusieurs tumeurs d'une autre nature au point qu'il est très-difficile, et même, dans quelques cas, impossible de l'en distinguer. On a indiqué comme propres à le faire reconnaître dans cette circonstance les phénomènes suivans. Si la tumeur est anévrismale, dit-on, elle offre un léger frémissement et un effort d'expansion isochrones aux battemens du pouls; on entend dans son intérieur une sorte de murmure ou de bruissement, et il s'y développe des pulsations lorsqu'on comprime l'artère au-dessous de la maladie. Mais, à la vérité, ces phénomènes n'ont point comme signes de l'anévrisme la valeur qu'on leur donne; cela est facile à comprendre, quand on sait que les deux premiers appartiennent, ainsi que nous l'avons démontré plus haut, à des tumeurs autres que l'anévrisme, et que les derniers manquent quelquefois, comme l'attestent les observations suivantes. Un paysan âgé de cinquante ans, dit Mayer, portait depuis trois ans une tumeur à l'aine, qui avait paru à la suite d'un effort pour soulever et transporter un poids considérable. Il me raconta que, quand la tumeur s'était manifestée, elle avait le volume d'un œuf, et que peu à peu elle était devenue douloureuse, et avait acquis le volume de la tête d'un jeune enfant. La cuisse et la jambe étaient engorgées, et presque du volume du corps. Ayant examiné la tumeur, et la voyant placée dans le lieu ordinaire de la hernie crurale, je la crus telle; et n'ayant pu en faire la réduction, j'engageai le malade à se soumettre à l'opération, comme le seul moyen de le sauver. Je l'entrepris en présence du docteur Blumental. Après avoir incisé les tégumens, j'ouvris avec précaution l'aponévrose *fascia-lata*, que je trouvai fort tendue. Le sang sortit par cette ouverture comme d'une source; et, remarquant alors une véritable pulsation, je m'aperçus qu'il s'agissait d'un anévrisme. Je ne poussai point l'opération plus loin, et je recouvris la tumeur avec une compresse soutenue par le spica. Quarante-huit heures après, je levai l'appareil, et, à ma grande satisfaction, je trouvai la tumeur fort diminuée. J'appliquai le bandage expulsif sur tout le membre, et sur la tumeur quelques longuettes que j'assurai avec une bande, le tout humecté avec l'eau de Theden. Deux jours après, je renouvelai le bandage, qui s'était relâché, et je vis la plaie se disposant à la cicatrice, et la tumeur encore plus diminuée. En continuant les mêmes moyens, au bout de trois semaines l'anévrisme fut réduit au volume d'une pomme. J'appliquai une pelotte de plomb recouverte de peau, qui ne causa aucune incommodité au malade; et maintenant il est en si bon état, qu'il se livre à ses travaux (1). M. le professeur Marjolin parle, dans son excellent article *anévrisme* du *nouveau Dictionnaire de Médecine* (2), d'un cas d'anévrisme inguinal chez une femme où il a été commis une méprise semblable par un chirurgien fort habile;

(1) Scarpa, *Réflexions et obs. anatomico-chirurg. sur l'anévrisme*, chap. 10, §. 12, p. 339. — (2) *Nouveau Dictionnaire de médecine*, 1822, t. 2, p. 285.

mais avec cette différence, que dans ce cas la tumeur a été prise pour un bubon, et ouverte par conséquent, et que la malade a été sauvée par le tamponnement.

Au rapport de Dehaën, un homme fut atteint d'un érysipèle qui du pied s'étendit jusqu'au jarret. Cette maladie guérit; mais la partie qui en était le siége resta enflee, et l'on aperçut alors au côté externe du jarret et du genou une tumeur mal circonscrite, dure, indolente et sans battement. Il se forma au même côté du genou un engorgement inflammatoire, qui se ramollit si lentement, que la fluctuation n'y fut bien manifeste qu'au bout d'environ deux ans. On plongea à cette époque une lancette dans la tumeur : il en sortit une certaine quantité de pus; cependant elle ne perdit par ce fait que peu de son volume. Au bout de six jours on trouva l'ouverturre bouchée par une substance blanche, qu'on enleva, mais dont l'extraction fut suivie d'une hémorrhagie mortelle. On reconnut par la dissection du membre que la tumeur était formée par un anévrisme de l'artère poplitée, et par un abcès situé entre le kyste anévrismal et les tégumens qui le recouvraient (1).

M. le professeur Delpech a publié récemment un cas d'anévrisme fort remarquable, qu'il a ob-

(1) M. Boyer, *Maladies chirurgicales*, t. 2.

servé conjointement avec un des plus célèbres praticiens de l'Europe. Le sujet de cette observation était un homme qui deux ans auparavant avait été opéré pour un anévrisme spontané de l'artère brachiale. Il avait à la partie inférieure et interne de la cuisse droite une tumeur qui s'était formée spontanément, et qui «en vingt jours avait acquis un volume tel, que sa base présentait six pouces de diamètre, et son sommet quatre pouces d'élévation. Les chirurgiens qui avaient vu la maladie dans le principe avouaient que ce pouvait être un anévrisme ; mais ils n'en avaient donné aucun motif. Les douleurs étaient intolérables, contiuuelles, et accompagnées d'une sensation de pulsations que le malade rapportait au sommet de la tumeur, mais que l'exploration la plus exacte ne pouvait nullement faire reconnaître. La rougeur de la peau, l'empâtement du membre, l'insomnie, la fièvre vive accompagnée de frissons irréguliers, la fluctuation du sommet de la tumeur jusque près de sa base, tout annonçait un phlegmon des plus aigus, qui, vu la situation et l'étendue de la base de la tumeur, paraissait avoir son siége très-profondément. Cependant une ponction n'évacua que du sang, et la suite apprit qu'il s'agissait d'un anévrisme de l'artère fémorale. L'ouverture des membranes propres de l'artère répondait à la paroi externe de cette dernière, et la tumeur sanguine, en se formant entre l'artère et le fémur, avait déplacé le vaisseau, soulevé les muscles, détruit les attaches du triceps crural, et déjeté le tout vers le côté interne de la cuisse. . . . la totalité du sang extravasé était liquide (1). »

Guattani rapporte l'histoire d'un anévrisme inguinal très-volumineux qui avait toutes les apparences d'une tumeur inflammatoire en pleine suppuration, et qui fut pris pour cette dernière maladie par tous les chirurgiens appelés auprès du malade (2).

§. XVII. De même qu'alors qu'il n'existe point de battemens dans la tumeur on peut confondre l'anévrisme spontané de l'artère fémorale avec une hernie crurale, un bubon ou un abcès, comme le prouvent les faits que nous venons d'exposer, de même on peut prendre pour cette maladie des tumeurs qui lui ressemblent dans cet état.

« François Chatrane, boulanger, âgé de cinquante-neuf ans, d'un tempérament sanguin-bilieux, se présenta, dit l'illustre professeur M. Pelletan père, dans sa *Clinique chirurgicale* (3), à l'hôtel-Dieu (de Paris) le 30 juin 1810, pour une tumeur située à la partie interne et supérieure de la cuisse. Cette tumeur avait à peu près quatre pouces de diamètre en tous sens. Elle offrait une fluctuation profonde, et donnant l'idée d'un fluide épais; il n'y avait pas la plus

(1) Delpech, *Réflexions sur les causes et Recherches sur les difficultés du diagnostic de l'anévrisme spontané*, mém. 2, p. 37. — (2) *Voy.* plus haut, p. 86. — (3) T. 3, p. 113.

légère pulsation. On sentait distinctement les battemens de l'artère fémorale au-dessus et au-dessous de la tumeur ; ce qui annonçait qu'elle appuyait sur la portion intermédiaire de l'artère, qu'elle poussait profondément sans en recevoir les pulsations. Le malade témoigna que sa tumeur datait de quatre mois ; qu'elle avait paru sans cause manifeste, mais accompagnée d'une ecchymose, laquelle s'était dissipée, et avait laissé une tumeur grosse comme une noisette et sans douleur. La tumeur s'accrut graduellement, et arriva, en moins de quatre mois au volume d'un œuf de poule. Le malade dit que jusque-là il y avait senti des pulsations, qui étaient disparues à cette époque. Il est évident qu'on ne pouvait attribuer ces pulsations à la tumeur, mais bien à l'artère qui était derrière elle, et dont les pulsations ont cessé de se faire apercevoir quand la tumeur a enfoncé le tube artériel dans la profondeur de la cuisse. Dans les premiers jours de juin, à la suite d'un mouvement brusque, la tumeur prit de l'accroissement, et arriva en quelques jours au volume que nous lui avons reconnu. Elle était étendue plus particulièrement vers le milieu de la cuisse, laissant quatre travers de doigts entre elle et l'arcade crurale, espace dans lequel on pouvait aisément comprimer l'artère dans toute cette longueur. La tumeur, indolente, présentant toujours une fluctuation profonde et sans la moindre pulsation, était tellement mobile, qu'il semblait qu'on pouvait la transporter vers tous les points de la cuisse qui l'environnaient. On s'apercevait pourtant bien qu'elle occupait le tissu cellulaire. Toutes ces circonstances et l'expérience personnelle que j'ai sur cette maladie me firent annoncer que la tumeur était un anévrisme par érosion, que j'ai désigné sous le nom d'*anévrisme de Pott.* Je demeurai long-temps en observation, et mon opinion n'en fut point ébranlée. Pour convaincre les assistans, je plongeai un bistouri très-étroit au centre de la tumeur; il sortit aussitôt plusieurs gouttes de sang, continues entre elles par leur viscosité, filant entre les doigts, et d'une couleur un peu jaunâtre. C'était évidemment du sang qui avait éprouvé le premier degré de décomposition. Le bistouri fut retiré, et la plaie, fermée par un emplâtre de diachylon gommé, se cicatrisa dans les vingt-quatre heures. Je n'aurais pas fait une pareille expérience, s'il avait été question d'un anévrisme accompagné de pulsations; mais j'étais sûr de l'événement, ainsi que de la nature de la tumeur. Je laissai le malade en repos, et soumis à l'observation pendant tout le mois de juillet. Nous vîmes la tumeur s'accroître par degrés, prendre une forme allongée, sans remonter vers l'arcade crurale, s'élever en proportion, offrir une fluctuation de plus en plus apparente. Le malade se plaignit de douleurs lancinantes aux environs de la tumeur, particulièrement vers le genou. Ces douleurs lui ôtaient quelquefois le sommeil. Enfin la fluctuation devenait si apparente, qu'il semblait que la peau en était amincie, et que j'eus lieu de craindre que le sang amassé n'éprouvât une décomposition dont les suites seraient devenues incalculables. D'ailleurs le malade désirant que l'on prît un parti, je me décidai à l'opération, qui fut faite, le 2 août, ainsi qu'il suit. J'appliquai une pelote solide le long de la portion de l'artère crurale, libre au-dessous de l'arcade, et je la confiai à un aide intelligent qui pût comprimer largement l'artère. Un bistouri étroit fut plongé au centre de la tumeur, et un sang vermeil monta le long de la lame du bistouri sans mouvement pulsatif. Alors j'agrandis l'incision jusqu'en haut de la tumeur, puis jusqu'à sa partie inférieure ; il sortit à la fois une grande quantité de sérosité rougeâtre, de caillots de moyenne consistance de sang noir et d'un sang plus coloré. J'exprimai le sang du tissu cellulaire en pressant sur la peau des environs. La profondeur de ce foyer me détermina à faire une incision transversale au bord interne de la plaie, qui n'occupait que les tégumens ; j'espérai me procurer par là un écoulement plus libre du pus, que la plaie ne pouvait manquer de fournir en abondance et de mauvaise nature. La plaie fut nettoyée avec des éponges mouillées d'eau. Alors je fis diminuer avec précaution la compression de l'artère fémorale ; mais il ne sortit pas une goutte de sang, toute compression étant enlevée. En essuyant soigneusement la plaie avec une éponge mouillée, je reconnus l'artère fémorale isolée dans toute sa longueur, et ne laissant échapper de sang par aucun point, mais jouissant de ses pulsations naturelles. Après quelques instans, nous vîmes sourdre de l'angle inférieur de la plaie un sang assez noir; il fut épongé et bientôt remplacé par d'autre. J'allongeai la plaie vers ce cul-de-sac pour découvrir tout ce que l'on pouvait du tube artériel, qui se trouva constamment sain. Alors je me confirmai dans l'opinion que j'avais énoncée depuis long-temps, savoir, que la maladie dépendait d'une branche artérielle, et non du tronc. Je me persuadai qu'en liant le tronc artériel au-dessus du lieu d'où le sang sortait, la branche malade n'en fournirait plus, et cette ligature fut faite à l'ordinaire et sans nulle difficulté. En effet, il ne se montra plus de sang, et je me déterminai à panser la plaie, ce qui fut fait avec de la charpie, des compresses et un bandage approprié. Le lendemain on sentit des pulsations dans les artères de la jambe. Plusieurs hémorrhagies eurent lieu par la partie inférieure de la plaie, ce qui nécessita l'application de deux autres ligatures au-dessus de la première. Le membre se tuméfia ; il fut ensuite attaqué de gangrène, et le malade succomba le quinzième jour. A l'inspection cadavérique, on trouva la fémorale saine dans toute son étendue. La musculaire profonde était très-grosse. Le tronc de la fémorale, dans une étendue de sept à huit pouces, ne donnait aucune ramification. »

§. XVIII. On voit par ce que nous venons de dire qu'il existe des cas où il est impossible, à l'aide des phénomènes qu'elle présente actuellement, de savoir si une tumeur qui est située sur le trajet de l'artère fémorale est ou n'est point anévrismale. Dans ces cas, il faut s'informer des circonstances qui ont précédé et accompagné jusqu'alors le développement de la maladie. Ainsi, si l'on apprend que dans le principe la tumeur était située sur le trajet de l'artère, qu'elle offrait des battemens, qu'elle disparaissait quand on la comprimait, et qu'elle se rétablissait aussitôt qu'on cessait la compression, quelle que fût l'attitude du malade; si l'on apprend qu'on a entendu dans son intérieur une sorte de murmure ou de bruissement; si l'on apprend que dans les premiers temps de sa formation on l'a vue s'affaisser lorsqu'on comprimait l'artère contre le pubis; si l'on apprend qu'on l'a vue s'élever et augmenter de volume par la compression du vaisseau au-dessous de la maladie; si enfin l'on apprend que par ce dernier moyen on y a déterminé des pulsations, on peut, en vertu même d'une seule de ces circonstances, affirmer avec assurance qu'elle est anévrismale.

Mais, comme le prouvent les observations que

nous avons rapportées plus haut, il est quelquefois impossible de se procurer le moindre renseignement à cet égard. Dans ce cas, il est encore un moyen pour parvenir à la connaissance de la nature de la maladie. Ce moyen consiste à appliquer un compresseur sur l'artère pendant plusieurs heures ou plusieurs jours, d'abord au-dessus, puis au-dessous de la tumeur; si, dans le premier cas, cette dernière diminue de volume; si, dans le dernier, elle augmente, ou bien s'il s'y manifeste des battemens, on peut être assuré qu'elle est anévrismale; mais si, au contraire, il ne survient par l'emploi de ce moyen aucun changement dans l'état de la tumeur, on n'a plus qu'un parti à prendre, c'est de se tenir en observation et de songer aux moyens de remédier aux accidens qui sont à craindre. Toutefois, si dans ce cas la tumeur est très-douloureuse, et si l'on a à redouter que par ses progrès elle n'occasionne dans les parties qui l'entourent des altérations graves, on peut, ainsi que le conseillent la plupart des chirurgiens, afin d'en découvrir la nature, y plonger ou un trois-quarts, ou la lame d'une lancette, sans pour cela exposer le malade à aucun danger, attendu qu'il est toujours possible, dans le cas où elle serait anévrismale, de remédier aux conséquences fâcheuses qui sont alors la suite nécessaire de cette tentative, soit par l'application sur l'ouverture de la tumeur d'un morceau de sparadrap soutenu par une compresse et un bandage faiblement compressif, soit par l'opération de la ligature de l'artère. S'il sort de la tumeur du sang vermeil par bonds, elle est certainement anévrismale; mais si, au contraire, ce liquide est noir et sort continuement, il est douteux qu'elle le soit, par la raison qu'on observe la même chose alors que la tumeur est variqueuse ou fongueuse. Si, au lieu d'un sang vermeil ou noir, la tumeur fournit un liquide de toute autre nature, on est fondé à penser qu'elle n'est point anévrismale; mais on ne peut pas toujours pour cela l'affirmer, vu que ce liquide peut provenir d'un kyste ou d'un abcès situé entre le sac anévrismal et les tégumens qui recouvrent la tumeur (1). Ainsi ce moyen de s'assurer si une tumeur est ou n'est point anévrismale ne remplit pas suffisamment l'objet qu'on se propose, et nous pensons par conséquent qu'il vaut mieux attendre l'issue naturelle de la maladie que d'employer un moyen qui fournit des données insuffisantes, et qui en outre a l'inconvénient d'exposer le malade aux accidens d'une opération grave, quand la guérison de la maladie eût pu s'effectuer spontanément, ou bien aux suites fâcheuses d'une hémorrhagie à laquelle on n'a quelquefois alors aucune raison de s'attendre, comme le prouve une observation de Dehaën, que nous avons rapportée plus haut (2).

(1) *Voy.* plus haut, p. 203. — (2) *Voy.* plus haut, p. 203.

ARTICLE V.

§. XIX. L'anévrisme spontané de l'artère fémorale entraîne le plus souvent à sa suite ou la perte des fonctions du vaisseau, et quelquefois par conséquent celle d'une partie du membre, ou la mort de l'individu qui en est atteint, et mérite pour cela une place parmi les maladies les plus graves. Le prognostic de cette maladie est très-fâcheux quand le malade est d'un âge fort avancé, par la raison qu'alors la plupart des canaux de communication qui existent entre les branches de l'artère fémorale et celles des artères du tronc, du genou et de la jambe, sont presque toujours oblitérés, et que d'ailleurs le malade se trouve à cet âge dans les conditions les plus défavorables au succès de l'opération. Le prognostic en est encore également très-fâcheux lorsque le malade porte en même temps une affection chronique de quelque viscère, ou que, vu la faiblesse de sa constitution, il est incapable de résister à la violence des moyens qu'on emploie pour combattre l'anévrisme. Si le malade est atteint d'anévrisme pour la seconde ou la troisième fois, ou bien, si pendant le développement de l'anévrisme de l'artère fémorale, il s'en manifeste un ou plusieurs autres ailleurs, le cas est tellement grave, qu'il ne reste aucun espoir de le sauver, à moins toutefois que les anévrismes nouvellement formés ne soient tous, ainsi que celui de ce vaisseau, externes et opérables, à moins encore que la maladie n'ait été produite par le virus syphilitique, et que dans ce cas le sujet ne soit assez robuste pour supporter un traitement antivénérien combiné avec la méthode de Valsalva. Quand il existe entre l'arcade crurale et la partie supérieure de la tumeur anévrismale un espace de plus de quatre pouces, quand aussi la crevasse de l'artère fémorale est située à une distance de plus de deux pouces au-dessous de l'origine de l'artère musculaire profonde, ce qu'on reconnaît à la position du sommet de la tumeur qui répond constamment à l'ouverture du vaisseau, la maladie est peu dangereuse, attendu qu'il est possible d'y remédier par une opération simple et facile, et que d'ailleurs la quantité de sang fournie alors par l'artère musculaire profonde à la partie inférieure du membre suffit presque toujours pour y maintenir la vie. Mais il en est bien autrement quand l'anévrisme occupe la partie supérieure de la cuisse; car, dans ce cas, le malade ne peut trouver son salut que dans l'opération de la ligature de l'artère iliaque externe, opération dangereuse qui emporte environ le tiers des individus qui la subissent. Lorsque la maladie est ancienne, elle est, tout étant égal d'ailleurs, moins grave que quand elle est récente. « L'expérience ayant démontré, dit à cet égard l'illustre professeur M. Boyer (1), que l'embarras que la circulation éprouve dans une artère affectée d'anévrisme, par la compression que la tumeur elle-même exerce, donne lieu au reflux du sang par les collatérales et la distribution de ces branches, on peut regarder l'ancienneté de la maladie comme favorable au succès de l'opération; et, en effet, les opérations d'anévrisme que nous avons eu occasion d'observer ont été pratiquées sur des sujets qui portaient la maladie depuis long-temps. » Mais quand l'anévrisme est très-volumineux, il est au contraire moins grave lorsqu'il est récent que lorsqu'il est ancien, par la raison que, dans le premier cas, les parties qui avoisinent la tumeur sont simplement comprimées, tandis que dans le dernier elles se trouvent plus ou moins désorganisées, et qu'en outre les vaisseaux supplémentaires de l'artère sont oblitérés ou détruits. On conçoit donc que, si, dans cette circonstance, les désordres produits par l'anévrisme sont très-considérables, et que si l'on ne peut pratiquer l'amputation du membre au-dessus de la maladie, la mort du malade est inévitable.

(1) *Maladies chirurgicales*, t. 2.

SECTION III.

TRAITEMENT

DE L'ANÉVRISME SPONTANÉ EN GÉNÉRAL, ET DE CELUI DE L'ARTÈRE FÉMORALE EN PARTICULIER.

CHAPITRE PREMIER.

ARTICLE PREMIER.

§. I. On voit, par ce que nous avons dit dans les premier et troisième articles de la section précédente, que l'anévrisme spontané de l'artère fémorale consiste, ainsi que celui des autres parties du système artériel, dans la distension en forme de sac tantôt des trois membranes qui composent les parois du vaisseau, tantôt de l'une d'entre elles, ensuite d'une solution dans la continuité des autres, et que cette distension excessive ou contre nature de ces membranes est produite par le sang qui remplit l'artère, en conséquence d'une altération de la membrane moyenne. Il se présente donc, pour remédier à cette maladie, deux indications à remplir: la première de ces indications a pour objet de rendre à la partie altérée du vaisseau son état naturel; mais malheureusement ni l'art, ni la nature elle-même n'ont pu encore opérer cet effet important, comme le démontre l'inspection faite jusqu'à ce jour des cadavres d'individus qui avaient été atteints d'anévrisme, et qui avaient guéri de cette maladie plus ou moins de temps avant leur mort; et en effet, on a trouvé, 1.° dans la plupart des cas, que l'artère s'était oblitérée jusqu'à la naissance des premières artères collatérales situées au-dessus et au-dessous de l'anévrisme; 2.° dans quelques cas, que la tumeur anévrismale convertie en un noyau fibreux bouchait l'ouverture de l'artère, conjointement avec une membrane fine de nouvelle formation qui de tous côtés se continuait avec la tunique interne du vaisseau (1); 3.° dans un cas, que la partie dilatée de l'artère avait repris son calibre ordinaire, mais que ses parois s'étaient changées au même endroit en un tissu dur, comme calleux (2); 4.° dans un autre cas, qu'il s'était formé dans l'intérieur de la partie dilatée de l'artère un coagulum très-consistant, au centre duquel il existait un canal irrégulier par où le sang continuait librement son cours (3). Cependant on est porté à penser que ce mode de guérison peut avoir lieu dans certains cas d'anévrisme vrai commençant, quand on songe qu'alors la dilatation de l'artère dépend quelquefois d'un simple relâche-

(1) *Voy.* plus haut, p. 183-190. — (2) Valsalva, *voy.* Morgagni, *de sedibus et causis morborum*, epist. 17, art. 30. — (3) Astley-Cooper, *voy.* plus haut, p. 183.

ment de ses parois, et qu'il est possible de remédier à ce relâchement, ou par la méthode de Valsalva, ou par la compression médiate du vaisseau au-dessus de la maladie.

La seconde indication à remplir dans le traitement de l'anévrisme spontané de l'artère fémorale consiste à rendre la force de la circulation dans le sac anévrismal inférieure à la force de rétraction de cette poche, ou bien à empêcher le passage du sang par la partie malade de l'artère. On emploie pour cela, 1.° la méthode de Valsalva, 2.° l'usage des préparations de digitale pourprée, 3.° l'application, sur l'anévrisme, des topiques astringens et réfrigérans, 4.° la compression, 5.° enfin l'opération de la ligature de l'artère (1).

ARTICLE II.

§. II. Valsalva ne fait point mention de la méthode de traitement de l'anévrisme qui porte son nom; et si l'on connaît ce moyen puissant, on est redevable de ce bienfait à Albertinus, qui l'a consignée dans le premier volume des commentaires de la société des sciences et des arts de Bologne. « La connaissance de la lésion qui constitue cette maladie (l'anévrisme interne), dit ce médecin célèbre, nous conduisit, Valsalva et

(1) Nous ne parlons point de la cautérisation, par la raison que ce moyen est aujourd'hui, comme il le mérite, entièrement abandonné.

moi, à penser que le moyen le moins dangereux, le plus puisant, et peut-être le moyen unique à lui opposer, serait de faire garder le lit au malade pendant environ quarante jours, après lui avoir fait une ou deux saignées, et de le soumettre à une diète tellement sévère, qu'il ne prît d'alimens que juste autant qu'il en faut pour soutenir la vie. » L'idée de cette pratique a été, suivant l'opinion de Morgagni (1), de l'illustre professeur Pelletan père (2) et de Hodgson (3), suggérée à Valsalva par le père de la médecine. Hippocrate propose, en effet, contre le crachement de sang, qu'il attribue aux varices du poumon, de pratiquer au malade, des saignées copieuses au bras, et de le soumettre à une diète rigoureuse jusqu'à ce qu'il soit presque vide de sang et réduit à un état de maigreur extrême : *conducit autem talibus*, dit-il (4), *si ab initio curandos suscipies, ut, et venæ de manibus sanguinem emittant et diæta è quâ quàm siccissimus et exanguissimus fiat.* Quoi qu'il en soit, toujours est-il que l'on peut par ce moyen, comme le démontre l'expérience de Valsalva (5), d'Albertinus (6), de Lancisi, (7), de Guattani (8), de Corvisart (9), de M. le professeur Pelletan

(1) *L. c.* — (2) *Clinique chirurgicale*, t. 2, p. 54. —(3) *Maladies des artères et des veines*, t. 1, p. 196. —(4) *De Morbis*, lib. 1, n. 10. — (5) Morgagni, *l. c.* — (6) *L. c.* — (7) *De Motu cordis et aneurysmatibus*, lib. 2, prop. 24, 57, 53. — (8) *De externis Aneurysmatibus*, p. 107. — (9) *Essai sur les maladies du cœur*, p. 348.

père (1) et de Hodgson (2), non-seument suspendre les progrès de l'anévrisme, mais encore effectuer complètement la cure de cette maladie.

Au rapport de Morgagni (3), Valsalva obtint ainsi la guérison d'un homme de qualité qui était atteint d'un anévrisme commençant. Cet homme ayant succombé quelque temps après à une autre affection, on trouva à l'examen du cadavre, que la portion d'artère qui avait été le siége de la maladie avait repris son calibre naturel, mais qu'en cet endroit le tissu du vaisseau était comme calleux : *cùm enim vir nobilis*, dit-il, *quem persanaverat* (Valsalva), *ex alio posteà morbo fortè interiisset, arteriam in quâ olim aneurysmatis initium fuerat, contractam rursùs ad naturalem modum, sed quasi callosam deprehendit.* L'illustre professeur M. Pelletan père rapporte dans sa *Clinique chirurgicale* deux cas fort remarquables d'anévrisme dont il a opéré la guérison par la méthode de Valsalva. En 1806 il entra à l'Hôtel-Dieu de Paris, dont M. Pelletan était à cette époque chirurgien en chef, un homme âgé de soixante-un ans, d'un tempérament sanguin, portier et crieur à la vente publique, et adonné aux boissons acoholiques, pour y être traité d'une tumeur anévrismale de six pouces de circonférence qu'il portait au côté droit de la poitrine.

(1) *Clinique chirurgicale*, t. 1, observ. 1, 2, 3, 4, 5, 7 ; p. 56, 60, 72, 76, 84.—(2) *Maladies des artères et des veines*, observ. 20, 22, 29, 30, 32, t. 1, p. 159, 164, 192, 193, 205. — (3) *L. c.*

« Pendant les premiers jours, dit M. Pelletan, je prescrivis huit saignées de trois palettes le matin, et de deux le soir. Le cinquième jour, la douleur et les pulsations étaient considérablement diminuées ; mais le pouls conservait encore de la plénitude. Deux nouvelles palettes de sang furent tirées : le pouls resta faible jusqu'au septième jour, qu'il se releva de nouveau. Une palette de sang fut encore tirée le matin, et une seconde le soir. Pendant ce temps, le malade fut tenu à une diète rigoureuse. Un cataplasme froid de graine de lin et de vinaigre était appliqué sur la tumeur, et renouvelé aussitôt qu'il devenait tiède. En huit jours ce traitement produisit des effets surprenans. La douleur et la pulsation disparurent ; la faiblesse du malade n'eut aucune suite pour l'état général de sa santé ; Il resta dans une tranquillité parfaite, sans se plaindre d'aucun malaise. Lorsque la douleur et la pulsation furent entièrement dissipées, nous nous rendîmes au désir extrême manifesté par le malade de prendre un peu d'alimens, mais en ayant soin que cela n'eût lieu que par degrés. Au bout de vingt-huit jours de ce traitement, cet homme quitta Paris. Quelques mois après, il reprit ses occupations de portier, devint plus gras qu'il n'était auparavant, et ne conserva aucun vestige de son affection, si ce n'est une pulsation légère et profonde dans l'endroit où l'on sent ordinairement les pulsations de la courbure de l'aorte. » Quatre ans après sa guérison, le malade mourut d'une fluxion de poitrine (1).

Le 11 avril de la même année, un couvreur, âgé de cinquante-un ans, fut admis dans le même hôpital pour un anévrisme de l'artère axillaire qui avait paru cinq semaines auparavant. La tumeur avait une forme ovoïde, et son volume était si considérable, que son corps remplissait tout le creux de l'aisselle, tandis que des extrémités de son grand diamètre l'une montait au-devant de la clavicule, et l'autre descendait au-dessous du niveau de la mamelle. Le membre était engorgé et douloureux. Le malade fut soumis sur-le-champ au traitement de Valsalva. « Je prescrivis, dit M. le professeur Pelletan, une diète absolue, une limonade minérale pour boisson, des compresses trempées dans du vinaigre froid sur la tumeur, et on fit une saignée de deux palettes au bras gauche. Le lendemain 12, la tumeur était déjà moins tendue et moins douloureuse, et l'on fit deux saignées, l'une le matin, et l'autre le soir, de deux palettes chacune. Le 13, la tumeur était considérablement diminuée. Les tégumens, plus souples, permirent d'y distinguer deux lobes, l'un répondant entre les attaches claviculaires du muscle deltoïde et du grand pectoral, et l'autre s'étendant au-dessous des mus-

(1) *Clin. chirurg.*, t. 1, observ. 3, p. 72.

cles pectoraux..... Le 14, le pouls se soutenait : on réitéra les saignées matin et soir. Le 15, on se contenta d'en faire une le matin. Les 16, 17 et 18, je laissai le malade s'affaiblir par la diète; il n'eut que deux bouillons par jour. Du 19 au 22, de même. A cette époque, la tumeur était diminuée d'un tiers ; les pulsations étaient imperceptibles, mais la faiblesse du malade était extrême et alarmante.... Cela dura deux jours ; après quoi le pouls se ranima au bras opposé, tandis que tout battement fut anéanti dans la tumeur. Les forces générales et l'appétit se développèrent ; nous insistâmes sur les soupes et la boisson de vin, que nous avions prescrites dans le moment de détresse. La tumeur devenant de jour en jour plus molle, j'eus lieu de craindre que le sang en caillots mous ne subît une décomposition qui aurait amené un fâcheux abcès; j'y fis appliquer des sachets de glace, qu'on continua pendant vingt jours, et que nous remplaçâmes alors par de l'eau salée. Enfin les parois de la tumeur prirent une sorte de retrait. Le 26 mai, quarante-sixième jour, nous commencions à concevoir que la résolution du sang deviendrait totale. La tumeur décrut de jour en jour : on distingua toutes les parties environnantes. Le bras reprit de la force et de la mobilité; la santé générale fut parfaite; nul battement dans la tumeur, ni au pouls du même côté. Le malade a quitté l'hôpital le cinquante-cinquième jour de son entrée. » Au bout de deux mois, « la tumeur n'offrait plus qu'un petit noyau occupant la partie postérieure et inférieure du creux de l'aisselle. » « Depuis lors le malade exerce journellement son métier de couvreur ; il ne s'aperçoit pas de faiblesse au bras, quoique les battemens de l'artère du pouls n'existent plus, et qu'il soit par conséquent évident que l'artère axillaire est oblitérée (1). »

« Quoi qu'il en soit, dit Sabatier, en parlant de la méthode de Valsalva, j'en ai expérimenté les bons effets sur un officier à qui il était survenu un anévrisme effrayant au-devant de l'extrémité humérale de la clavicule, à la suite d'un coup d'épée sous l'aisselle. Le danger de son état lui était connu, et il était résolu à tout entreprendre pour le diminuer ou pour retarder sa perte. Je lui proposai la méthode de Valsalva, et il n'hésita point à s'y soumettre. Après s'être fait saigner plusieurs fois et s'être mis au lit, il s'assujettit au régime le plus sévère. Sa boisson était une limonade fort aigre, avec l'eau de Rabel et de sirop de grande consoude. Il faisait un usage journalier des pilules d'alun d'Helvétius, et sa tumeur était couverte avec un sachet à moitié plein de folle farine de tan, trempé fréquemment dans un gros vin rouge. Il s'aperçut au bout de quelque temps que sa tumeur diminuait, et que

(1) *Clin. chirurg.*, t. 1, observ. 5, p. 76.

les pulsations en étaient moins sensibles. Cette apparence de succès ayant soutenu son courage, il persévéra dans l'emploi des moyens dont il vient d'être parlé, et il eut le bonheur de voir la tumeur se réduire à un tubercule de volume médiocre et fort dur, dans lequel on ne sentait plus de battemens. Peu à peu ses forces sont revenues; et j'ai eu la satisfaction de le voir entièrement guéri (1). » l'illustre professeur M. Boyer a vu « un perruquier de la rue de Bourgogne, faubourg Saint-Germain, qui fut guéri d'un anévrisme commençant de l'artère proplitée au bout de six mois de repos et d'un régime sévère, secondés par l'application de l'eau à la glace (2). » M. Yeatman, membre du collège royal des chirurgiens à Londres, a publié, il y a quelques années, l'histoire d'un anévrisme de l'artère sous-clavière dont il a obtenu la guérison par des évacuations sanguines copieuses souvent repetées, et par un régime sévère, secondées par l'usage de la poudre de digitale pourprée et par la compression de la tumeur. Le sujet de cette observation était un cordier robuste, agé de cinquante-sept ans. La tumeur, qui avait atteint le volume d'un petit œuf, et qui en avait la forme, était située au-dessus du bord supérieur de la clavicule, à un pouce et demi de l'extremité de cet

(1) *Médecine opératoire*, édit. de l'année 1824, t. 3, p. 124. — (2) *Maladies chirurgicales*, t. 2.

os. Le malade ressentait en toussant des douleurs dans l'intérieur de l'anévrisme, et éprouvait au bras du même côté un sentiment de torpeur et des picotemens. L'opération ayant été jugée impraticable, M. Yeatman le soumit à un régime débilitant, et lui prescrivit trois grains de digitale pourprée, à prendre chaque jour en trois fois, dix grains de coloquinte et trois grains de protochlorure de mercure, à prendre occasionnellement avec la digitale. Durant les trois premiers mois, on fit trois saignées de deux pintes chacune, et une de vingt-quatre onces. Au bout de ce temps, un appareil compressif fut appliqué sur la tumeur, et serré ensuite graduellement; néanmoins la tumeur augmenta. On pratiqua pendant un an un grand nombre de saignées de quatorze onces au moins chacune, et l'on posa tous les deux jours six sangsues sur la tumeur. Le malade se trouvant incommodé par l'usage de la digitale, ce moyen fut abandonné. La tumeur demeura stationnaire pendant quelques mois, durant lesquels les battemens cessèrent. Elle diminua ensuite rapidement, et disparut enfin pour toujours au bout d'un an et demi de traitement (1). La pratique de Valsalva dans le traitement de l'anévrisme mérite, comme on le voit d'après ce que nous venons de dire, beaucoup plus de considération qu'on ne lui en accorde

(1) *Bibliothèque médicale*, t. 52, p. 122.

généralement. Fondée sur l'expérience, qui en a suffisamment constaté les avantages, elle l'est aussi sur la raison. On sait que l'expansion du sac anévrismal est produite par l'impulsion du sang qui passe dans l'artère malade, et que le développement de cette poche s'opère d'autant plus rapidement qu'il pénètre une quantité plus grande de ce liquide dans son intérieur; on sait encore que, quand on lie une artère affectée d'anévrisme à une grande distance au-dessus de la tumeur, celle-ci reçoit quelquefois par les artères collatérales qui naissent de la portion du vaisseau comprise entre elle et la ligature une quantité de sang assez considérable pour y entretenir les battemens, qu'alors la force qui détermine l'expansion du sac anévrismal n'est point détruite par la ligature de l'artère, mais bien affaiblie seulement, et que ce fait seul suffit presque toujours pour effectuer la guérison de la maladie; on sait enfin que la guérison s'opère dans ce cas par la rétraction du sac anévrismal et des parties distendues qui l'environnent, et par la formation d'un caillot fibrineux dans son intérieur et dans la cavité de l'artère, jusqu'à la naissance des premières artères collatérales. On conçoit donc aisément après cela qu'en diminuant par les saignées et la diète la masse générale du sang, on s'oppose au développement de la tumeur anévrismale, et qu'on favorise sa contraction, ainsi que la coagulation du sang renfermé dans son intérieur, puisque, de cette manière, on diminue la quantité, qu'on ralentit le cours, et qu'on affaiblit l'impulsion du sang qui passe dans la partie malade de l'artère. La méthode de Valsalva est indiquée dans le traitement de l'anévrisme spontané de l'artère fémorale : si le malade est robuste, 1.° toutes les fois que la tumeur est située contre le ligament inguinal ; 2.° toutes les fois qu'il existe ou qu'il se développe en même temps que celui de l'artère fémorale un ou plusieurs anévrismes dans d'autres parties. On peut seconder ce moyen par l'usage intérieur des préparations de digitale pourprée, par l'administration de quelques purgatifs légers, par l'application des topique réfrigérans, ou par la compression pratiquée graduellement sur la tumeur anévrismale ; et si l'on a quelque raison d'attribuer la maladie à la syphilis, on peut en même temps, comme le conseille Lancisi, tenter un traitement antivénérien sagement dirigé et approprié à la circonstance.

§. III. La digitale pourprée, dont on a avec raison recommandé l'usage contre l'anévrisme, possède au plus haut degré le pouvoir de diminuer le nombre et la force des contractions du cœur, et d'augmenter l'action des vaisseaux absorbans. Il est pourtant des praticiens d'un très-grand mérite qui prétendent le contraire ; mais il est certain que cette prétention n'a aucun fondement ; car l'observation démontre chaque jour non-seulement qu'après quelque temps de l'usage de ce médicament administré à petite dose à des malades dont l'estomac est sain, les battemens des artères sont considérablement affaiblis, et réduits quelquefois au nombre de trente par minute, mais bien encore que les palpitations nerveuses du cœur et les hydropisies indépendantes d'une altération organique cèdent comme par enchantement à l'emploi de ce moyen (1). La digitale mérite donc pour cela d'occuper une place parmi les moyens dont on se sert pour combattre l'anévrisme. On comprend, en effet, qu'en diminuant la force de la circulation, et qu'en accélérant la résorption de la partie liquide du sang renfermé dans le sac anévrismal, cet agent peut et doit même concourir puissamment à la rétraction de cette poche, ainsi qu'à la formation, dans son intérieur, d'un caillot, qui, en se prolongeant dans l'artère, peut, comme cela arrive dans quelques cas de guérison spontanée d'anévrisme, déterminer l'oblitération de la portion malade du vaisseau ; au reste, l'expérience parle en sa faveur. « J'ai vu, dit Hodgson (2), employer (la

(1) M. le docteur Crouseilles, médecin à Oléron, nous a communiqué, il y a quelques années, entre autres faits très-remarquables, plusieurs observations d'hydropisie dont il a obtenu la guérison par l'administration seule des préparations de digitale pourprée. Nous avons lieu d'espérer que ce savant distingué publiera bientôt ces résultats brillans de sa pratique. — (2) *Maladies des artères et des veines*, t. 1, p. 211.

digitale) dans le traitement des anévrismes, et quelquefois avec un bienfait marqué, surtout lorsque la maladie était compliquée d'hydropisie. » L'usage de ce médicament convient toujours dans le traitement de l'anévrisme spontané de l'artère fémorale, mais principalement alors que le malade n'a pas la force de supporter une diète rigoureuse et des évacuations sanguines abondantes. Allié avec la méthode de Valsalva et avec l'application sur la tumeur des topiques réfrigérans, ce moyen peut contribuer pour beaucoup à la guérison de l'anévrisme. Administrée après l'opération de la ligature de l'artère, la digitale peut aussi, en affaiblissant la circulation, prévenir l'hémorrhagie consécutive, et favoriser en même temps la résolution de la tumeur anévrismale. La digitale pourprée est encore, dans le cas où la maladie est au-dessus de toutes les ressources de l'art, l'agent le plus puissant pour en ralentir la marche. Les préparations de cette plante qu'on emploie sont, la poudre, et la teinture. Si l'on veut donner la digitale à l'intérieur, la première de ces préparations mérite la préférence. On en augmente la dose graduellement. Ainsi, par exemple, on commence par un grain, et l'on finit par en faire prendre jusqu'à quinze dans les vingt-quatre heures. Nous croyons devoir faire remarquer que, pour atteindre de cette manière au but qu'on se propose, il importe surtout que l'estomac du malade soit parfaitement sain. Si cet organe est très-irritable, on peut administrer la poudre de digitale en pilules, et corriger son action irritante par l'extrait aqueux d'opium ; mais si l'estomac est irrité, ce qui a très-souvent lieu quand l'anévrisme est parvenu au-delà du terme moyen de son développement, il faut administrer la teinture en frictions à la dose d'un gros, et pratiquer ces dernières sur l'un des côtés de la poitrine alternativement, d'abord une fois, puis deux, et ainsi de suite toutes les vingt-quatre heures, et plutôt pendant la nuit que dans le jour, si cela est possible sans incommoder le malade.

§. IV. On a conseillé contre les anévrismes externes d'appliquer sur la tumeur diverses préparations emplastiques, des sachets remplis de tan ou de quelque poudre absorbante, des compresses trempées dans du vin, du vinaigre et de l'eau-de-vie camphrée, ou dans de fortes décoctions de quelques substances astringentes; mais on commence à reconnaître aujourd'hui que les succès qu'on a attribués à l'action de ces topiques sont dus à d'autres moyens dont on a fait usage en même temps, et que non-seulement leur emploi est inutile, mais bien encore nuisible, par la raison qu'il a l'inconvénient de fatiguer le malade, d'enflammer la peau qui recouvre la tumeur, et par conséquent celui d'exalter les souffrances, et de provoquer ou d'avancer l'issue funeste de la maladie. Ainsi ces remèdes doivent être exclus du traitement de l'anévrisme, à moins toutefois qu'on ne veuille les employer dans l'intention ou de hâter la résolution de la tumeur anévrismale après la ligature de l'artère, ou de dissiper, en les appliquant sur le membre affecté dans toute son étendue, l'engorgement œdémateux de cette partie qui accompagne l'anévrisme dans son développement; et l'on peut, dans ce cas, entourer le membre entier de linges trempés dans du vin chaud camphré, comme le pratiquait Gavina, qui a fait quelquefois de cette manière disparaître dans l'espace de quelques jours des engorgemens œdémateux très-considérables (1), ou, qui mieux est, appliquer des longuettes disposées en bandage de Scultet, et imbibées d'eau végéto-minérale.

§. V. Persuadés qu'en déterminant la coagulation du sang renfermé dans le sac, et qu'en excitant en même temps la rétraction des parois de cette poche, il était possible d'effectuer la guérison de l'anévrisme, plusieurs praticiens ont, dans cette intention, employé divers topiques réfrigérans, la plupart avec avantage, et quelques-uns avec un succès complet. Th. Bartolin rapporte en ces termes un cas d'anévrisme traumatique de l'artère brachiale qui fut guéri par l'ap-

(1) *Voy.* plus haut, sect. 1, p. 88.

plication de la neige sur la tumeur. *Autor compendii apud Nicolum Florentinum*, serm. 7, tr. 5, summ. 1, c. 24, *de matre sanguinis emburisci, dixit, quod quidam de vulgo amicus servi cujusdam propter apertionem venæ basilicæ aneurisma passi, præceperit ei ut sæpe nivem supra tumorem imponeret; undè sanatus factus est* (1). M. Guérin de Bordeaux a publié en 1796 deux exemples de guérison d'anévrisme obtenue par ce moyen (2). En août 1790, il entra à l'hôpital Saint-André de Bordeaux un charretier d'une constitution athlétique, pour y être traité d'un anévrisme de l'artère sous-clavière droite. La tumeur, qui avait alors le volume d'un œuf de poule, s'étendit ensuite en peu de temps jusqu'à l'intervalle des deuxième et troisième côtes d'une part, et de l'autre jusqu'à la base de la mâchoire inférieure. La peau qui la recouvrait s'enflamma, et devint si tendue, qu'on s'attendait à sa rupture prochaine. Le malade éprouvait des douleurs intolérables, et le bras du même côté était enflé et engourdi. On fit quelques saignées; une tisane acidulée avec l'eau de Rabel fut prescrite, et l'on appliqua sur la tumeur des compresses imbibées d'oxycrat. L'inflammation de la peau et les douleurs se dissipèrent. Au bout d'un mois de ce traitement, les battemens avaient cessé dans

(1) *De nivis usu medico observationes variæ*; Hafniæ, 1661, cap. 27, p. 154. — (2) *Mémoire sur les anévrismes*, observ. 4, 5.

la tumeur, et celle-ci était plus petite, dure et insensible au toucher. A la fin du mois d'avril 1791, le malade sortit de l'hôpital avec une grosseur dure, insensible, et du volume d'un petit œuf de poule au lieu de l'anévrisme, et sans autre incommodité qu'un peu de gêne dans les mouvemens du bras. Deux ans après, pendant lesquels il s'était livré sans réserve aux travaux pénibles de sa profession, les choses se trouvaient dans le même état. En 1795, on admit dans le même hôpital un manouvrier âgé de quarante ans, et d'un tempérament bilieux, qui avait, à la partie moyenne de la cuisse droite sur le trajet de l'artère fémorale un anévrisme dont l'étendue était de plus de six pouces de haut en bas, et de quatre transversalement. La peau qui l'enveloppait était enflammée, et la partie inférieure du membre enflée. Les chirurgiens consultans de l'hôpital furent convoqués par M. Treyran, chirurgien en chef. L'assemblée jugea que l'opération était indiquée; mais qu'attendu qu'il n'était point urgent de la pratiquer, il fallait auparavant essayer de guérir la maladie par l'emploi des réfrigérans. En conséquence, on pratiqua une saignée au malade; une tisane acidulée avec l'eau de Rabel fut prescrite, et l'on fit appliquer sur la tumeur une compresse bien épaisse, imbibée d'oxycrat froid. On réitéra la saignée le troisième et le cinquième jour. Le seizième jour, l'engorgement œdémateux du membre s'étendait jusqu'au-dessus de la tumeur. On appliqua alors sur cette partie, dans toute sa longueur, des longuettes disposées en bandage de Scultet, et mouillées d'oxycrat froid, et sur la tumeur anévrismale une compresse épaisse, trempée fréquemment dans le même liquide. Le dix-septième jour, l'œdème avait diminué au point qu'on fût obligé de serrer tout l'appareil. Les douleurs avaient disparu, et l'on ne sentait ni pulsations, ni le moindre frémissement dans la tumeur. Le cinquantième jour, celle-ci se trouvait réduite à la moitié de son volume. Le soixante-huitième jour, le malade sortit de l'hôpital pour reprendre ses travaux; la tumeur anévrismale était alors de la grosseur d'un œuf d'oie. Plusieurs mois après, son volume était considérablement diminué, et le malade ne se plaignait d'autre incommodité que d'un léger engourdissement de la jambe et d'un peu de gêne dans les mouvemens du membre.

M. Larrey, l'un de nos chirurgiens les plus illustres, rapporte, dans ses *Mémoires de chirurgie militaire* (1), l'histoire d'un anévrisme dont il a opéré la guérison par l'application de la glace sur la tumeur. Le sujet de cette observation était un sergent de la garde royale, qui, dans le courant du mois d'avril 1817, reçut un coup d'épée à la partie supérieure de la cuisse droite,

(1) T. 4, p. 324.

à la suite duquel il se forma à l'aine du même côté une tumeur du volume du poing. Cette tumeur offrait dans toute son étendue une couleur légèrement bleuâtre et des battemens isochrones aux contractions du cœur. Le malade éprouvait au même endroit un sentiment d'ardeur, ainsi qu'à la jambe et au pied du même côté. On le saigna deux fois en vingt-quatre heures ; de l'eau de gruau d'orge à la glace fut prescrite pour boisson, et en même temps une potion émulsionnée à prendre pendant la nuit. On appliqua sur la tumeur un cataplasme émollient froid, et l'on enveloppa la jambe dans une flanelle chaude. Dès le troisième jour, on joignit la glace au cataplasme. « Ces moyens, dit M. Larrey, dissipèrent totalement les accidens de l'inflammation ; la tumeur diminua de volume, et les pulsations, en se concentrant, se réduisirent sensiblement tous les jours. Nous substituâmes au cataplasme la glace pure, contenue dans une vessie ; elle était renouvelée fréquemment, et continuée sans interruption. La réduction de la tumeur fut suivie d'une douleur vive au genou et à la jambe du même côté. Les battemens de l'artère fémorale au bout du muscle couturier et à son passage au jarret, avaient éprouvé une grande diminution, tandis qu'il s'en manifestait de très-sensibles sur le trajet de l'artère articulaire au côté interne du genou. Ces phénomènes, ajoute M. Larrey, nous portaient à croire que l'artère fémorale s'était oblitérée dans une grande partie de son étendue.... Néanmoins ces nouveaux signes disparurent peu à peu, et la circulation paraît s'être rétablie dans le tronc de l'artère lésée et dans toutes ses branches; car les pulsations se font sentir d'une manière évidente sur leur trajet jusqu'à la région poplitée. »

En 1817, il a été publié par M. Ribes un autre exemple de guérison d'anévrisme obtenue par le même moyen que dans le cas précédent (1). Un soldat âgé de quarante-six ans, qui avait eu plusieurs fois la maladie vénérienne, fut admis, en 1799, dans l'hôtel des Invalides pour une légère infirmité résultant d'un coup d'épée qu'il avait reçu trois ans auparavant à la partie supérieure et interne de la cuisse droite. Il portait au milieu du jarret, du même côté, une tumeur anévrismale qui avait acquis dans l'espace de quelques mois le volume d'un œuf de poule. Il ressentait une sorte de fourmillement et des picotemens à la plante du pied, et la partie inférieure du membre était lourde et enflée. Aussitôt après son arrivée, le malade entra à l'infirmerie. Sabatier, qui était alors chirurgien en chef des Invalides, prescrivit pour toute nourriture de la soupe et du bouillon ; et pour boisson une tisane acidulée avec

(1) *Quelques considérations sur les ressources de la nature dans la cure de l'anévrisme, etc.* (*Bulletins de la Faculté de médecine de Paris et de la société établie dans son sein*, ann. 1817, t. 5 p. 290.

l'eau de Rabel. On appliqua sur la tumeur de la glace, tantôt en morceaux, tantôt légèrement pilée et enveloppée dans un linge. « Dès les premiers quinze jours, les picotemens et fourmillement diminuèrent, et le membre tomba dans un engourdissement qui n'était ni douloureux ni pénible. Au bout d'un mois, la tumeur avait diminué de volume, et elle était plus rénitente; ses parois étaient plus épaisses et plus dures, ses battemens un peu moins marqués et plus obscurs.... A la fin du second mois, la tumeur présentait au plus le tiers de son volume primitif; elle était dure, résistante au toucher, et on n'y apercevait presque plus de battemens.... A la fin du troisième mois, la tumeur avait à peu près neuf centimètres de longueur, et son milieu était du volume d'un œuf de pigeon; elle avait acquis beaucoup de dureté, et il y avait une quinzaine de jours qu'on ne sentait plus aucun battement... A la fin du quatrième mois (le malade) sortit de l'infirmerie. Le membre était moins gros que celui du côté opposé; l'extension ne se faisait pas complètement; mais, ajoute M. Ribes, nous regardâmes le malade comme entièrement guéri... (Un an après), le membre avait la grosseur, la rectitude et la force de celui du côté opposé. Treize années se passèrent sans que cet invalide éprouvât la moindre indisposition. » Dans les derniers jours du mois de décembre 1811, il succomba à une maladie du cœur. A l'examen du cadavre, on trouva « l'artère poplitée convertie en une sorte de ligament dans l'étendue d'environ onze centimètres et demi. La portion, qui était encore tuméfiée dans la partie moyenne de l'artère, présentait une longueur de sept centimètres; cette portion, dans l'état frais, avait dans son milieu dix-sept millimètres d'avant en arrière, et vingt-trois transversalement.

L'emploi des topiques réfrigérans, dont l'efficacité contre l'anévrisme externe est, comme on le voit, suffisamment établie par les faits remarquables que nous venons d'exposer, a l'inconvénient d'exciter quelquefois une toux insupportable et presque toujours des douleurs qui forcent souvent à l'abandonner. « Je l'ai vue, dit Hodgson, en parlant de l'emploi de la glace, appliquer sur un anévrisme inguinal; mais la douleur qu'elle produisit fut si grande, qu'on fut obligé d'en discontinuer l'usage (1). » Ce moyen convient dans le traitement de l'anévrisme de l'artère fémorale lorsque la ligature n'est point praticable au tronc même de ce vaisseau; et lorsque, l'étant, il n'est point urgent de faire cette opération, si toutefois la santé d'ailleurs du malade le permet. On peut seconder son action par un repos absolu, par un régime sévère, par des boissons acides, par l'usage des préparations de digitale pourprée, par quelques émissions sanguines, et enfin par la

(1) *Maladies des artères et des veines*, t. 1, p. 212.

compression de l'artère au-dessus de la maladie Pour obtenir sûrement et sans danger pour le malade, par l'emploi des topiques réfrigérans, l'effet qu'on se propose, il faut que ces topiques soient appliquées sur la tumeur anévrismale sans interruption, et en commençant par les moins énergiques. On se servira donc, d'abord de compresses bien épaisses, ou bien d'éponges imbibées, soit d'oxycrat froid, soit d'eau végéto-minérale; et si la tumeur est très-douloureuse, on pourra ajouter à ces liquides une quantité convenable de solutum aqueux d'opium. Après un certain temps de l'usage de ces topiques, on les remplacera par la glace pilée, enveloppée dans un linge, ou renfermée dans une vessie. On aura de cette manière l'avantage d'habituer le malade à l'action importune du froid, d'obvier au transport de l'irritation sur un organe important, et enfin de prévenir la mortification de la peau qui recouvre l'anévrisme. Si la tumeur diminue de volume, si ses battemens se concentrent et s'obscurcissent, si sa consistance augmente de plus en plus, on continuera le traitement; mais si au contraire la maladie fait néanmoins des progrès, si la gangrène se montre à la surface de la tumeur, si les forces du malade s'affaissent au point de diminuer l'espoir de le sauver par les moyens chirurgicaux, si encore il se manifeste des signes d'irritation de quelque viscère, il faudra le suspendre incontinent, et même l'abandonner pour toujours, si déjà, dans le dernier de ces cas, il n'est survenu quelque changement favorable dans l'état de l'anévrisme.

CHAPITRE II.

ARTICLE I.

§. VI. Nous avons dit plus haut que, pour effectuer la cure de l'anévrisme, il fallait ou rendre la force du sang qui distend le sac, inférieure à la force de rétraction de cette poche, ou empêcher le passage de ce liquide dans la partie malade de l'artère. Nous avons fait voir dans l'article précédent quels sont les moyens qu'on a mis en pratique pour satisfaire à la première de ces conditions, et quels ont été les résultats de leur emploi. Maintenant nous allons passer en revue les moyens qu'on a proposés, et ceux dont on a fait usage pour remplir la dernière.

L'observation ayant appris que, dans la guérison de l'anévrisme effectuée par les seuls efforts de la nature, cette guérison avait lieu par l'oblitération de la partie malade de l'artère, et que, dans les cas d'anévrisme de l'artère fémorale où la guérison s'opérait de cette manière, les artères situées au-dessus de l'oblitération fournissaient presque toujours au membre inférieur une quantité suffisante de sang pour y maintenir la vie, on a cherché à produire un effet semblable pour accomplir la cure de cette maladie, d'abord par la compression, et ensuite par l'opération de la ligature de l'artère.

§. VII. On a pensé qu'en faisant rentrer dans l'artère, alors que l'anévrisme fémoral est peu volumineux, indolent, et qu'il est situé au voisinage du corps du fémur, ou qu'il repose sur le pubis le sang qu'il contient, qu'en rapprochant et comprimant sur ces os, l'une contre l'autre, soit les parois du sac, soit celles du vaisseau à l'endroit même et aux environs de la lésion, on pouvait y exciter l'inflammation, et produire ainsi leur adhérence mutuelle. On a de même pensé qu'en comprimant la tumeur anévrismale dans le cas où elle est remplie de caillots, on pouvait aussi, par l'intermédiaire de ces caillots, aplatir et comprimer l'artère tant au-dessus qu'au-dessous de son ouverture, et en déterminer l'oblitération par l'adhérence de ses parois. On a pensé encore que, si l'on comprimait l'anévrisme graduellement, on ferait rentrer dans l'artère d'abord le sang liquide, puis une partie du coagulum qu'il contient, que cette partie du coagulum intercepterait entièrement la circulation dans le vaisseau jusqu'à la naissance des premières artères collatérales situées au-dessus de la maladie, qu'elle serait ensuite absorbée peu à peu; qu'en attendant l'artère se resserrerait, et que le vaisseau et la tumeur anévrismale finiraient par se convertir, le premier en un cordon, et la dernière en un noyau fibreux. On a en conséquence employé, pour remplir ces vues diverses, et parfois avec succès (1) des moyens divers. Heister (2), Senf (3), Arnaud (4), Bourdelot (5), Foubert (6), Rava-

(1) Anévrisme de l'artère carotide.... guéri par la compression de la tumeur.. (a).
de l'artère sous-clavière.................. (b).
de l'artère brachiale...................... (c).
de l'artère brachiale...................... (d).
de l'artère brachiale...................... (e).
de l'artère brachiale...................... (f).
de l'artère brachiale...................... (g).
de l'artère brachiale...................... (h).
de l'artère brachiale...................... (i).
de l'artère brachiale...................... (k).
de l'artère brachiale...................... (l).
de l'artère fémorale...................... (m).
de l'artère fémorale...................... (n).
de l'artère fémorale...................... (o).
de l'artère fémorale...................... (p).
de l'artère poplitée...................... (q).
de l'artère poplitée...................... (r).
de l'artère poplitée, etc.................. (s), etc.

(2) *Instit. chir.*, tab. 5, fig. 6; tab. 11, fig. 8, 9. — (3) Platneri *Instit. chir.*, tab. 2, fig. 10. — (4) *Mémoires de chirurgie*, t. 1, p. 186, 196, tab. 4, 5. — (5) Dionis, *Cours de chirurgie*, p. 697. — (6) *Mémoires de l'acad. roy. de chirurgie*, t. 2, p. 535.

(a) Acrel, *voy.* Verbrugge, *de Aneurysmate*, sect. 7, paragr. 25, p. 75, 76. — (b) *Id. ibid.* — (c) Hildan., cent. 3, observ. 44. — (d) Tulpius, *voy. Mém. de l'acad. roy. de chirurgie*, t. 2, p. 541. — (e) Saviard, *Recueil d'observ. chir.*, ann. 1702. — (f) Dehaen, *Rat. med.*, pars 4, cap. 2, paragr. 2. — (g) Leber, *voy.* Plenk, *Sammlung von beobachtungen*, *etc.*, p. 13. — (h) Petit, *Histoire de l'acad. roy. des sciences*, 1735. — (i) Monro, *Essays and Observ.*, vol. 3, p. 279. — (k) Bourdelot, *voy.* Weltinus, *de Aneurysmate*, p. 24. — (l) Foubert, *Mémoires de l'acad. roy. de chirurgie*, t. 2, p. 535. — (m) Arnaud, *Mémoires de chirurgie*, t. 1, p. 192. — (n) Mayer, *voy.* plus haut, p. 64. — (o) Kinglate, *Journal de médecine*, *etc.*, par Leroux, etc.; 1788, t. 77, p. 65. — (p) Dupuytren, *nouv. Dict. de médecine*, 1821, t. 2, p. 343. — (q) Guattani, *de externis Aneurysmatibus*, hist. 7, p. 33. — (r) *Ibid.*, hist. 8, p. 34. — (s) *Id.*, hist. 9, p. 35.

ton (1), Leber (2), etc., ont proposé, pour exécuter ce mode de compression, des machines analogues au tourniquet de Petit. Mais la plupart des praticiens ont abandonné l'emploi de ces machines, malgré l'avantage capital qu'il offre de ne point gêner la circulation dans le membre, pour adopter le procédé de Guattani. Suivant ce procédé, le malade étant couché et le membre dans la demi-flexion, on applique sur la tumeur anévrismale d'abord une couche de charpie, puis deux longuettes bien épaisses, disposées en X. Si l'anévrisme occupe la partie moyenne de la cuisse, on place ensuite une compresse graduée sur le trajet de l'artère fémorale au-dessus de la maladie, et l'on assujettit enfin ces différentes pièces avec un bandage roulé, médiocrement serré, qui, partant d'au-dessous de la tumeur, va se terminer à la partie supérieure du membre, et qu'on fixe à l'aide de quelques jets de bande autour du bassin ; mais si l'anévrisme a son siége à l'aine, on met par-dessus les longuettes une ou plusieurs compresses triangulaires ; on maintient le tout, et l'on exerce le degré convenable de compression au moyen du spica inguinal. Ce procédé présente non-seulement l'inconvénient de s'opposer au développement de la circulation latérale, mais bien encore celui d'occasionner l'œdème et l'engourdissement de la partie infé-

(1) *Pratique moderne*, t. 3, pl. 18. —(2) Plenk, ouvr. c., tab. 1, fig. 1.

rieure du membre, ou de les augmenter, si déjà ils existent. Il est toutefois un moyen de prévenir l'œdème ou d'empêcher ses progrès : il consiste à appliquer préalablement sur toute la longueur du membre, au-dessous de l'anévrisme, un bandage roulé ou le bandage à bandelettes séparées de Scultet. L'appareil compressif étant appliqué, on l'arrose souvent avec un liquide réfrigérant ou astringent, et on le serre quand il se trouve par trop relâché, ce qui a ordinairement lieu du dixième au vingtième jour. On recommande au malade le plus grand repos, et on le soumet à un régime sévère et à l'usage des tisanes acides. On peut seconder la compression par des évacuations sanguines répétées, l'administration des préparations de digitale pourprée, et l'application, sur la tumeur, de sachets remplis de glace pilée. Si l'anévrisme s'endurcit et diminue progressivement de volume, il faut continuer ce mode de traitement avec beaucoup de soin ; mais si néanmoins la tumeur augmente et devient très-douloureuse, il faut y renoncer, et avoir recours ou à la compression médiate de l'artère au-dessus de l'anévrisme, si elle est praticable, ou à l'opération de la ligature du vaisseau.

§. VIII. Après la compression de la tumeur comme moyen curatif de l'anévrisme, on a employé, dans la même intention, la compression médiate de l'artère au-dessus de la maladie. Soit qu'ainsi l'on détermine l'inflammation du vaisseau à l'endroit où il est comprimé, et par suite son oblitération par l'adhérence mutuelle de ses parois, soit qu'en empêchant de cette manière le sang d'arriver jusqu'à l'anévrisme, on permette à la partie de ce liquide renfermée dans le sac de se coaguler, et à ce dernier, ainsi qu'à la portion correspondante de l'artère de se rétracter et de s'oblitérer, toujours est-il qu'on a obtenu quelquefois par ce moyen la cure de l'anévrisme (1), et qu'il n'en est point de plus puissant pour suspendre les progrès de cette maladie. Ce mode de compression est indiqué, et doit même être mis en pratique avant l'emploi de tout autre moyen plus efficace, dans le traitement de l'anévrisme de l'artère fémorale, toutes les fois qu'il existe un intervalle de plus de deux pouces entre la partie supérieure de la tumeur et l'arcade curale. On peut, pour l'exécuter, faire

(1) M. Albers de Bremen a guéri un anévrisme de l'artère fémorale par la compression de ce vaisseau au-dessus de la tumeur. (*Voy.* plus haut, p. 109.) M. le professeur Dubois a obtenu la guérison de plusieurs anévrismes poplités par la compression médiate de l'artère fémorale. (Richerand, *Dictionnaire des sciences médicales*, art. *anévrisme.*) M. le professeur Boyer rapporte deux observations d'anévrisme poplité guéri par le même moyen. (*Traité des maladies chirurgicales*, t. 2, p. 204, 206, observ. 1, 2.) M. le professeur Dupuytren a obtenu, 1.° la guérison d'un anévrisme poplité par la compression médiate de l'artère fémorale (Breschet, traduction du *Traité des maladies des artères et des veines* de Hodgson, t. 1, p. 249); 2.° celle d'un anévrisme de l'artère fémorale par la compression médiate de cette artère au-dessus de la tumeur. (*Bulletins de la Faculté de médecine de Paris, et de la société établie dans son sein*, t. 6, p. 433.)

usage du bandage de M. Albers de Bremen, du compresseur inguinal de M. le professeur Dupuytren, ou du bandage de M. Verdier. Le bandage de M. Albers est composé d'une pelote qu'on applique sur l'artère fémorale contre le pubis, et de deux courroies fixées, l'une à la partie supérieure, et l'autre à la partie inférieure de la pelote, qui embrassent, la première, le corps, et la dernière la cuisse, et qu'on serre à volonté au moyen d'une boucle attachée à l'une de leurs extrémités. La pelote est elle-même composée de deux morceaux de fer; le supérieur a la forme ordinaire et est recouvert de cuir; l'inférieur est arrondi et garni en dessous avec de la toile, et par-dessus avec de la peau: ces deux parties de la pelote sont unies par une vis qui sert à augmenter ou à diminuer la pression à volonté (1). Ce bandage a un très-grand vice; c'est de comprimer également la cuisse dans toute sa circonférence, et par conséquent de gêner la circulation latérale ou d'empêcher son établissement, et de déterminer ou bien d'augmenter, quand ils existent, l'engourdissement et l'œdème du membre. Pour ce motif les bandanges de M. le professeur Dupuytren et de M. Verdier méritent la préférence. Le compresseur inguinal de M. Dupuytren est analogue au bandange de Camper, et construit d'après les mêmes prin-

(1) *Voy.* plus haut, p. 109.

cipes : il consiste, suivant la description qu'en a donnée le célèbre professeur M. Breschet (1), en une bande d'acier élastique, une pelote, deux sous-cuisses et un petit coussin ; et est entièrement recouvert de peau de chamois. La bande d'acier forme les cinq sixièmes d'un ovale qui embrasse le bassin. L'une des extrémités de cette bande est plus large que l'autre, et prend, par l'entremise du petit coussin, un appui sur la hanche du côté sain. L'autre, placée dans l'aine du côté malade, se contourne d'abord de haut en bas, d'avant en arrière, et un peu sur elle-même, puis d'arrière en avant pour s'avancer vers le côté opposé. La pelote a deux pouces de hauteur et un pouce et demi de largeur ; elle est fixée à l'extrémité étroite de la bande, à environ six pouces de sa terminaison ; elle correspond au milieu de l'espace compris entre la symphyse pubienne et l'épine antérieure et supérieure de l'ilium, et comprime en cet endroit l'artère fémorale contre le corps du pubis. Les deux sous-cuisses sont attachés à la partie postérieure de l'ovale, se portent de là à sa partie antérieure, où ils sont fixés par des boutons de cuivre, et servent, celui du côté sain à assujettir le corps du bandage, et celui du côté de la maladie au même office et à augmenter la

(1) Traduction du *Traité des maladies des artères et des veines* de Hodgson, t. 2, p. 248.

compression, si la force de l'instrument qui l'exerce par son élasticité est insuffisante.

Le bandage de M. Verdier se compose d'un ressort d'acier, d'une branche du même métal, d'une pelote et d'un sous-cuisse, est parfaitement garni et entièrement recouvert de peau de chamois. Le ressort offre une courbure à peu près elliptique, et embrasse les onze douzièmes de la circonférence du bassin; il a trois travers de doigts de largeur, et est soumis à un degré de trempe, qui, en lui laissant un grand degré d'élasticité, l'empêche de se déformer. L'une de ses extrémités est plus large que l'autre; elle se contourne en avant sur la hanche du côté sain, et se termine par une espèce de crosse; cette crosse est armée de deux boutons de cuivre qui donnent attache à l'un des bouts du sous-cuisse: l'autre extrémité se contourne de même en avant sur la hanche du côté affecté, mais de manière à s'éloigner d'un travers de doigt de l'aine; elle offre trois trous placés à peu de distance l'un de l'autre, qui servent, les deux à y fixer, au moyen de deux vis et d'autant d'écrous, la branche du bandage, et le troisième à allonger ou à raccourcir cette dernière à volonté. La branche du bandage a environ trois lignes d'épaisseur et un pouce de largeur sur cinq à six pouces de longueur, et se contourne près de son extrémité libre de haut en bas et d'avant en arrière. La pelote est composée, 1.° de deux platines d'acier de forme ovale, et placées l'une sur l'autre; 2.° d'un morceau de liége conique recouvert de peau, et de deux pouces environ de hauteur sur un pouce et demi de largeur; 3.° de deux tiges de fer; 4.° enfin d'une vis. La platine supérieure est solidement fixée à l'extrémité de la branche du bandage par une vis et un écrou. Le morceau de liége est attaché sous la platine inférieure. Les tiges de fer sont implantées aux extrémités de cette platine, et s'engagent dans deux trous pratiqués pour les recevoir aux extrémités de la platine supérieure. La vis traverse les deux platines à leur centre, et sert à graduer la compression. La pelote placée sur le pubis comprime l'artère fémorale sur cet os de haut en bas et d'avant en arrière. Le sous-cuisse est en peau de chamois, large et bien matelassé; partant de la partie postérieure du corps du bandage, il vient par-dessous le membre sain se fixer à sa partie antérieure aux deux boutons de cuivre dont sa crosse est armée, et a pour office d'assujettir le bandage (1).

Ce compresseur et celui de M. le professeur Dupuytren réunissent, ce nous semble, toutes les conditions désirables pour remplir avec le moins d'inconvéniens l'objet qu'on se propose

(1) *Mémoire sur un appareil compressif de l'artère iliaque externe dans le cas d'anévrisme inguinal*, lu à l'académie royale de médecine, le 7 février 1822, par P. L. Verdier, chirurgien herniaire de la marine royale, etc., p. 9, 26, fig. 1, 2, 3, 4, 5.

par leur emploi ; et nous sommes bien convaincu que, si l'on soumettait le malade pendant quatre ou cinq jours au plus haut degré d'action dont ces compresseurs sont capables, on exciterait l'inflammation dans l'artère à l'endroit comprimé, et qu'ainsi et pendant ce temps-là seulement on en obtiendrait l'oblitération solide par l'adhérence mutuelle de ses parois. La compression pratiquée de cette manière détermine des douleurs très-violentes ; nous pensons que dans tous les cas d'anévrisme où elle est praticable, elle mérite néanmoins la préférence sur l'opération même de la ligature de l'artère, par la raison qu'ainsi l'on n'expose point le malade aux accidens graves de cette opération.

Avant d'appliquer le compresseur, il faut avoir le soin de raser la partie sur laquelle il doit agir ; et en l'appliquant, celui de mettre le malade dans une attitude telle, que le membre affecté soit dans la demi-flexion et couché sur la face externe, que le bassin soit un peu élevé, et la paroi de l'abdomen dans le plus grand relâchement possible. On lui recommande ensuite de garder avec soin la même attitude et de rester parfaitement en repos ; on le soumet à un régime rigoureux et à l'usage des tisanes acides, et l'on seconde la compression par des saignées répétées, par l'administration des préparations de digitale pourprée et par l'application des topiques réfrigérans sur la tumeur anévrismale. La compression médiate des artères présente l'inconvénient d'enflammer ou de mortifier les tégumens, et alors qu'on l'exerce sur l'artère fémorale contre le corps du pubis, celui encore de pincer et d'irriter le nerf crural qui descend le long du côté externe de ce vaisseau; elle occasionne par conséquent des douleurs telles, qu'on se voit le plus souvent pour cela dans l'obligation ou de la suspendre, ou d'y renoncer; mais, en revanche, elle offre, sinon l'avantage d'effectuer la cure de l'anévrisme, toujours du moins celui d'en ralentir la marche, et de préparer, en favorisant le développement de la circulation collatérale, le succès de l'opération de la ligature de l'artère, et mérite par ce seul motif, comme nous l'avons déjà dit, d'être mise en usage avant cette dernière, dans tous les cas où elle est praticable.

§. IX. Comme l'on a tenté la cure de l'anévrisme par la compression médiate de l'artère au-dessus de la tumeur, de même aussi on l'a tentée par celle du vaisseau au-dessous de la maladie, alors que celle-là était impraticable. On a cru que le sang, étant par ce moyen arrêté dans l'anévrisme et dans l'artère jusqu'à la naissance des premières branches artérielles situées au-dessus de la lésion, devait nécessairement se coaguler en totalité dans l'intérieur de ces parties, et que ces parties devaient ensuite, la première se transformer en une petite tumeur fibreuse, et la dernière s'oblitérer parfaitement. Ce mode de traitement a été employé une fois (1) pour un anévrisme de la partie supérieure de l'artère fémorale ; mais l'événement fit voir en cette circonstance, comme on le voit en beaucoup d'autres, que ce qui est bien fondé en théorie ne l'est pas toujours en pratique; et en effet, la tumeur fit promptement de tels progrès, qu'on fut bientôt obligé de l'abandonner.

§. X. L'expérience ayant appris d'une part que, dans le cas où une artère était ouverte, soit par l'opération de l'artériotomie, soit accidentellement, il suffisait, pour en obtenir l'oblitération radicale, de la comprimer pendant un certain temps à l'endroit même de la lésion, et d'une autre, que la compression exercée sur la partie malade de l'artère par l'entremise des caillots renfermés dans le sac anévrismal était rarement efficace, on a d'après cela recommandé d'ouvrir l'anévrisme, d'enlever les caillots qu'il contient, et de comprimer le vaisseau immédiatement à l'endroit même et au-dessus de la lésion. Ce mode de traitement a été mis fréquemment en usage, et quelquefois avec succès. Guattani rapporte qu'ayant en 1762 à traiter conjointement avec Maximini et plusieurs autres médecins distingués un orfèvre, âgé de cinquante-cinq ans,

(1) Par M. Vernet, chirurgien en chef des armées. (Marjolin, *nouveau Dictionnaire de médecine*, 1822, t. 2, p. 285.

pour un anévrisme inguinal très-volumineux, il fit ouvrir la tumeur par Maximini de manière à mettre la partie correspondante de l'artère fémorale entièrement à découvert; que cela donna lieu à une perte de sang qui fut estimée à douze livres; qu'il parvint toutefois à arrêter l'hémorrhagie, en appliquant aussitôt sur le vaisseau contre le pubis des compresses graduées fermement assujetties par le spica inguinal; qu'ayant levé cet appareil treize jours après, pendant lesquels il n'était survenu aucun accident fâcheux, il trouva l'artère oblitérée; et qu'enfin, au bout de quelques mois, il eut la sasisfaction de voir le malade parfaitement rétabli (1).

Sabatier a publié dans sa Médecine opératoire (2) un exemple de guérison d'anévrisme qu'il a obtenue par ce mode de compression de l'artère. « Le malade était, dit ce chirurgien illustre, un jeune homme de vingt-deux ans, d'une constitution robuste, qui avait été blessé d'un coup d'épée à la partie supérieure et interne de la cuisse droite. Il avait perdu beaucoup de sang à l'instant de sa blessure, et s'était bientôt aperçu d'une tumeur, accompagnée de pulsations, qui s'élevait au-dessous de la cicatrice. Les personnes qu'il consulta lui conseillèrent un bandage, qui n'empêcha pas la tumeur de croître. Je lui en fis faire d'autres dont la forme paraissait plus propre

(1) *Voy.* plus haut, p. 86. — (2) Edit. 1824, t. 3, p. 152.

à remplir l'objet qu'on s'était proposé. La tumeur, contenue à sa partie antérieure faisait des progrès sur les côtés ; et elle devint si grosse en peu de temps, qu'il n'était plus possible d'espérer de la borner. J'assemblai ceux de mes confrères qui jouissaient de la réputation la plus méritée ; tous convinrent que la tumeur était un anévrisme, et qu'il fallait opérer. Lorsque le malade y eut été disposé, je procédai comme il suit. Deux tourniquets, construits sur les principes de Petit, furent appliqués, l'un sur le pli de l'aine, et l'autre un peu au-dessous, et la tumeur fut ouverte en entier. Lorsque les caillots et le sang fluide qu'elle contenait en eurent été ôtés, j'aperçus le vaisseau d'où le sang s'était échappé. Il était de couleur blanche, de forme cylindrique, d'une grosseur remarquable, et l'ouverture dont il était percé parut parfaitement ronde. Cette ouverture donnait issue à une assez grande quantité de sang noir, d'un jet continu et dirigé de bas en haut. J'appliquai le doigt dessus, et je passai sur l'artère une aiguille armée d'un cordonnet de fil, au-dessus et au-dessous, pour me mettre en état de faire la ligature, si cela devenait nécessaire. Cette partie de l'opération fut très-difficile, parce que je n'avais qu'une main dont j'osasse me servir. Les liens d'attente placés, je fis mettre à la partie postérieure de la cuisse, vis-à-vis de la plaie, un coussinet long de dix-neuf à vingt-un centimètres, large de huit et épais de trois ; après quoi j'élevai sur l'ouverture de l'artère une pyramide dont le sommet était fait de plusieurs morceaux d'agaric, et le reste de compresses dont la largeur augmentait du sommet à la base. De la charpie bien saupoudrée de colophane fut disposée autour de la pyramide de manière à la soutenir et à l'empêcher de vaciller, et à remplir le reste de la plaie. Le tout fut contenu par des compresses et une bande à l'ordinaire. Le malade remis dans son lit, je fis relâcher les deux tourniquets, avec l'attention d'en conserver un médiocrement serré, et de faire poser la main d'un aide sur l'appareil. Ces tourniquets étaient relâchés l'un après l'autre, pour que la compression que j'exerçais sur le trajet de l'artère fémorale ne se fît pas continuellement sur le même point. Malgré cette attention, il se forma au-dessous du second une escharre qui m'obligea d'y renoncer de bonne heure. La cure fut traversée les premiers jours par quelques hémorrhagies qui donnèrent un sang vermeil. La plus forte arriva le huitième. Je fus obligé de lever l'appareil, et je me disposai à me servir des fils d'attente et à lier l'artère; mais mes confrères, que j'avais invités à se rassembler pour avoir leur avis à ce sujet, voyant que l'hémorrhagie était arrêtée, et que le malade était en assez bon état, me conseillèrent d'attendre. Il commençait à couler du pus. Deux jours après, ce pus était si abondant, que je fus obligé de renouveler les compresses. Elles furent soutenues par un bandage à dix-huit chefs. La suppuration augmentait de jour en jour, et la tuméfaction survenue au membre diminuait à proportion. Néanmoins je ne touchai pas encore aux pièces intérieures de l'appareil; elles ne se détachèrent que le dix-huitième jour. Depuis ce temps, les choses allèrent de mieux en mieux, et le malade a été guéri en deux mois. »

Ce mode de traitement de l'anévrisme, qui, nous le répétons, consiste à inciser le sac, à enlever le sang qu'il contient, et à comprimer ensuite l'artère immédiatement à l'endroit même de la lésion, expose le malade à une hémorrhagie mortelle, dans le cas où il est impossible de suspendre préalablement la circulation au-dessus de la maladie, et présente en outre l'inconvénient d'augmenter l'enflure du membre, d'exciter des douleurs violentes, et d'occasionner aux environs de l'endroit comprimé la formation d'un engorgement phlegmoneux considérable, qui se termine ou par la gangrène, ou par une suppuration fâcheuse, inconvénient qu'on peut éviter soit par la ligature de l'artère, soit par la compression immédiate du vaisseau au-dessus de l'anévrisme. Nous pensons donc qu'il n'est plus permis de mettre ce traitement en pratique sans encourir les plus justes reproches.

§. II. Plusieurs chirurgiens d'un très-grand mérite, considérant que la compression médiate de l'artère entre l'anévrisme et le cœur était, vu l'interposition des parties molles qui se trouvent entre le compresseur et le vaisseau d'une part, et entre ce dernier et le point d'appui de l'autre, rarement suffisante pour en effectuer l'oblitération ; considérant encore d'un autre côté qu'après la ligature de l'artère, il survenait souvent, à cause de la division des tuniques profondes du vaisseau opérée par la constriction du lien, des hémorrhagies graves ; plusieurs chirurgiens, disons-nous, ont, dans ces derniers temps, recommandé pour le traitement de l'anévrisme, afin d'obvier à ces inconvéniens, et dans l'intention d'exciter l'inflammation dans l'artère, et d'occasionner ainsi l'adhérence mutuelle de ses parois, de la découvrir à quelque distance au-dessus de la maladie, dans l'étendue de trois à quatre pouces ; de la dénuder parfaitement dans celle de plusieurs lignes, de l'aplatir et de la comprimer en cet endroit pendant quelques jours, sans intéresser la continuité de ses membranes, et toujours pourtant assez pour y interrompre entièrement la circulation. Ce mode de compression a été déjà exécuté plusieurs fois dans plusieurs parties de l'Europe, tant sur l'homme que sur quelques espèces de quadrupèdes, et le plus souvent avec succès. On a imaginé et employé pour cela des moyens divers. En 1810, l'illustre professeur Percy proposa, pour remplir cet objet, de se servir d'une pince d'acier, qui est armée à l'une de ses extrémités de deux petites plaques destinées à presser l'artère, et roulant sur un pivot pour permettre de renverser l'instrument sur les lèvres de la plaie, et sur la longueur de laquelle est pratiquée une fente où glisse un bouton au moyen duquel on peut graduer la compression à volonté. A la même époque, M. Duret, chirurgien-major, présenta à la Faculté de médecine de Paris le dessin d'un presse-artère, qu'il appelle *pinces anévrismales*. « C'est tout simplement, dit ce chirurgien, un valet à patin en acier, d'une forme et d'un arrangement... convenables pour l'objet auquel on le destine dans cette circonstance. Sa longueur est de trois pouces et neuf lignes. Les branches se trouvent garnies chacune inférieurement, et à la partie interne, d'une plaque carrée en argent, de la dimension à peu près de six lignes. Les angles de ces plaques sont tronqués, et leurs bords arrondis, pour ne pas blesser pendant leur application les parties sur lesquelles ils posent. Leur surface interne est sillonnée, suivant la direction de chacun des bords, par quatre lignes parallèles, assez profondes pour ne pas glisser de dessus les parties où on les applique. Enfin ces mêmes plaques sont très-mobiles, à la manière des roues qui tournent autour de leur essieu, pour obvier au poids de l'instrument, en le couchant sans déranger celles-ci, quand une fois l'artère se trouve pincée par elles. La manière de se servir de cet instrument.... est la suivante. Après avoir incisé les tégumens, et mis l'artère à découvert dans une étendue convenable, on la dégage, sur les deux côtés, des parties qui l'avoisinent. Ceci étant fait, l'opérateur soulève légèrement l'artère, avec des pinces à disséquer, immédiatement au-dessus de l'endroit qu'il veut comprimer, et la fait maintenir ainsi soulevée par un aide; puis il fait la même chose sept à huit lignes au-dessous. Il prend ensuite de la main droite les pinces anévrismales, dont il tient les plaques écartées, en rapprochant supérieurement la branche mâle de la branche femelle, pendant qu'avec les doigts de la main gauche il écarte les lèvres de la plaie pour y voir dans le fond la disposition des parties, et veiller en même temps à la conservation du parallélisme des bords des deux plaques, qu'il pose avec précaution sur les deux côtés de l'artère. Enfin il abandonne les pinces anévrismales à leur ressort, et l'artère se trouvant aussitôt comprimée de chaque côté avec force et d'une manière stable, il couche doucement les branches de l'instrument autant que la profondeur de la plaie peut le permettre, tandis qu'avec le bout de l'index de la main gauche, posé légèrement sur l'angle correspondant du bord supérieur des plaques rapprochées, il empêche celles-ci de suivre ce mouvement, et par conséquent de se déranger (1). »

(1) *Dissertation sur la compression immédiate de l'artère dans l'opération de l'anévrisme*, 1810, p. 19.

En 1811, le célèbre professeur Assalini de Milan, ayant à traiter un homme âgé de cinquante ans pour un anévrisme considérable de l'artère poplitée, fit construire, pour en effectuer la cure par la compression immédiate de l'artère fémorale, un instrument analogue à ceux que nous venons de décrire. Cet instrument « consiste en deux branches d'argent, courtes, unies ensemble à la manière des pinces ordinaires à pansement. Les extrémités des branches entre lesquelles l'artère est comprimée sont larges et aplaties. Un ressort, composé d'acier élastique, est attaché à l'autre bout de l'une des branches; et ce ressort, en pressant sur la branche opposée, retient en contact les extrémités aplaties de l'instrument. Le degré de pression est régularisé par une vis qui passe dans le manche de l'instrument... (L'artère fémorale étant découverte à l'endroit où elle correspond au côté interne du muscle couturier), on la plaça entre les branches du compresseur, sans toutefois la soulever de sa place. L'action du ressort du compresseur, sans l'emploi de la vis, fut insuffisante pour arrêter la pulsation de l'anévrisme; mais le jet du sang dans la portion supérieure de l'artère communiquait à l'instrument une oscillation très-sensible. Les bords de la plaie furent aussi rapprochés que le permit l'intervention de l'instrument, qui était environné de charpie. Le malade fut tranquille pendant le jour et la nuit suivante. Trente-six heures après l'opération, il se manifesta un léger degré de fièvre. Le pouls était dur et fréquent, mais la peau était moite, et la jambe dans son état naturel. Il y avait une très-légère pulsation dans la tumeur. Comme il parut alors que le ressort de l'instrument n'était pas suffisant pour résister à l'impulsion du sang en circulation, et pour maintenir en contact les parois de l'artère, on augmenta la compression au moyen de la vis passée dans le manche de l'instrument. Par là la circulation dans l'artère fut totalement interceptée. Le malade n'éprouvait aucune douleur, ni aucune autre incommodité, si ce n'est une sensation de froid à l'articulation. Vingt-quatre heures après que l'instrument eut été resserré, on ne sentait plus de pulsation dans la tumeur, qui était devenue molle, et qui avait diminué d'un tiers. Soixante heures après le resserrement de l'instrument, on crut que les parois de l'artère étaient réunies, et que sa présence dans la plaie était inutile et pouvait entraîner des conséquences funestes. On résolut donc de desserrer la vis, mais de ne pas encore enlever le compresseur, afin de s'en servir au besoin. La compression sur l'artère ayant été discontinuée, on n'en découvrit pas davantage la pulsation dans l'anévrisme; l'on retira l'instrument. Quatorze jours après l'opération, la plaie était guérie; et au bout de quarante jours le malade quitta l'hôpital. Sa tumeur était alors réduite au volume d'un petit œuf.

Le professeur Assalini assure que, dans deux cas d'anévrisme poplité où il a employé ce mode d'oblitération pour l'artère fémorale, depuis l'occurrence du cas ci-dessus, l'instrument n'était resté appliqué sur l'artère que pendant vingt-quatre heures; la pulsation n'a point reparu ensuite dans les anévrismes et les malades ont été guéris promptement (1). »

Quelque temps après, le célèbre chirurgien anglais M. Crampton pratiqua pour une anévrisme poplité le même mode de compression sur l'artère fémorale au moyen d'un ruban de fil et d'un presse-artère, qui a la plus grande analogie avec celui de Deschamps, qu'on applique et qui agit de la même manière (2). La ligature fut serrée assez pour empêcher parfaitement le passage du sang dans le vaisseau, sans pour cela intéresser les tuniques de ce dernier. « Au bout d'une heure et un quart on relâcha la ligature, sans l'ôter tout-à-fait; il n'y avait point de pulsations au jarret. Au bout de vingt-quatre heures on débarrassa l'artère de toute compression; mais on laissa par précaution la ligature dans la plaie; et enfin au bout de quarante-huit heures on retira celle-ci. et on maintint les bords de la plaie réunis avec un emplâtre agglutinatif. Au cinquième jour, la tumeur, qui était

(1) Breschet, traduction du *Traité des maladies des artères et des veines* de Hodgson, t. 2, p. 282. —(2) *Medico chirurg. Transact.*, vol. 7, part. 2, p. 241, pl. 11.

diminuée de moitié, n'offrait aucune pulsation, et était à peu près incompressible. La température de chacun des deux pieds s'élevait à quatre vingt-quatre degrés; la santé générale du malade n'était nullement altérée. Au quatorzième jour, la plaie était presque guérie, et l'homme se promenait dans la salle avec des béquilles; au dix-huitième jour, elle l'était tout-à-fait, et la tumeur n'était plus visible que dans l'extension du membre; elle était incompressible et n'occasionnait aucune douleur (1). » Le procédé opératoire employé dans cette circonstance par M. Crampton fut quelque temps après exécuté dans la même ville et pour un cas d'anévrisme semblable par M. Deaze, avec cette différence pourtant qu'au lieu de la ligature et du presse-artère, il se servit d'un autre moyen pour aplatir et comprimer l'artère. Au bout de vingt-quatre heures, il suspendit graduellement la compression. Les battemens de la tumeur cessèrent pendant ce temps pour ne plus reparaître. Dix jours après l'opération, la tumeur avait augmenté de consistance; elle se trouvait réduite aux deux tiers de son volume, et l'extension de la jambe s'effectuait presque complètement (2).

L'illustre professeur M. Dubois a traité par la compression immédiate de l'artère fémorale,

(1) *Bibliothèque médicale*, t. 50, p. 265. — (2) *Ibid.*, t. 51, p. 155.

exercée graduellement et jusqu'à la cessation complète des battemens de la tumeur à l'aide d'un ruban de fil et d'un serre-nœud, trois malades affectés d'anévrisme poplité ; deux de ces malades ont guéri assez promptement, mais le troisième est mort des suites d'une hémorrhagie qui a eu lieu le dix-huitième jour de l'application et le septième de l'enlèvement de l'appareil compressif. Ce procédé a été employé depuis avec succès dans des circonstances semblables par l'illustre M. Larrey, et par M. Viricelle de Lyon : et il mérite peut-être plus que tout autre d'être mis en pratique, sinon pour obvier à l'hémorrhagie consécutive, du moins parce qu'il offre seul l'avantage de prévenir la mortification de la partie inférieure du membre, en déterminant le développement des vaisseaux collatéraux avant l'oblitération complète de l'artère.

En 1816, M. Ristelhueber, médecin à Strasbourg, proposa pour opérer l'oblitération de l'artère dans l'opération de l'anévrisme par la compression immédiate du vaisseau, l'emploi d'une pince « dont les branches peuvent être rapprochées par une vis. L'extrémité supérieure (de cette pince) est échancrée ; l'extrémité inférieure des branches est élargie dans une étendue de quatre à cinq lignes ; au milieu et près du bord libre de l'extrémité de chaque branche se trouve une ouverture qui a la forme d'un petit carré allongé, et qui est destiné à recevoir un lacet étroit. Cet instrument peut être en argent ou en acier; il me semble, dit M. Ristelhueber, que trois pouces et demi de hauteur seraient suffisans; la largeur et l'épaisseur des branches seront déterminées par l'ouvrier, auquel on recommandera de le rendre aussi léger que possible, sans nuire à la solidité qu'il doit avoir. La vis traverse les branches à peu près à l'union du tiers supérieur de la longueur de l'instrument avec son tiers moyen; en la faisant marcher, on peut approcher ou éloigner ses branches.

Lorsque l'artère a été dénudée dans une étendue de quatre à cinq lignes, on passe sous le vaisseau un lacet dont la largeur est à peu près égale à celle des ouvertures que portent les extrémités des branches de l'instrument. Lorsque le lacet est placé sous l'artère et qu'elle occupe le milieu de sa longueur, on fait successivement passer les lacets par les ouvertures que portent les extrémités inférieures des branches, en ayant l'attention de les y engager de dedans en dehors; les extrémités du lacet étant passées, on fait descendre l'instrument en même temps que l'on fait remonter les bouts du lacet; la pince, dont les branches sont écartées, se trouve alors près de l'artère, et l'on place celle-ci entre les extrémités élargies des deux branches. Quand l'artère est bien placée, on fait faire quelques tours à la vis; les branches se rapprochent, et le vaisseau se trouve comprimé. On dispose ensuite les extrémités du lacet le long des branches ; on les tire à soi ; et tandis qu'un aide tient l'instrument, on fait une rosette sur l'échancrure de son extrémité supérieure. Le lacet, ajoute M. Ristelhueber, m'a paru nécessaire pour que l'instrument n'abandonne pas l'artère, (et) il serait peut-être avantageux que la surface interne des branches fût recouverte, dans la portion qui répond à l'artère, d'un cuir mince et solidement attaché, pour garantir le vaisseau de l'impression du métal. »

Scarpa (1), qui, dans l'opération de l'anévrisme suivant la méthode d'Anel, modifiée par Hunter, recommanda, afin d'empêcher la section prématurée de l'artère, de se servir, pour en effectuer l'oblitération, ainsi que le pratiquaient alors quelques chirurgiens italiens, d'une double ligature plate, et d'interposer entre cette ligature et le vaisseau un petit cylindre de toile enduite de digestif, a reconnu depuis que la compression immédiate de l'artère, exercée par ce moyen pendant trois ou quatre jours seulement, était suffisante pour produire l'adhésion mutuelle et solide de ses parois, et qu'au-delà de ce temps, la présence de l'appareil compressif était non-seulement inutile, mais encore qu'elle occasionnait l'ulcération des membranes du vais-

(1) *Mémoire sur la ligature et l'aplatissement de l'artère dans l'opération de l'anévrisme poplité.* (*Mémoires de la société médicale d'émulation*, ann. 1816, t. 8, p. 713.)

seau, et par conséquent l'hémorrhagie consécutive qu'on se proposait d'éviter. L'illustre professeur de Pavie a conseillé en conséquence, dans un mémoire sur la ligature des principales artères des membres, qu'il a publié en 1817 (1), de découvrir l'artère affectée d'anévrisme à quelque distance au-dessus de la maladie, en pratiquant sur son trajet une incision de trois pouces d'étendue aux parties qui la recouvrent, de ne l'isoler entièrement des vaisseaux, des nerfs et du tissu cellulaire qui, l'entourent qu'autant qu'il le faut pour placer la ligature, de la serrer avec un ruban d'une ligne de largeur, composé de plusieurs fils cirés, parallèles les uns aux autres, après avoir mis entre le nœud de ce ruban et le vaisseau un petit cylindre de linge enduit de cérat et long d'environ trois lignes, sans léser ses membranes, mais assez pour suspendre parfaitement le cours du sang dans son intérieur, de placer les chefs de la ligature dans l'angle inférieur de la plaie, d'entretenir cette dernière ouverte au moyen d'un plumasseau enduit de digestif, d'enlever ce plumasseau et l'appareil compressif au bout de trois ou quatre jours, et de réunir ensuite complètement les lèvres de l'incision. Scarpa se sert, pour enlever l'appareil com-

(1) *Memoria sulla legatura delle principali arterie degli arti con una appendice all' opera sull' aneurisma.* Pavia, 1817.

pressif, d'une sonde cannelée ordinaire, fendue à son extrémité inférieure dans l'étendue d'un demi-pouce, à l'un des bords de laquelle sont fixés deux petits anneaux aplatis, assez larges pour recevoir les chefs de la ligature, et situés, l'un à une demi-ligne au-dessus du bout inférieur de l'instrument, et l'autre un peu au-dessous de son manche; et d'un petit couteau à tranchant convexe, assez mince pour glisser librement dans la cannelure de la sonde, dont la lame n'a que cinq lignes de longueur, et à la base duquel se trouve un obstacle qui empêche la lame d'avancer plus qu'il ne le faut au-delà de la fente de la sonde. Il fait passer pour cela les chefs de la ligature par l'anneau inférieur de la sonde, puis par le supérieur; à l'aide de ce guide, il introduit l'instrument dans la plaie de haut en bas, et le pousse jusqu'à ce que l'anneau inférieur appuie solidement sur le nœud de la ligature; il place la sonde de telle sorte que sa cannelure soit dans la direction de l'artère; il tend ensuite, en les attirant légèrement, les bouts de la ligature, et les fixe à l'une des ailes de l'instrument. Cela fait, il tient d'une main la sonde, et glisse avec l'autre le petit couteau dans sa cannelure. Arrivé près du nœud de la ligature, il la coupe sur le petit cylindre, en imprimant au couteau un petit mouvement en scie; il enlève ensuite, avec des pinces très-fines le cylindre de toile, et après lui la ligature, en tirant doucement sur la sonde (1).

Scarpa et M. le professeur Misley ont essayé ce mode de compression des artères sur un grand nombre de quadrupèdes de grandeur, de force et d'âge divers. Il résulte de leurs expériences faites à la carotide de ces animaux que l'oblitération du vaisseau, comprimé de cette manière, soit pendant trente, quarante ou cinquante heures, soit pendant trois ou quatre jours, a constamment lieu sans accident, et que, si l'on ne retire l'appareil compressif avant le sixième jour, sa présence occasionne l'ulcération de la tunique externe de l'artère, et enfin celle de ses tuniques profondes (2). Ce procédé a déjà été employé plusieurs fois dans le traitement de l'anévrisme en Italie, et dans d'autres parties de l'Europe, et avec tant d'avantage, que, dans le premier de ces pays, on paraît avoir abandonné tous les autres pour l'adopter exclusivement. Scarpa rapporte quatre exemples de guérison d'anévrisme obtenue par ce moyen. Trois de ces observations lui ont été communiquées par le célèbre Palleta, chirurgien en chef du grand hôpital de Milan, et la quatrième a été recueillie à l'hôpital de Pavie. Le sujet de la première de ces quatre observations était un homme âgé de quarante ans; il portait au jarret un anévrisme qui, dans l'espace

(1) Coster, *Manuel des opérations chirurgicales*, 1823, p. 18. — (2) Ouvr. c., p. 34-40, sperimento 1, 2, 3, 4, 5, 6.

d'un an, avait acquis le volume d'un œuf de dinde. L'artère fémorale fut comprimée, suivant le procédé de Scarpa, pendant quatre jours, et la plaie réunie immédiatement après l'enlèvement de l'appareil compressif. Le malade, qui perdit le pied par le fait d'une circonstance indépendante de l'opération, guérit parfaitement de la maladie pour laquelle il avait été opéré (1). Le sujet de la seconde observation était un homme âgé de soixante ans, auquel il survint un anévrisme au pli du bras en suite de la piqûre de l'artère humérale dans la saignée. La ligature, faite comme dans le cas précédent, fut appliquée sur l'artère, vers le milieu du bras, trente-un jours après l'accident, et retirée le quatrième jour. Au bout de trente-six jours, la guérison était complète (2). Le sujet de la troisième observation était âgé de cinquante ans, et avait au jarret droit un anévrisme du volume d'un œuf. L'artère fémorale fut liée par le docteur Biraghi, et la ligature enlevée au bout de trois jours. Un mois après l'opération, l'anévrisme était réduit à un tubercule dur, et le malade parfaitement rétabli d'ailleurs (3). Le sujet de la quatrième observation avait eu l'artère fémorale ouverte; ce vaisseau fut pour cela lié dans la moitié supérieure du bras. On retira la ligature au commencement

(1) Ouvr. c., obs. 1, p. 59. — (2) Ouvr. c., obs. 2, p. 64. — (3) Ouvr. c., obs. 3, p. 67.

du quatrième jour, et au bout de cinq semaines le malade fut entièrement guéri (1).

Nous ajouterons à ces faits le précis de plusieurs autres à peu près semblables, que M. Olivier d'Angers a publiés tout récemment dans les Archives générales de médecine (2). « Le professeur Maunoir de Genève, dit ce médecin distingué, a communiqué à M. Scarpa un cas de ligature de la carotide primitive gauche pour une tumeur qu'on regarda comme anévrismale, et qui était située au-devant de la mâchoire inférieure. Le sujet de l'observation était un homme âgé de trente ans; il fut opéré en octobre 1821. La ligature fut enlevée le troisième jour, et l'oblitération de l'artère était complète; la cicatrisation de la plaie eut lieu promptement. La tumeur diminua presque aussitôt de volume, et le malade put enfin jouir du sommeil. Cependant elle revint au bout d'un mois à sa grosseur première, avec des symptômes qui firent soupçonner qu'on s'était trompé sur sa nature; mais l'oblitération de la carotide n'en a pas moins eu lieu complètement par l'effet de la ligature temporaire. Watman, professeur de clinique chirurgicale à Inspruck, a guéri en un mois un négociant âgé de trente ans, affecté d'un anévrisme poplité, en suivant le procédé de Scarpa. La ligature fut enlevée le quatrième jour; l'opération

(1) Ouvr. c., obs. 4, p. 72. — (2) Ann. 1.re, mai 1823, t. 2, p. 100.

avait été pratiquée le 6 mai 1820. La guérison était complète dès les premiers jours de juin. M. Fitz, professeur de clinique chirurgicale à l'université impériale et royale de Prague, pratiqua la même opération dans une occasion semblable sur un homme âgé de quarante ans : le malade fut guéri dans le même temps. Samuel Medoro, chirurgien à Padoue, a réussi également dans un cas d'anévrisme poplité. Le malade, âgé de quarante-cinq ans, fut operé le 16 avril 1821. La ligature fut enlevée le 20 au matin, et la guérison complète à la fin de novembre ; la tumeur était entièrement disparue à cette époque. Un homme âgé de trente-six ans fut opéré pour un anévrisme semblable, le 18 mai 1822, par le docteur Solera, chirurgien à Mantoue. Le quatrième jour, la ligature fut enlevée : une gangrène sèche du pied survint le 30 du même mois; elle fit des progrès rapides, et se borna à la réunion du tiers inférieur avec le tiers supérieur de la jambe. Après la séparation des parties mortes, le malade marcha rapidement vers la guérison, qui eut lieu dans le courant du mois de juillet. »

M. le professeur Vacca de Pise a répété plusieurs fois les expériences de l'illustre professeur de Pavie, et prétend en conséquence que, nonobstant la soustraction de l'appareil compressif au quatrième jour de son application, la section de l'artère n'en a pas moins lieu ensuite tôt ou tard (1), ce qui est en opposition directe avec le résultat des expériences faites par les professeurs Scarpa et Misley (2). Quoi qu'il en soit, toujours est-il certain que, dans le très-grand nombre des cas où il a été employé sur l'homme pour effectuer, soit l'oblitération de l'artère brachiale, soit celle de l'artère fémorale, le nouveau procédé de Scarpa l'a constamment été avec succès et qu'on n'a jamais eu à lui reprocher d'avoir produit quelque accident fâcheux.

ARTICLE II.

§. XII. De même que, dans le traitement de l'anévrisme externe, l'on a, pour en obtenir la guérison, essayé de produire l'oblitération de l'artère affectée par la compression médiate et immédiate du vaisseau, soit à l'endroit même de sa dilatation ou de sa crevasse, soit à quelque distance au-dessus ou au-dessous de la maladie, de même l'on a cherché à opérer un effet semblable, et dans la même intention, par la ligature médiate et immédiate de l'artère, soit au voisinage de l'altération, soit à quelque distance au-dessus et au-dessous de l'anévrisme.

A. Au commencement du sixième siècle (3),

(1) *Lettres du professeur Vacca au professeur Scarpa.* (Journal de M. Osmodei, imprimeur à Milan.) — (2) Ouvr. c., p. 34-40, experim. 1, 2, 3, 4, 5, 6. — (3) Freind, *Histoire de la médecine*, 1727, prem. part., p. 2, col. *b*.

Aétius conseilla, pour la curation de l'anévrisme au pli du bras, de suspendre d'abord le cours du sang dans l'artère brachiale, et pour cela de la découvrir près de l'aisselle, d'y appliquer deux ligatures à quelque distance l'une de l'autre, et de la couper dans leur intervalle; d'ouvrir ensuite la tumeur, de la vider entièrement, de soulever le vaisseau à l'aide d'un crochet mousse, de le lier au-dessus et au-dessous de son ouverture, et de le diviser enfin complètement (1).

B. Environ cent ans après (2), Paul d'Egine proposa pour le même objet un procédé opératoire qui consiste à passer en même temps au moyen d'une aiguille deux ligatures par-dessous la partie moyenne de l'anévrisme, à comprendre la totalité de la tumeur entre ces deux ligatures; à l'ouvrir, et à enlever ensuite non-seulement le sang qu'elle renferme, mais encore toutes les parties qui se trouvent dans l'intervalle des ligatures (3).

C. Vers le milieu du seizième siècle, Guillemeau employa avec succès, dans un cas d'anévrisme au pli du bras, le procédé opératoire suivant : il incisa suivant la direction ordinaire de l'artère brachiale les tégumens depuis le bas de la tumeur jusqu'au-delà de sa partie supérieure; il separa entièrement le sac et le vais-

(1) Tetr. 4, serm. 3, cap. 10. — (2) Freind, ouvr. c., part. 1, p. 3, col. 6. (3) *De Re medicâ*, lib. 4, cap. 37.

seau, au-dessus de cette poche, des parties ambiantes; il lia ce dernier en cet endroit, et il ouvrit ensuite le premier, enleva le sang qu'il contenait, et le remplit enfin de charpie et de diverses substances médicamenteuses (1).

D. En 1644, Keisler mit en pratique, dans un cas d'anévrisme poplité, un procédé opératoire plus méthodique que celui de Guillemeau, et qui, à l'exception de la ligature de l'artère au-dessous de la crevasse, est absolument le même que l'on suit actuellement dans l'opération de l'anévrisme suivant la méthode qu'on appelle *ordinaire* ou *ancienne*. Suivant ce procédé, « le garrot étant appliqué sur la cuisse, et le malade étant couché sur le ventre, le chirurgien incisait les tégumens en prolongeant l'incision au-dessus et au-dessous de la tumeur. Il incisait avec précaution le tissu cellulaire sous-cutané, pour éviter les gros nerfs, puis procédait à l'ouverture de la tumeur, enlevait les caillots, et faisait ensuite relâcher le garrot pour reconnaître la crevasse du vaisseau. Il introduisait de bas en haut une sonde dans cette ouverture, pour soulever le tube artériel et le rendre plus saillant. Cette précaution importante étant prise, il passait autour de l'artère soulevée une ligature au moyen d'une aiguille, en évitant de comprendre d'autres parties dans

(1) *Œuvres de chirurgie*, 1593, chap. 6, p. 246. Thévenin, *Œuvres*, chap. 33, p. 55.

l'anse de fil; poussant ensuite sa ligature le plus haut possible, il la serrait lentement à mesure que l'on retirait la sonde, et laissait les deux extrémités du fil hors de la plaie. La ligature étant achevée, il remplissait la plaie avec de la charpie imbibée d'oxycrat, et appliquait des compresses et un bandage roulé (1). »

En 1646, Marc-Aurèle Severin procéda de la même manière, conjointement avec Trullus Vérulanus, à l'opération d'un anévrisme fémoral, avec cette différence pourtant qu'au lieu d'une seule ligature, il en appliqua deux, l'une au-dessus et l'autre au-dessous de la déchirure de l'artère, et qu'il divisa ensuite cette dernière dans leur intervalle. Pour donner une idée plus exacte de ce procédé, nous transcrirons le récit que M. A. Severin a fait de la maladie pour laquelle il a été employé, et dont le professeur Sue donna en 1774 la traduction ainsi qu'il suit. « Jacques, âgé d'environ dix-sept ans, d'une complexion bilieuse, est blessé, par un fusil chargé à balle, à la cuisse droite, huit travers de doigts au-dessous de l'aine, et la plaie perce de part en part. Son entrée était dans l'intervalle des muscles droit, grêle et vaste externe, et sa sortie vers le muscle triceps. La plaie était accompagnée d'une très-grande dilacération des parties, et surtout de la grande artère, d'où s'ensuivait une hémor

(1) Marjolin, *nouveau Dictionnaire de médecine*, 1822, t. 2, p. 287.

gie considérable de sang artériel. Jean Trullus, célèbre lithotomiste, fut appelé pour panser le blessé. Lorsqu'il arriva, il le trouva déjà pansé par un barbier, et laissa ainsi la plaie, jusqu'au lendemain sans y toucher. Ayant alors défait l'appareil, il trouva l'hémorrhagie arrêtée, mais la partie extrêmement tuméfiée, avec pulsation si considérable, qu'elle soulevait les deux mains appuyées sur la tumeur. Il soupçonna aussitôt qu'il y avait quelque artère blessée, et prononça que le cas était difficile et dangereux. En conséquence il exigea que les parens lui joignissent pour consultant le sieur Ferrand, habile homme, qui porta un prognostic aussi fâcheux. Ils employèrent de concert les répercussifs et les astringens; ils laissèrent plusieurs jours la plaie sans y toucher, quoique le sang s'échappât quelquefois de lui-même jusqu'à trois et quatre onces, et s'arrêtât ensuite également de lui-même. Apercevant cependant toujours la même tumeur et la même pulsation qu'auparavant, la fièvre, la douleur et la pulsation augmentant tous les jours, épouvantés, ils appelèrent à leur secours d'autres chirurgiens, afin qu'en consultant ensemble ils décidassent quelque chose d'avantageux pour le malade. Les avis furent partagés; mais le plus grand nombre se réunit à dire qu'il fallait abandonner l'ouvrage au temps et à la nature, excepté le sieur Jean Trullus Vérulanus, qui conseillait d'agrandir la plaie pour chercher l'artère; mais cette opinion fut rejetée. Ayant donc de nouveau employé les mêmes remèdes et les mêmes bandages, la plaie resta couverte plusieurs jours jusqu'au dix-septième; alors le sang sortait comme auparavant. Je fus appelé pour exposer librement et ingénument ce que je pensais de cette maladie. Après m'être fait instruire de ce qui s'était passé et de ce qui avait été fait; avant de rien prononcer, et pour ne pas parler à la légère, nous avons découvert la plaie, qui était en assez bon état; la tumeur et la pulsation étaient diminuées, comme l'assuraient non-seulement les chirurgiens ci-dessus nommés, mais même les assistans, et surtout un barbier, nommé Jérôme, qui était toujours là pour être à portée, d'arrêter le sang, si cela était nécessaire. Cet état bien décidé, nous avons prononcé d'un consentement unanime qu'il ne fallait point changer l'ordre qui était utile pour la santé, et qu'il fallait continuer pour la plaie les mêmes secours dont on avait usé jusqu'alors, ajoutant seulement que, pour mieux soutenir les forces du malade, il fallait lui faire boire plus abondamment du vin. Le sang, ainsi arrêté, fut treize jours sans s'échapper, au bout desquels il coula de nouveau, et s'arrêta également de lui-même. Ayant donc découvert la plaie le troisième jour, nous avons trouvé la tumeur ramollie et prête à suppurer; la suppuration ayant eu en effet lieu, nous espérions qu'il se ferait une régénération des chairs renaissantes, comme il arrive souvent; mais l'événement trompa nos espérances. Les forces du blessé diminuant de jour en jour, la fièvre augmentant, le visage ainsi que les autres parties du corps devenant étiques, nous perdîmes espérance; et s'il y avait encore quelque secours à attendre, ce ne pouvait être que de la dilatation de la plaie, afin, ou de coudre, ou de lier, ou de brûler l'artère, ou d'arrêter le sang de quelque manière. Ainsi, après avoir fait entendre au père du blessé qu'il ne restait de ressource pour sauver son fils que dans l'ouverture de la tumeur et la ligature de l'artère, après avoir tout préparé pour l'opération, nous mîmes la main à l'œuvre. Ayant donc trouvé par le tact l'artère vers l'aine, en la suivant un peu au-dessous, après avoir mis dessus une compresse dure et une forte ligature, nous avons serré la cuisse suivant la méthode de ceux qui ont coutume d'amputer une partie, afin que le vaisseau, rendu plus étroit par la pression, rendît moins de sang dans l'opération.

« Nous avons ensuite marqué avec de l'encre la partie de la peau qu'il fallait ouvrir, et le sieur Jean Trullus a incisé cet endroit. Nous aperçûmes aussitôt une grande masse de sang grumelé, qui pouvait aisément égaler le poids de six livres, que j'ai moi-même enlevé avec mes mains, ainsi qu'une quantité de sang artériel qui sortait récemment de l'artère, et qui, lorsque la masse de sang grumelé fut enlevée, indiqua le chemin pour trouver l'artère. Lorsqu'on l'eut trouvé, le sang fut arrêté par une sorte de compression des doigts à l'aine, faite par Trullus; et nous avons vu très-distinctement l'artère, que j'ai séparée de la veine, qui était très-proche, et que j'ai liée d'abord à la partie supérieure, et ensuite à l'inférieure, en employant les mêmes précautions qu'on emploie dans les varices. Cette artère n'était pas déchirée à la moitié, mais aux deux tiers, n'y en ayant qu'un d'entier, qui le lendemain de la ligature fut coupé par Jean Trullus, crainte qu'elle ne contractât la partie avant de se putréfier: pendant le reste du traitement, la plaie fut traitée comme simple, et guérie entièrement en six semaines, en présence de Ferrand, Sarron et plusieurs autres (1). »

Saviard rapporte dans son recueil d'*observations chirurgicales* publié à Paris en 1702, un fait semblable, observé en 1688 à l'hôtel-Dieu de cette ville. Le sujet de cette observation avait reçu un coup d'épée à la partie supérieure et interne de la cuisse. Peu de temps après l'accident, il se forma au même endroit un anévrisme très-considérable. Le malade fut opéré suivant le procédé de M. A. Severin par Bottentuit, chirurgien en chef de l'hôpital, et guéri parfaitement au bout de six semaines (2).

(1) *Journal de médecine, chirurgie, etc.*, rédigé par Leroux, etc., août 1776. — (2) *Voy.* plus haut, p. 84.

E. En 1710, Anel ayant à traiter un missionnaire du Levant pour un anévrisme au pli du bras, qui avait paru à la suite d'une saignée, lui fit l'opération à Rome, le 30 janvier, sous les yeux de Lancisi et de plusieurs autres chirurgiens, de la manière suivante. Il appliqua d'abord, pour suspendre le cours du sang dans l'artère brachiale, le tourniquet vers la partie supérieure du bras; puis il incisa immédiatement au-dessus de l'anévrisme, suivant la direction de l'artère, les parties qui la recouvraient; il isola le vaisseau du nerf médian et de toutes les autres parties voisines, le fit soulever à l'aide d'une érigne, et le lia ensuite le plus près possible de la tumeur; mais dès que le tourniquet fut relâché, un rameau musculaire qui avait été coupé pendant l'opération ayant donné du sang, il plaça, pour remédier à cet accident, une seconde ligature au-dessus de la première. Les battemens de la tumeur cessèrent aussitôt après, et tout alla ensuite de mieux en mieux. La ligature inférieure se détacha le 17 février, et la supérieure le 27 du même mois. La tumeur diminua peu à peu et finit par disparaître. Le 5 mars, la plaie était fermée, et le membre exerçait librement ses fonctions (1).

G. Trente-cinq ans après (en 1745), Guattani opéra ainsi qu'il suit, à l'hôpital du Saint-Esprit

(1) *Suite de la nouvelle Méthode de guérir les fistules lacrymales*, p. 251. (Molinelli, *Mém. de l'inst. de Bologne*, vol. 2.)

à Rome, un jeune homme, pour un anévrisme au pli du bras, du volume d'un œuf de poule, et provenant de la piqûre de l'artère brachiale dans la saignée. Le cours du sang étant suspendu au-dessus de la maladie par le tourniquet placé à une distance convenable pour permettre à l'opérateur d'agir librement, il incisa suivant la direction de l'artère la peau et les aponévroses qui recouvraient l'anévrisme; il prolongea l'incision en en bas et en en haut, un peu au-delà de la tumeur; il sépara le kyste dans la plus grande partie de son étendue, des tégumens, des veines, des nerfs et des muscles qui l'environnaient, et il lia ensuite, après l'avoir parfaitement isolée, l'artère au-dessus et au-dessous de cette poche. Cela fait, il ouvrit cette dernière, enleva le sang qu'elle renfermait, la remplit de charpie, ainsi que toute la plaie, et recouvrit ensuite toute la partie inférieure du bras d'une couche d'étoupe trempée dans un mélange de blanc-d'œuf et d'esprit-de-vin, qu'il maintint à l'aide d'une compresse et d'un bandage approprié. Il se manifesta bientôt des symptômes d'irritation générale assez intense, qui cédèrent peu à peu à l'emploi des antiphlogistiques. Cependant la suppuration s'établit dans la plaie; les ligatures tombèrent le huitième jour, et le trente-troisième la guérison était accomplie (1). Ce procédé, qui,

(1) *De cubiti flexuræ Aneurysmatibus*, hist. 1.

si l'on en excepte la ligature de l'artère au-dessous de l'anévrisme, est absolument le même que celui qui avait été exécuté cent cinquante-cinq ans auparavant par Guillemeau (1), a été recommandé particulièrement pour l'opération de l'anévrisme vrai par Bertrandi, avec quelques modifications. « Si l'anévrisme, dit ce chirurgien célèbre (2), en parlant de celui de l'artère brachiale, est vrai, peu considérable, et que les tégumens ne soient pas adhérens à l'artère,... un aide d'un côté, et le chirurgien de l'autre, élèveront les tégumens, en y formant un pli, qui s'étendra obliquement du côté interne de l'avant-bras, vers le condyle externe de l'humérus. L'opérateur coupera perpendiculairement ce pli avec un bistouri, en dirigeant son incision du condyle interne de l'humérus vers la face antérieure de l'avant-bras et par-delà de la tumeur, de manière que l'incision des tégumens passe obliquement de ce condyle par-dessus la tumeur. Si on s'apercevait, après avoir fait cette incision, que toute la longueur de l'anévrisme ne fût pas à découvert, on introduirait supérieurement ou inférieurement une sonde cannelée à l'un des angles de l'incision des tégumens, pour la dilater, en conduisant un bistouri dont le tranchant sera un peu convexe, pour couper selon la même obliquité.... Lorsque les tégumens sont coupés,

(1) *Voy.* plus haut, p. 275. — (2) *Traité des opérations de chirurgie,* 1769, chap. 21, p. 433.

on les fait tenir élargis par un aide, avec les doigts et avec des crochets larges et obtus.... on coupe peu à peu la substance adipeuse, légèrement, et selon l'obliquité de l'incision des tégumens, prenant garde d'ouvrir l'anévrisme; et on découvrira enfin l'aponévrose lisse et argentine du muscle biceps, qui est fortement tendue sur la tumeur de l'artère.... Dès qu'on l'aura découverte, on fera plier un peu l'avant-bras, pour qu'il ne soit plus dans une si grande tension; et s'il y avait à la partie inférieure de l'anévrisme quelque écartement entre les fibres de l'aponévrose, ce qui se trouve quelquefois, on ferait passer par cet écartement la pointe plate et obtuse d'une sonde cannelée, et on la ferait avancer vers le haut, le plus qu'il serait possible, en élevant en même temps, si on le pouvait, l'aponévrose, pour la couper avec un bistouri qu'on conduirait dans le sillon de la sonde, et dont on porterait le tranchant en haut. Quand il n'est pas possible de faire passer la sonde à cause de la grande tension de l'aponévrose sur l'anévrisme, il faut la couper de l'un ou de l'autre côté de la tumeur, de manière à en détruire la continuité avec le tendon du muscle. Il vaut mieux cependant la couper du côté du cubitus, la relever et la renverser de l'autre côté, ensuite la séparer tout-à-fait, si elle ne se sépare pas d'elle-même par sa contractilité, jusqu'à ce que l'anévrisme soit bien dénudé. (Après avoir bien découvert l'anévrisme), comme on doit faire la ligature au tronc de l'artère dessus et dessous (la tumeur) il faut découvrir un peu l'artère, en dirigeant la sonde cannelée vers le haut, et en portant le bistouri le long du côté interne du condyle interne de l'humérus, entre le muscle brachial interne et le biceps, (puis vers le bas, en prolongeant l'incision vers la partie moyenne et antérieure de l'avant-bras.....) Quand l'artère est bien découverte, sans prendre l'inutile précaution d'en séparer le nerf, on en doit promptement faire la ligature.,... on passe (au moyen de l'aiguille de Petit) le premier fil dessous la partie supérieure de l'artère, immédiatement à l'endroit où elle commence à se dilater, (et le second de la même manière dessous la partie inférieure). Après avoir placé les deux fils, l'opérateur serrera le supérieur sur l'artère, et sur un plumasseau qu'il y aura préalablement interposé ; il y fera un nœud simple, et par-dessus un nœud coulant : il fera de même au fil inférieur; et quand il croira avoir assez serré, pour que le sang ne puisse plus aborder à l'anévrisme, il lâchera peu à peu le tourniquet. S'il ne sentait plus du tout...... le mouvement de l'artère (à l'endroit de la dilatation). alors il l'ouvrirait longitudinalement par sa sommité, il ôterait les grumeaux de sang qui pourraient y être, et couperait, s'il le jugeait à propos, la portion de l'artère qui fait la voûte ou le dos de l'anévrisme, laissant seulement la partie postérieure, afin que les deux portions de l'artère puissent moins s'éloigner l'une de l'autre. La destruction de cette partie postérieure de la tumeur anévrismale est l'ouvrage de la suppuration..... On met sur l'artère des plumasseaux douillets, avec lesquels on remplit le fond de la plaie; et par-dessus eux une ou deux compresses carrées et oblongues, posées transversalement (qu'on maintient au moyen d'un bandage). »

H. Vers le milieu du siècle dernier, Guattani (1) et Mazoti (2), convaincus que, dans l'opération de l'anévrisme faite suivant le procédé de Keisler (3), les canaux de communication qui existent entre les branches de l'artère situées au-dessus et au-dessous de la partie malade, pouvaient, après la ligature de la portion supérieure, fournir à l'inférieure assez de sang pour occasionner par l'ouverture du vaisseau une hémorrhagie fâcheuse, recommandèrent, pour prévenir cet accident, d'appliquer, ainsi que l'avaient pratiqué Aétius (4) et Marc-Aurèle Severin (5), une seconde ligature sur l'artère au-dessous de l'ouverture, ou bien de comprimer le vaisseau en cet endroit, si la ligature était inapplicable. Le procédé de Keisler, modifié de la sorte, fut dès-lors mis uniquement en usage dans

(1) *De externis Aneurysmatibus*, hist. 1, p. 1-2. — (2) *Sull' aneurisma Reflessioni*, etc., p. 22-24. — (3) *Voy.* plus haut, p. 276. — (4) *Voy.* plus haut, p. 274. — (5) *Voy.* plus haut, p. 277.

l'opération des anévrismes poplités et fémoraux jusqu'au mois de juin de l'année 1785.

I. Mais, à cette époque, Desault, qui avait à traiter à l'Hôtel-Dieu de Paris un homme âgé de trente ans, pour un anévrisme au jarret, du volume d'un œuf de dinde, compliqué d'engorgement et de douleurs à la partie inférieure du membre, profita de cette circonstance pour ressusciter le procédé opératoire qu'Anel avait, environ soixante-quinze ans auparavant, employé avec succès dans un cas d'anévrisme au pli du bras (1). En conséquence, il découvrit l'artère poplitée au-dessus de la maladie, par une incision de cinquante-quatre millimètres d'étendue; il l'isola parfaitement des parties voisines, et la lia ensuite immédiatement au-dessus de la tumeur, après avoir placé un peu plus haut un lien d'attente. La plaie fut pansée simplement. Le sixième jour, il serra la ligature d'attente; le dix-huitième, les liens se détachèrent, la tumeur était réduite à la moitié de son volume, et l'œdème de la jambe avait disparu; le dix-neuvième jour, l'issue par la plaie d'une grande quantité de matière mêlée avec du sang, qui provenait probablement de l'intérieur du sac anévrismal, donna lieu à la résolution presque totale de la tumeur, et peu de temps après la plaie se ferma entièrement (2).

(1) *Voy.* plus haut, p. 282. — (2) Bichat, *OEuvres chirurgicales de Desault*, t. 2, p. 568.

K. Le 12 octobre suivant, Hunter opéra de la même manière à l'hôpital Saint-Georges, à Londres, un cocher robuste, âgé de vingt-neuf ans, affecté d'un anévrisme poplité, qui, dans l'espace de trois mois, avait acquis le volume du poing d'un adulte. Toutefois, craignant que la ligature appliquée près de la tumeur n'excitât dans celle-ci une inflammation fâcheuse, et que la portion du vaisseau voisine de la maladie ne fût dans un état morbide, ce qui pouvait occasionner des hémorrhagies graves; convaincu d'un autre côté que la conservation des artères collatérales, qu'on respectait en agissant ainsi, était un objet auquel on avait attaché beaucoup trop d'importance, Hunter, disons-nous, lia, au lieu de l'artère poplitée, l'artère fémorale un peu au-dessus de la partie moyenne de la cuisse, en procédant pour cela de la manière suivante: il incisa suivant le trajet de cette artère la peau, dans l'étendue de trois pouces et l'aponévrose crurale dans celle d'environ douze lignes; il sépara le vaisseau des parties qui l'entourent avec le bout d'une spatule mince; il plaça, à l'aide d'une sonde d'argent à œil, l'une à côté de l'autre, quatre ligatures sous l'artère; il serra ces ligatures, en commençant par la supérieure, la première faiblement, la seconde un peu plus, la troisième plus que cette dernière, et la quatrième enfin assez pour intercepter entièrement le passage du sang dans le vaisseau. Cela fait, il plaça les chefs des ligatures au centre de la plaie, et il réunit ensuite les lèvres de celle-ci dans le reste de leur étendue au moyen de quelques bandelettes agglutinatives. Le tout fut recouvert d'une couche de charpie, et parfaitement maintenu par un bandage faiblement serré. La plaie se cicatrisa bientôt au-dessus et au-dessous de l'endroit où l'on avait placé les chefs des ligatures. Neuf jours après l'opération, il survint une légère hemorrhagie ; mais on s'en rendit promptement maître par la compression exercée sur la plaie, pendant dix minutes seulement, à l'aide du tourniquet de Petit. Les ligatures se détachèrent le vingtième jour ; la plaie ne tarda pas à se fermer, et la tumeur anévrismale diminua ensuite, de manière qu'au bout de dix mois, il en restait à peine quelques vestiges (1).

L. Le procédé opératoire d'Anel, ainsi modifié, fut bientôt adopté par la plupart des praticiens, pour opérer non-seulement la cure de l'anévrisme poplité. mais bien encore celle de tous les anévrismes où il était praticable. Toutefois, voyant qu'après l'opération, il survenait fréquemment des hemorrhagies graves, on lui a fait subir, afin d'obvier à cet inconvénient, des modifications fort importantes. Plusieurs chirurgiens, parmi lesquels on a vu ensuite Hunter lui-même, ayant reconnu que les trois ligatures superieures

(1) *London Journal medical*, ann. 1786.

destinées à diminuer graduellement le calibre du vaisseau, et à modérer ainsi l'impulsion sanguine sur la partie étranglée par la ligature inférieure, étaient véritablement inutiles, et qu'en outre l'hémorrhagie qui se manifestait à la suite de l'opération provenait de l'ulcération du tissu de l'artère produite par leur présence, ont recommandé de les supprimer, et de n'appliquer qu'une seule ligature ronde, qui fût, quant à sa grosseur, en rapport avec le volume du vaisseau, et suffisamment serrée pour interrompre parfaitement la circulation, sans cependant couper pour cela les tuniques profondes de l'artère.

M. Mais voyant encore que l'accident qu'on se proposait d'éviter en se comportant de cette manière n'en avait pas moins lieu, et qu'il était l'effet de la section prématurée du vaisseau par la ligature, on a imaginé suivant les idées diverses qu'on a conçues sur la cause de cet effet, des moyens divers, autant pour retarder la section de l'artère que pour en produire promptement l'oblitération. Plusieurs praticiens, attribuant la division prématurée du vaisseau au froncement de ses parois opéré par la ligature, ainsi qu'à la trop grande ténuité et à la forme ronde de cette dernière, ont conseillé d'aplatir l'artère et d'employer pour cela des ligatures plates, plus ou moins larges, conjointement avec d'autres moyens divers propres à remplir cet objet.

N. M. Thomson Forster veut qu'on passe sous l'artère, après l'avoir découverte et séparée des parties voisines, un lien large à l'aide d'une aiguille courbe ordinaire, qu'on place sur le vaisseau un coussinet de charpie, et sur ce coussinet un cylindre de bois, de neuf lignes de longueur sur quatre de largeur, qu'on embrasse le tout avec la ligature, et qu'on serre ensuite cette dernière autant seulement qu'il le faut pour empêcher parfaitement le passage du sang dans l'artère (1).

O. M. Cline veut qu'au lieu d'un lien large et d'un cylindre de bois, on emploie, pour aplatir les artères, un ruban double, de douze lignes de largeur, et un morceau de liége d'un pouce de longueur (2). Desault a obtenu l'oblitération de l'artère fémorale en plaçant le vaisseau entre deux lames de bois, maintenues par une ligature, sur un homme qu'il avait opéré pour un anévrisme de la même artère, et auquel il avait déjà lié ce vaisseau plusieurs fois pour remédier à l'hémorrhagie consécutive (3).

P. Deschamps a recommandé, pour l'aplatissement des artères, de se servir d'une ligature large, et d'un instrument d'argent composé d'un bouton plat, où sont pratiqués deux trous destinés à recevoir les deux chefs de la ligature, et d'une tige

(1) Breschet, traduction du *Traité des maladies des artères et des veines*, de Hodgson, t. 1, p. 288. — (2) Breschet, *ibid.* — (3) Marjolin, *nouv. Dictionnaire de médecine*, 1822, t. 2, p. 306.

de plusieurs pouces de longueur, fixée par l'une de ses extrémités au centre du bouton, et offrant à l'autre une bifurcation, où l'on attache les bouts de la ligature (1).

Q. Scarpa conseille, dans son grand ouvrage sur l'*anévrisme* (2), de placer sous l'artère, après l'avoir découverte et dénudée dans l'étendue d'un travers de doigt, l'une à côté de l'autre, deux ligatures plates, larges chacune de deux lignes; de mettre ensuite sur le vaisseau un petit cylindre de toile enduit de digestif, ayant six lignes de longueur et trois d'épaisseur, de nouer les ligatures sur ce petit cylindre, avec la précaution de ne serrer l'artère qu'autant qu'il faut pour y intercepter entièrement le passage du sang, et après cela d'entretenir la plaie ouverte, en interposant entre ses lèvres un plumasseau enduit de digestif jusqu'à la séparation de la ligature, qui a ordinairement lieu du onzième au vingt-unième jour. Scarpa ajoute qu'il a toujours employé ce procédé avec succès, et que jamais il n'est survenu d'hémorrhagie. MM. les professeurs Boyer et Roux, qui ont adopté le procédé du professeur de Pavie, mais qui au cylindre de toile substituent un cylindre fait d'une bandelette de diachylon gommé, roulée sur elle-même, ont

(1) *Observations et Réflexions sur la ligature des principales artères, etc.*, p. 52. (Mémoire de M. Ristelhueber.)— (2) *Réflexions et observations anatomico-chirurgicales sur l'anévrisme*, chap. 9, §. 20, p. 294.

obtenu un résultat semblable à l'hôpital de la Charité de Paris, où ils ont effectué de cette manière seize fois l'oblitération de l'artère fémorale, et deux fois celle de l'artère brachiale (1). Cependant on a reproché à ce procédé, 1.° de nécessiter la dénudation du vaisseau dans une trop grande étendue ; 2.° de déterminer le sphacèle de la portion comprimée de l'artère, et par conséquent une inflammation ulcéreuse, qui, en s'étendant au-delà de l'adhérence déjà existante des parois du vaisseau, peut donner lieu à l'hémorrhagie consécutive ; 3.° d'exciter, à cause du volume de la ligature et du cylindre, et de leur séjour trop prolongé dans le fond de la plaie, une inflammation considérable dans les parties voisines de l'artère, inflammation qui, venant à envahir les parois de celle-ci, peut encore, soit en diminuant leur résistance, soit en occasionnant l'ulcération de leur tissu vers la partie supérieure du vaisseau, donner de même lieu à l'hémorrhagie consécutive. Ces inconvéniens ont frappé l'attention d'un grand nombre de praticiens, qui peut-être leur ont donné beaucoup plus d'importance qu'ils n'en ont effectivement ; et pour les éviter, il a été proposé par quelques-uns d'entre eux des moyens plus ou moins efficaces. Mais il appartenait encore à l'illustre auteur de ce procédé d'indiquer le meilleur ; et c'est pour cela qu'il a

(1) Leçons orales de chirurgie pratique.

imaginé le procédé que nous avons décrit dans l'article précédent (1).

R. Les chirurgiens anglais, qui attribuent l'hémorrhagie qui survient après l'application d'une grosse ligature sur une artère, non à la section prématurée du vaisseau, mais bien à l'adhérence tardive de ses parois, s'étant convaincus par de nombreuses expériences faites sur plusieurs espèces d'animaux que cette dernière dépend toujours, à l'exception des cas où l'artère se trouve dans un état morbide, de la division incomplète de ses tuniques profondes, qu'alors que cette division est complète, l'adhérence de ses bords, rapprochés par la constriction de la tunique externe, s'effectue promptement à la manière de celle des lèvres réunies d'une plaie simple, et que cette adhérence est presque toujours, à l'époque de la séparation de la ligature, assez ferme pour résister, conjointement avec un coagulum qui se forme dans le vaisseau du côté du cœur, à l'effort de la circulation, veulent qu'au lieu de grosses ligatures de chanvre, on fasse au contraire usage de cordonnets de soie cirés, ou bien de cordes de boyau préalablement ramollies dans l'eau tiède, ayant un quart de ligne à une ligne de grosseur; qu'on n'applique qu'une seule ligature sur l'artère dépouillée de sa gaîne, dans

(1) *Voy.* plus haut, p. 267.

l'étendue seulement d'une à deux lignes, toutes les fois qu'on n'a point à craindre que le sang n'afflue avec trop de force dans la partie inférieure du vaisseau par les canaux de communication des branches de cette partie de l'artère avec celles des artères situées entre le cœur et la ligature; que, dans ce cas, on en applique deux à quelque distance l'une de l'autre; qu'ensuite on en place les chefs dans l'angle inférieur de la plaie, et qu'enfin on réunisse les lèvres de l'incision au moyen de quelques bandelettes agglutinatives. C'est ainsi qu'ont été faites la plupart des ligatures de la carotide et des artères iliaques externe et interne qu'on a pratiquées dans ces derniers temps en Angleterre, en France, en Allemagne et aux Etats-Unis de l'Amérique septentrionale; et dans ce cas, il n'est point survenu d'hémorrhagie après l'opération. « J'ai vu, dit Hodgson, seize cas dans lesquels une seule ligature a été appliquée avec un succès complet pour la guérison d'anévrismes des artères illiaques externe, fémorale et radiale; et je ne connais que trois observations d'hémorrhagie après l'emploi d'une seule ligature, lorsque des corps étrangers n'avaient pas été laissés dans la plaie. Dans deux de ces cas, l'oblitération avait été empêchée par l'état morbide des membranes du vaisseau; dans le troisième, il n'existait pas de caillot dans l'artère, et l'adhérence de ses extrémités avait été détruite par l'impulsion de la circulation, le quatorzième jour après l'opération (1). » MM. les professeurs Dupuytren, Béclard et Breschet ont adopté entièrement la pratique des chirurgiens anglais, après s'être assurés par un très-grand nombre d'expériences faites sur plusieurs espèces d'animaux qu'elle est réellement la plus avantageuse (2) ; et M. le professeur Marjolin, qui, dans l'excellent article *anévrisme* du nouveau Dictionnaire de médecine (3), compare les avantages et les inconvéniens de cette pratique avec ceux que présente celle de l'aplatissement des artères, dit à ce sujet : « Pour moi, je pense, et c'est aussi sur des faits que je fonde mon opinion, qu'on ne doit pas accorder une préférence exclusive à l'un de ces procédés sur l'autre, et que chacun d'eux doit être appliqué spécialement à des cas déterminés. Les ligatures larges, serrées sur un cylindre de toile, ou appliquées avec un serre-nœud, seraient employées lorsqu'il faudrait lier une artère volumineuse, facile à isoler des parties voisines, et dans laquelle on aura raison de craindre quelque altération de texture. Les ligatures faites d'un seul ou de deux fils de soie ou de lin me paraissent plus avantageuses lorsqu'on doit lier une artère enveloppée

(1) *Maladies des artères et des veines*, t. 1, p. 307. — (2) Richerand, *Dictionnaire des sciences médicales*, art. *ligature*. — (3) T. 2, p. 298.

dans un plexus nerveux, cachée sous une membrane séreuse : elles sont également préférables, lorsque l'artère à lier a conservé toute sa souplesse, et que son organisation est restée intacte. »

S. MM. Lawrence et Astley-Cooper pensent que la présence des chefs de la ligature dans la plaie prive, en empêchant la prompte cicatrisation de cette dernière, l'adhérence des parois du vaisseau de l'appui que la cicatrice peut lui prêter, et veulent pour ce motif, ainsi que pour obtenir promptement le rétablissement du malade, qu'on enlève les chefs de la ligature, en les coupant près du nœud, et qu'ensuite l'on réunisse complètement la plaie par première intention, san s'inquiéter de l'anse du lien laissé dans son intérieur, attendu qu'à raison de son petit volume et en vertu de son analogie avec la substance des parties qui l'entourent, elle peut être entièrement absorbée, ou bien séjourner sans inconvénien au milieu de ces parties. M. Astley-Cooper, qui, alors qu'il procède à la ligature des artères, comme nous venons de le dire, emploie de préférence la corde de boyau, a lié de cette manière deux fois avec succès l'artère fémorale pour des anévrismes de l'artère poplitée ; et, dans les deux cas, l'anse de la ligature est restée incarcérée ou a été absorbée. Le premier malade fut opéré en présence de M. Maunoir de Genève, et il retourna à ses occupations vingt jours après l'opération (1). Le second était âgé de quatre-vingts ans ; la plaie mit quatre jours à se cicatriser ; au bout d'un mois la tumeur se trouvait réduite à un très-petit volume, et le malade marchait sans béquilles (2). « M. Carwardine de Taxted a fait la ligature de l'artère fémorale, dans un cas d'anévrisme de l'artère poplitée, avec une petite ligature de soie, et a coupé les bouts très-près du nœud.... La plaie fut réunie par première intention sans la formation d'un atome de pus, et au bout de quelques mois la guérison était parfaite (3). » Mais il n'en est pas toujours ainsi, comme l'attestent les faits suivans : « M. Lawrence ayant lié le même vaisseau de la même manière, le 29 mars, la ligature tomba à la fin de mai : ce fut alors seulement que la plaie cessa de suppurer. M. Watson ayant lié le même vaisseau, la ligature se présenta en dehors dans moins de deux mois. Hodgson ayant lié l'artère cubitale, et un gonflement s'étant manifesté autour du nœud de la ligature, celle-ci fut ôtée six mois après l'opération, par une incision. M. Cumin de Glascou a envoyé à M. Lawrence le nœud d'une ligature qui avait été rejetée d'un moignon deux ou trois ans après l'opération (4). »

(1) Richerand, *Dictionnaire des sciences médicales*, art. *ligature*. — (2) Astley-Cooper et Benjamin Travers, *Œuvres chirurgicales*, t. 1, p. 197.—(3) Breschet, trad. c., t. 2, p. 269.—(4) Astley-Cooper et Benjamin Travers, ouvr. c., t. 1, p. 187.

T. On a fait, dans l'intention de rechercher un moyen d'obvier à ces inconvéniens, un très-grand nombre d'expériences sur diverses espèces d'animaux. Il résulte de celles faites par le célèbre docteur Jones, à la carotide du chien, qu'en opérant aux tuniques intérieures du vaisseau, trois sections à la distance d'environ un sixième de pouce l'une de l'autre, par l'application instantanée d'autant de ligatures très-fines, on peut obtenir l'oblitération solide de l'artère (1). Hodgson a répété cette expérience sur deux chiens; mais il en a obtenu un tout autre résultat. Le premier de ces animaux fut tué au bout de trois mois : « On trouva (alors) que le vaisseau était encore imperméable, mais qu'un épanchement lymphatique était survenu dans sa cavité, à l'endroit où les plaies avaient été faites aux membranes internes du vaisseau par les trois ligatures. Cet épanchement formait trois rétrécissemens dans le tube, qui se trouvait par là réduit à la moitié environ de son diamètre naturel. Lorsqu'on eut détaché la lymphe, il fut évident que les membranes interne et moyenne avaient été complètement divisées, mais que l'épanchement n'avait pas été suffisant pour oblitérer la cavité du vaisseau. » Le second, qui avait été opéré en même temps aux deux carotides, fut tué quatre mois après l'opération. L'épanchement

(1) Treatise on hæmorrhage, chap. 3.

lymphatique n'était pas aussi abondant dans ce cas que dans le précédent; « les membranes interne et moyennne de l'artère avaient été divisées par les ligatures; mais l'épanchement lymphatique provenant de ces mêmes surfaces divisées paraissait si peu considérable, qu'il n'en résulta cette fois que trois légers rétrécissemens dans la cavité du vaisseau (1). » Nous avons, pour notre part, opéré de la même manière quatre gros chiens à l'une des carotides. L'un de ces animaux fut sacrifié six jours après l'opération ; la carotide était enflammée dans l'étendue d'environ deux pouces, et cette partie du vaisseau était remplie de sang coagulé, mêlé avec une assez grande quantité de lymphe. A l'endroit correspondant à la division inférieure des tuniques profondes, dont les bords étaient séparés par des caillots de sang et de lymphe, la tunique externe distendue formait sur toute la circonférence de l'artère un bourrelet d'à peu près deux lignes de largeur, contenant du sang coagulé. Au-dessus de ce bourrelet, le vaiss eau était sensiblement rétréci, et offrait à l'intérieur deux anneaux parallèles de lymphe assez consistante, d'une ligne de grosseur, qui unissaient et cachaient dans toute leur étendue les bords enflammés de chacune des deux divisions supé-

(1) *Maladies des artères et des veines*, t. 1, p. 314, 315, expér. A, B.

rieures des membranes interne et moyenne de l'artère. Sur les trois autres chiens, il se forma à la suite de l'opération des anévrismes qui, en quelques semaines, parvinrent à un volume très-considérable. L'un des trois fut suffoqué par la compression que la tumeur exerçait sur la trachée-artère. L'autre mourut de la rupture du kyste anévrismal, qui donna lieu à l'épanchement d'une très-grande quantité de sang sous la peau. Le troisième guérit spontanément. La tumeur diminua graduellement après avoir acquis le volume d'un œuf de poule, et se réduisit, dans l'espace de trois mois, à un noyau à peine perceptible au toucher. L'animal ayant été tué, nous trouvâmes à la place de l'anévrisme un noyau fibreux, adhérent aux parties voisines, et de la grosseur d'une noisette; et au lieu de l'artère carotide, un cordon fibreux. Nous avons répété l'expérience six fois sur l'artère fémorale, et une fois sur l'artère humérale, à sa partie supérieure. Dans un de ces cas, l'animal ayant été sacrifié le huitième jour de l'opération, nous trouvâmes l'artère enflammée jusqu'à quelques lignes au-delà des divisions supérieure et inférieure des tuniques profondes, son volume plus grand, son calibre plus petit, et ses parois beaucoup plus épaisses en cet endroit que dans le reste de son étendue. L'intérieur de la portion enflammée du vaisseau était rempli d'un coagulum blanc rougeâtre, assez dense pour interrompre le cours du sang, et il existait à son extérieur autour d'elle une quantité de lymphe assez grande et assez ferme pour empêcher l'expansion de la tunique externe. Dans tous les autres cas, l'artère ayant été examinée un mois, six semaines, deux mois après l'opération, nous observâmes qu'elle s'était oblitérée parfaitement.

On peut conclure de ces faits qu'il est dangereux d'employer le procédé du docteur Jones, attendu que son emploi peut, au lieu de l'oblitération de l'artère, occasionner la formation d'un anévrisme; que toutefois on peut s'en servir avec succès dans tous les cas où il s'agit de produire l'oblitération d'une artère peu volumineuse, ou d'une artère située à une grande distance du centre de la circulation.

U. M. Travers a proposé un procédé qui, avec l'avantage d'obvier aux inconvéniens provenant du séjour de la ligature dans la plaie, présente aussi celui d'opérer promptement l'oblitération de l'artère. Ce procédé consiste à appliquer une ligature fine sur le vaisseau, à l'enlever quelques heures après, et à réunir ensuite la plaie par première intention. M. Travers a effectué plusieurs fois de cette manière l'oblitération de la carotide du cheval (1). Astley-Cooper et Béclard ont répété plusieurs fois la même expérience, mais

(1) *Observations sur la ligature des artères, etc.* (*Transactions médico-chirurgicales*, vol. 4.)

toujours sans succès. Il résulte même des expériences faites par l'illustre professeur de Paris, que, bien qu'on laisse la ligature appliquée pendant vingt-quatre heures, le rétablissement de la circulation n'en a pas moins lieu ensuite dans l'artère.

V. Comme, dans l'opération de l'anévrisme, suivant le procédé d'Anel, modifié par Hunter, on a, ainsi que nous venons de le voir, attribué l'hémorrhagie qui survient après l'application d'une grosse ligature ronde sur l'artère, soit à la section prématurée du vaisseau, et celle-ci au froncement de ses parois, à la ténuité et à la rondeur du lien dont on se servait, soit à l'adhérence tardive des parois de l'artère, et celle-ci à la division incomplète de ses tuniques profondes; comme encore pour cela l'on a, afin de prévenir cet accident, imaginé et employé des moyens divers plus ou moins efficaces, de même l'on a pensé que l'hémorrhagie consécutive était l'effet de la section prématurée du vaisseau, et celle-ci celui de la tension naturelle de l'artère, et l'on a en conséquence recommandé d'appliquer deux ligatures sur le vaisseau, à quelque distance l'une de l'autre, et de le couper ensuite dans leur intervalle. Ce procédé avait été mis en pratique par les chirurgiens anciens (1), et était resté dans

(1) *Celsi oper.*, lib. 5, cap. 2, sect. 5. *Aetii opera*, t. 2, serm. 15, cap. 10.

l'oubli jusqu'à la fin du siècle dernier. Il fut reproduit à cette époque par Thénon, qui conseilla à l'illustre professeur Pelletan de s'en servir les premières fois qu'il fit l'opération de l'anévrisme suivant la méthode moderne (1); et depuis il a été employé par un grand nombre de chirurgiens distingués. M. Maunoir de Genève prétend qu'ainsi l'on met l'artère dans les mêmes conditions qu'après l'amputation (2). Toutefois la plupart des auteurs soutiennent que cette assertion est inexacte : 1.° par la raison que dans l'amputation le vaisseau conserve ses rapports avec les parties voisines qui se rétractent avec lui, tandis que dans l'opération de l'anévrisme les rapports de l'artère sont changés en conséquence de sa rétractation, qui a lieu sans celle des parties qui l'environnent (3); 2.° par la raison encore qu'après l'amputation, le caillot qui se forme dans le vaisseau s'étend au-delà de l'origine des branches qui ont été liées dans l'opération, et qui par ce fait s'oblitèrent entièrement; tandis que dans l'opération de l'anévrisme, ce caillot ne s'étend que jusqu'à la naissance des premières artères collatérales par où le sang continue son cours, ce qui fait que l'appui que le caillot prête à l'adhérence des parois de l'artère contre l'impulsion de

(1) Pelletan, *Clinique chirurgicale*, t. 1, p. 192. —(2) *Mémoire physiol. et prat. sur l'anévrisme et la ligature des artères;* Genève, an 10. — (3) Hodgson, ouvr. c., t. 1. p. 305.)

la circulation est, dans ce dernier cas, beaucoup plus faible que dans le premier (1). Quoi qu'il en soit de ces considérations, toujours est-il certain que l'opération a été couronnée d'un plein succès dans la plupart des cas d'anévrisme, où l'on a fait usage de ce procédé, pour effectuer l'oblitération de la carotide (2), de l'artère iliaque externe (3), et de l'artère fémorale (4); et que si, dans les cas observés par MM. Abernethy (5), Astley-Cooper (6), Monteggia, Assalini et Morighi (7), il est survenu ensuite une hémorrhagie funeste, cet accident a été la conséquence, ou de l'application mal faite des ligatures, ou d'un état morbide des membranes du vaisseau.

W. Voyant qu'après l'application sur l'artère d'une ou deux ligatures plates ou fines, et qu'après la section du vaisseau dans l'intervalle de deux ligatures, l'hémorrhagie consécutive avait néanmoins lieu tout comme après l'application d'une ligature ronde plus ou moins grosse, on a fait de nouvelles recherches sur la cause de cet accident, et l'on a reconnu enfin que cela provenait le plus souvent, non de l'emploi de tel ou tel procédé opératoire, mais bien d'un état

(1) Béclard, leçons orales de chirurgie pratique. — (2) Astley-Cooper, Post, Dalrympe. (*Voy.* Hodgson, ouvr. c., t. 2, p. 13, 36, 74.) — (3) Abernethy, *voy.* plus haut, p. 91. — (4) Hodgson, ouvr. c., t. 1, p. 304. — (5) *Surgical Observations on aneurism*, édit. 1.re, p. 229. — (6) *Medico-chirurgical Transactions.* — (7) Scarpa, *Memoria sulla legatura delle principali arterie degli arti*, p. 9, 10.

morbide des parois de l'artère. On n'a songé dès-lors qu'aux moyens de remédier à l'hémorrhagie, et l'on a en conséquence recommandé de placer à quelque distance au-dessus de la ligature un lien d'attente pour être serré au besoin ; mais l'expérience a démontré que cette pratique ne remplit pas toujours l'objet qu'on se propose, et qu'en outre l'application du lien d'attente a l'inconvénient de déterminer l'ulcération du vaisseau au-dessus de l'oblitération, et d'occasionner par conséquent une hémorrhagie qui n'aurait pas lieu sans cette circonstance.

X. Vers la fin du siècle dernier, Desault (1) et Brasdor (2), considérant que les procédés opératoires connus n'étaient point applicables aux cas d'anévrisme où, à cause de la situation de la tumeur, il était impossible de lier ou de comprimer l'artère au-dessus de la maladie, conseillèrent de pratiquer, dans ces cas, la ligature du vaisseau au-dessous de l'anévrisme. Ils pensaient que le sang, étant par ce moyen arrêté dans la tumeur et dans l'artère, devait nécessairement se coaguler, et que la guérison de l'anévrisme devait ensuite s'accomplir par l'absorption du coagulum et par la rétraction subséquente du sac et des parois du vaisseau. Ils prétendirent même que dans d'autres cas ce procédé méritait la préférence sur tout autre, attendu que de cette manière l'on

(1) *Œuvres chirurgicales*, par Bichat, t. 2, p. 567. — (2) Boyer, *Maladies chirurgicales*, t. 2.

pouvait conserver un certain nombre d'artères collatérales qu'on était, en agissant autrement, dans l'obligation de sacrifier. Ce procédé opératoire a été mis deux fois en pratique, la première en France par Deschamps, et la seconde en Angleterre par M. Astley-Cooper. Pour qu'on soit plus à même d'apprécier les conséquences de cette opération, nous allons transcrire ici ces deux faits tels qu'ils ont été rapportés, l'un par Deschamps et l'autre par Hodgson.

Albert Brondex, homme de lettres, âgé de soixante ans, d'une constitution faible, d'un tempérament plutôt lymphatique que sanguin, fut admis à l'hôpital de la Charité. Il portait à la partie supérieure de la cuisse une tumeur circonscrite de dix-sept pouces de circonférence, et séparée par un espace d'un pouce seulement du ligament de Poupart. Cette tumeur avait tous les caractères d'un anévrisme vrai. Elle existait depuis six mois, et avait commencé cinq pouces au-dessous de l'aine, dans le trajet de l'artère fémorale, sous la forme d'un petit tubercule. Le quatrième jour après l'admission du malade à l'hôpital, la tumeur continuait d'augmenter. J'appelai une consultation. Je rassemblai dix médecins ou chirurgiens en consultation, Allan, Brasdor, Boyer, Corvisart, Cullerier, Pelletan, Percy, Thouret. Après l'examen du malade, je proposai la ligature de l'artère fémorale au-dessous du sac anévrismal, espérant que le sang, arrêté dans son cours à travers le vaisseau, se coagulerait dans la tumeur; et considérant combien il serait difficile de comprimer l'artère au-dessus de la tumeur d'une manière sûre et stable durant tout le temps de l'opération, et d'étendre l'incision autant qu'il était nécessaire, surtout à la partie supérieure près du point de compression, afin de découvrir assez l'artère pour pratiquer une ligature aussi importante entre deux artères voisines l'une de l'autre, et la crainte d'une perte de sang considérable chez un malade cacochyme affaibli et avancé en âge. La majorité des consultans partagea mon avis, et je procédai à l'opération de la manière suivante : je fis une incision de deux pouces et demi de longueur sur le trajet de l'artère fémorale au-dessous de la tumeur. Les tégumens et le *fascia-lata* étant divisés, je cherchai à soulever le muscle couturier qui s'étend sur l'artère à la partie moyenne de la cuisse. Après une recherche inutile de ce muscle, je continuai l'incision un peu plus profondément, et séparant les parties sur le côté interne de la cuisse, je suivis le muscle grand adducteur, et je trouvai enfin le muscle couturier déjeté en dedans. Nous songeâmes alors à l'artère, que nous comptions trouver à la place qu'elle occupe ordinairement; mais nous ne pûmes apercevoir la moindre pulsation, ni rien qui nous conduisît à la distinguer. Plusieurs des assistans essayèrent de la découvrir, mais sans succès. A la fin, l'un d'eux porta son doigt au fond de la plaie du côté de la tumeur et au-dessous du muscle couturier, où il pensa qu'on pourrait suivre l'artère. Je détachai alors toute la circonférence du muscle, mais sans pouvoir découvrir la moindre pulsation. On proposa de couper en travers le muscle couturier, pour qu'on pût voir plus distinctement au fond de la plaie. Quoique mon avis fut différent, j'y consentis; mais tous nos efforts pour trouver l'artère furent aussi infructueux qu'auparavant. Nous revînmes enfin à notre première opinion, que le trajet naturel de l'artère n'était pas changé. La découverte d'un filament nerveux qui est connu pour accompagner les vaisseaux dans ce lieu, et que j'avais divisé pour soulager la douleur aiguë que le malade éprouvait au genou toutes les fois qu'on touchait au nerf, m'engagea à adopter la pratique suivante. Je passai une aiguille courbe au-dessous de l'endroit où nous étions convaincus que les vaisseaux étaient situés; et, pour plus de sûreté, je compris dans l'anse une petite portion du muscle adducteur. Le cordonnet passé, je soulevai ses extrémités, et je plaçai mes doigts sur les parties qu'il embrassait, afin qu'en appuyant, le sang arrêté pût distendre l'artère et la rendre visible; mais la pression ne fit apercevoir aucun changement. Les parties furent comprimées par un presse-artère, et je plaçai une ligature de réserve au-dessus de cet instrument. Le malade ne perdit pas trois onces de sang pendant cette opération. Je mis une petite quantité de charpie dans le fond de la plaie, dont les bords étaient défendus du presse-artère par deux légers bourdonnets. La partie externe fut recouverte d'un plumasseau enduit de baume d'Arcæus, par-dessus lequel je plaçai deux ou trois compresses : on n'employa aucun bandage circulaire. Des sachets remplis de sable chaud furent mis le long de la jambe et du pied ; la sensibilité et la chaleur de ces parties n'éprouvèrent pas le moindre changement ; mais le malade était extrêmement fatigué par cette longue opération, qui avait duré plus d'une heure, ainsi que par la douleur très-vive des distensions et des déchiremens qu'occasionnèrent les différentes recherches. L'accroissement de la tumeur qui avait été très-remarquable depuis le dixième jour du mois jusqu'au quatorzième que l'opération fut faite, n'avait pas cessé depuis, et la pulsation y était aussi forte qu'auparavant.

Les quinzième et seizième jours, l'anévrisme s'était étendu jusqu'à l'arcade crurale; et en l'examinant avec soin, on découvrit à son sommet une légère teinte pourpre. Le membre conservait sa chaleur naturelle : le malade ressentait très-peu de douleur à la cuisse, qui était légèrement tuméfiée. Le seizième jour, on enleva l'appareil extérieur, et l'on resserra la ligature, qui s'était relâchée. Le dix-septième jour, le malade était comme la veille ; son pouls était petit, dur et fréquent. Dans la nuit du dix-septième au dix-huitième jour, il se plaignit d'une douleur particulière et obtuse dans l'anévrisme qui avait augmenté de volume. Le matin, je trouvai un gonflement évident à la surface externe de la cuisse, qui était molle, mais un peu douloureuse; la tumeur était toujours un peu circonscrite. Le dix-huitième jour, qui était le quatrième depuis l'opération, la tumeur continua encore d'augmenter. La pulsation était aussi forte que jamais; la jambe et la cuisse étaient tuméfiées. Toutes les circonstances prouvaient évidemment que la ligature de l'artère au-dessous de la tumeur n'avait pas produit l'effet que nous en avions attendu. Nous étions convaincus néanmoins que l'artère était liée, quoique plusieurs assistans en doutassent. L'état du malade était très-inquiétant; son pouls était petit, dur et fréquent : son âge et d'autres circonstances défavorables tendaient à diminuer les chances de succès d'une seconde opération que sa position réclamait, si nous ne voulions pas l'abandonner à une mort prompte et assurée. Tout cela ayant été mûrement pesé, nous résolûmes d'ouvrir le sac anévrismal. Un aide comprima l'artère dans l'endroit où elle passe sur l'os pubis. Le sac fut ensuite ouvert dans toute son étendue; on enleva le coagulum et le sang récent qu'il contenait; une sonde à poitrine fut engagée dans l'extrémité supérieure de l'artère, que l'on souleva le plus possible, et on y appliqua une ligature. Le sang continua néanmoins à couler par le fond du sac. En conséquence on fit la ligature de l'extrémité inférieure de l'artère ; l'hémorrhagie s'arrêta, et l'on pansa la plaie. Le malade perdit une quantité énorme de sang pendant cette opération ; son pouls devint imperceptible, et il mourut au bout de huit heures. Le membre ayant été examiné, on trouva, 1.° que l'artère profonde, qui en général part de l'artère fémorale à un pouce et demi ou deux pouces après que ce vaisseau est sorti de l'abdomen, en naissait, chez cet individu, à la distance de dix lignes. Les deux artères circonflexes étaient dilatées ; mais leur origine et leur distribution avaient lieu comme à l'ordinaire. Le tronc de la crurale profonde était presque aussi gros que celui de l'artère fémorale. La profonde avait des connexions si intimes avec le commencement du sac anévrismal, qu'il était impossible de lier l'artère fémorale près de la tumeur sans blesser la première, ou au moins sans la comprendre dans la ligature ; 2.° que la ligature qui avait été appliquée dans la première opération renfermait l'artère et la veine fémorales, ainsi qu'une petite portion du muscle grand adducteur ; que, dans la seconde opération, la ligature supérieure serrée était située à trois lignes au-dessus du sac anévrismal, et qu'elle embrassait l'artère fémorale et un tiers de la profonde traversée par l'aiguille ; que la ligature de réserve, placée au-dessus de celle-ci, passait entre l'artère fémorale et la crurale profonde, en environnant exactement la première ; que le lien inférieur appliqué dans la seconde opération était situé sur l'artère six lignes au-dessous du sac, et que la veine avait été blessée par l'aiguille. Malgré ces blessures de l'artère crurale profonde et de la veine, il n'y avait point eu d'hémorrhagie ; 3.° que l'artère fémorale était dilacérée dans une étendue de deux pouces à deux pouces huit lignes environ de son origine; que le kyste anévrismal, à son commencement et à sa terminaison, avait la forme d'un entonnoir; qu'à un pouce au-dessous du sac il y avait une dilatation de la partie postérieure de l'artère, dont la membrane interne était unie, polie, et n'avait éprouvé aucun changement organique : le reste du tube était sain ; 4.° qu'une infiltration de matière purulente existait au-dessous du *fascia-lata* du membre malade; la suppuration s'était établie entre les muscles, dans le voisinage de l'endroit ou l'on avait pratiqué la première opération (1).

Le malade opéré par M. Astley-Cooper le fut à Londres pour un anévrisme de l'artère iliaque externe, qui s'étendait dans l'abdomen jusqu'à l'iliaque interne, de manière à rendre impraticable la ligature de l'artère au-dessus de la tumeur. La maladie avait porté en avant la portion

(1) *Recueil périodique de la société de médecine de Paris*, t. 5, n.° 17, p. 189.

inférieure des muscles abdominaux et du ligament de Poupart. La rapidité de ses progrès menaçait la vie du malade. L'artère fémorale fut liée entre l'origine de l'artère épigastrique et celle de l'artère crurale profonde. La pulsation persista ; mais la tumeur n'augmenta pas de volume après l'opération. Les ligatures se séparèrent favorablement. L'anévrisme diminua tellement, qu'on ne resta pas long-temps sans espérer que, si les choses continuaient ainsi, il ne fût possible de lier l'artère iliaque externe au-dessus de la tumeur. Le malade était à la campagne pour rétablir sa santé générale quand l'anévrisme s'ouvrit au-dedans du péritoine, et une mort prompte suivit de près l'épanchement du sang dans le tissu cellulaire du bassin et du scrotum (1). » L'examen des parties n'ayant pas été fait, il a été impossible de savoir quelque chose de positif sur la cause de l'issue funeste de la maladie. Hodgson pense (2) que, dans ce cas, le sang ne resta pas en repos dans l'anévrisme, et ne put s'y coaguler, par la raison qu'il continua à traverser le sac pour se rendre dans les artères épigastrique et circonflexe iliaque ; et que la diminution de la tumeur, qui eut lieu à la suite de l'opération, doit être attribuée, non à la suspension du cours du sang dans le sac anévrismal, mais bien à la diminution de

(1) Hodgson, ouvr. c., t. 1, p. 402. — (2) Hodgson, ouvr. c., t. 1, p. 403.

a colonne de ce liquide qui le traversait. Suivant l'opinion de M. Astley-Cooper, la rupture de l'anévrisme fut l'effet immédiat d'une circonstance indépendante de la maladie, comme de quelque mouvement inconsidéré et de quelque effort considérable de la part du malade, qui, se trouvant affranchi de la surveillance du médecin, était à même de commettre des imprudences graves. Hodgson rapporte deux cas d'anévrisme où l'artère fut trouvée au-dessous du sac, dans l'un, oblitérée par l'adhérence de ses parois; et dans l'autre, hermétiquement bouchée par un coagulum très-consistant. Le sujet de l'une de ces observations était un vieillard qui portait depuis long-temps un anévrisme inguinal volumineux, et qui mourut quatre jours après la ligature de l'artère iliaque externe, faite pour suspendre une hémorrhagie grave à laquelle avait donné lieu l'ulcération de la poche anévrismale. Le sujet de l'autre était un homme robuste, âgé de vingt-neuf ans, qui avait au jarret un anévrisme du volume d'un œuf, et qui succomba à un accident semblable à celui qui survint dans le cas précédent cinquante-un jours après la ligature de l'artère fémorale. Dans le premier cas, le sang avait passé à travers le sac anévrismal pour se rendre dans l'artère crurale profonde, qui prenait naissance à l'extrémité inférieure de cette poche. Dans le dernier cas, il naissait du sac et de la portion d'artère comprise entre lui et la ligature plusieurs artères qui avaient maintenu la circulation dans l'intérieur de l'anévrisme (1).

On voit par ces faits, 1.° qu'il a été observé quatre exemples d'oblitération de l'artère au-dessous de l'anévrisme, tant spontanée qu'effectuée par l'art; 2.° que, dans tous ces cas, la circulation a été entretenue dans l'intérieur de l'anévrisme par les artères qui naissaient, soit du sac, soit de la portion de l'artère comprise entre cette poche et l'oblitération; 3.° que, dans trois de ces cas, cette circonstance a empêché la guérison de la maladie; 4.° que, dans le quatrième, la guérison de l'anévrisme aurait néanmoins eu probablement lieu de la même manière que celle des anévrismes qui, après la ligature de l'artère à une grande distance au-dessus de la maladie, reçoivent un filet de sang par les artères collatérales situées entre la tumeur et la ligature, si le malade n'eût point commis l'imprudence à laquelle on a raison de rapporter la rupture du sac anévrismal; 5.° enfin que le procédé opératoire proposé par Desault et Brasdor peut être employé avec succès dans tous les cas d'anévrisme où il est possible de suspendre par ce moyen le cours du sang dans la tumeur, ou bien de réduire la colonne de ce liquide qui la traverse à un volume insuffisant pour empêcher sa contraction.

(1) Hodgson, *Maladies des artères et des veines*, t. 1, p. 275, 383, 400, 401.

§. XIII. Il résulte de ce que nous avons dit jusqu'ici, quant au traitement de l'anévrisme externe, qu'on a proposé et employé un très-grand nombre de moyens pour effectuer la cure de cette maladie; que l'opération de la ligature de l'artère est, après la compression immédiate du vaisseau pratiquée suivant le procédé de Scarpa, le plus efficace de tous ces moyens; qu'on a procédé à cette opération de diverses manières, et qu'enfin tous ces procédés peuvent être rapportés à trois méthodes, qui consistent, la première, à suspendre d'abord le cours du sang dans l'artère au-dessus de l'anévrisme, à ouvrir ensuite le sac, à enlever le sang qu'il contient, et à lier enfin le vaisseau immédiatement au-dessus et au-dessous de la maladie; la seconde, à découvrir l'artère entre le cœur et l'anévrisme, à une distance plus ou moins grande de la tumeur, et à la lier, sans toucher ensuite à cette dernière; et la troisième, à lier au contraire le vaisseau en delà ou au-dessous de l'anévrisme.

A. Ces méthodes opératoires sont toutes les trois applicables à des cas déterminés d'anévrisme spontané de l'artère fémorale. La première, qu'on est convenu d'appeler *ancienne* ou *ordinaire*, mérite la préférence sur les deux autres, lorsque la tumeur a son siége un peu au-dessus de la partie moyenne de la cuisse, et qu'il existe entre sa partie supérieure et l'arcade crurale un espace de plus de deux pouces, attendu que par cette méthode il est possible de lier l'artère fémorale à une distance convenable au-dessous de l'origine de l'artère musculaire profonde, et par la raison encore que l'on met par ce moyen le malade à l'abri des accidens graves résultant de l'inflammation du sac anévrismal que pourrait produire l'application de la ligature immédiatement au-dessus ou au-dessous de cette poche. Le chirurgien se comportera donc alors de la manière suivante. Après avoir mis le malade dans les conditions les plus favorables au succès de l'opération, et s'être bien assuré qu'il n'existe aucun germe d'irritation dans ses viscères; après avoir préparé l'appareil (1) et réuni un nombre suffisant d'aides instruits, il fera transporter le malade dans un lieu bien éclairé, où il le placera sur une table longue, étroite et garnie d'un matelas; il mettra le tronc et le membre affecté

(1) Cet appareil se compose, 1.° d'une pelote dure, ronde, et d'environ deux pouces de diamètre, ou d'un gros cachet bien solide et garni de linge; 2.° de deux bistouris droits; 3.° de plusieurs pinces à disséquer, de diverses grandeurs; 4.° de plusieurs fils cirés; 5.° d'une sonde cannelée; 6.° de deux sondes de femme ou à poitrine, de grosseur différente; 7.° de plusieurs aiguilles courbes ordinaires, ayant plus de deux lignes de largeur, enfilées chacune d'un lien plat, large d'environ deux lignes, et composé de plusieurs fils cirés de soie ou de chanvre; 8.° d'un petit cylindre de toile, ayant trois lignes de diamètre sur quatre à cinq de longueur, et enduit de cérat; 9.° d'un bassin rempli d'eau tiède; 10.° de deux éponges fines; 11.° d'une pièce de linge fin, trouée et enduite de cérat, ronde ou ovale, et ayant trois ou quatre pouces d'étendue; 12.° d'une grande quantité de charpie; 13.° de plusieurs bandelettes agglutinatives; 14.° de quelques compresses et d'une bande roulée, large de trois à quatre travers de doigts.

dans la demi-flexion ; après avoir fait incliner celui-là un peu du côté de la maladie, et avoir couché celui-ci sur sa face externe, il éloignera le membre sain de ce dernier, et chargera trois aides de maintenir le malade dans cette attitude pendant l'opération. Cela fait, l'opérateur, placé du côté de la maladie, cherchera l'artère fémorale sur le pubis au milieu de l'espace compris entre la symphyse pubienne et l'épine antérieure et supérieure de l'ilium. Le lieu qu'elle occupe sur le pubis, étant reconnu, il posera sur elle une pelote dure, ronde, et d'environ deux pouces de diamètre, ou un gros cachet bien solide et garni de linge, qu'il confiera ensuite à un aide robuste et intelligent; il recommandera à cet aide d'exercer un degré de compression suffisant pour interrompre entièrement la circulation dans le vaisseau. Cette condition étant bien remplie, ce qu'il reconnaîtra à la cessation des battemens de l'anévrisme, il tendra avec les doigts d'une main les tégumens au-dessus de la tumeur, et divisera avec l'autre main armée d'un bistouri droit de haut en bas, suivant la direction ordinaire de l'artère fémorale, en prenant la précaution de n'intéresser ni la veine saphène, ni la veine crurale, la peau, le tissu cellulaire sous-cutané, l'aponévrose *fascia-lata* et le muscle couturier qui recouvrent le sac anévrismal ; il prolongera ensuite l'incision de chaque côté jusqu'à un pouce au-delà de la tumeur, en incisant de dedans en dehors les tégumens préalablement soulevés, ou par l'index de la main libre, ou à l'aide d'une sonde cannelée; il épongera la surface de l'incision, et liera celles des petites artères divisées qui fournissent du sang. Cela fait, il plongera perpendiculairement le bistouri dans le centre de la tumeur anévrismale, et y pratiquera, en retirant l'instrument, une ouverture d'un pouce d'étendue, qui donnera aussitôt issue à un flot de sang et à quelques caillots; il introduira par cette ouverture le doigt indicateur d'une main dans l'intérieur de l'anévrisme, pour y conduire et diriger la lame du bistouri, qu'il y introduira de nouveau avec l'autre main, et il divisera de dedans en dehors, en suivant l'incision des tégumens, d'abord la partie supérieure du sac, puis sa partie inférieure dans toute leur étendue; il enlèvera avec la main les caillots, et avec une éponge humide le sang liquide renfermés dans cette poche, et il nettoiera et abstergera l'intérieur de la plaie pour chercher l'artère dans son fond. S'il ne peut découvrir le vaisseau à la vue et par le toucher, il fera diminuer la compression; il reconnaîtra le lieu qu'il occupe à l'issue du sang qu'il fournit aussitôt qu'il cesse d'être comprimé. L'artère étant découverte, l'opérateur introduira par l'ouverture qu'elle présente et dans sa partie supérieure, en suivant la direction de cette dernière, une sonde de femme ou à poitrine. Il reconnaîtra que l'instrument est dans le vaisseau à la facilité avec laquelle il aura pénétré, ainsi qu'à la sortie du sang, qui aura lieu par son bout externe, si l'on relâche la compression. Il soulèvera ensuite l'artère à l'aide de la sonde pour l'éloigner du nerf saphène interne, du tronc de l'artère musculaire profonde et de la veine crurale qui la côtoient, le premier en dehors, la seconde en arrière, et la troisième en dedans; il confiera l'extrémité de l'instrument à un aide, auquel il recommandera de le tenir ferme; il saisira ensuite le vaisseau et la sonde ensemble avec le pouce et l'index d'une main, au milieu de la partie comprise entre l'ouverture et la naissance de l'artère musculaire profonde; il passera par-dessous l'artère au même endroit, en prenant la précaution de n'intéresser, ni ses parois, ni les parties voisines, à l'aide d'une large aiguille courbe ordinaire, un lien plat, d'environ deux lignes de largeur, et composé de plusieurs fils cirés de chanvre ou de soie. La ligature étant placée sous le vaisseau, il enlèvera la sonde, rapprochera les bouts du lien, et les tendra légèrement avec une main, pour comprimer avec le bout de l'index de l'autre main l'artère sur l'anse de la ligature. Il fera suspendre la compression. Si alors il n'y a point effusion de sang par l'ouverture du vaisseau, ni par l'endroit où le lien est placé, il aura la certitude que l'artère n'a pas été endommagée par l'aiguille, et qu'elle est embrassée par la ligature. Après cette épreuve, il pratiquera un nœud simple sur le vaisseau, et serrera ensuite la ligature graduellement et sans secousse, en en tirant les chefs transversalement sur les extrémités des pouces enfoncés dans la plaie. Il fera encore une fois suspendre la compression. Si alors il ne paraît pas de sang à l'ouverture de l'artère, ce qui indique que la ligature est assez serrée, il arrêtera le nœud de cette dernière par un autre qu'il pratiquera de même. Si les parois du vaisseau sont altérées, ou bien s'il a quelques raisons de craindre qu'elles ne le soient, il interposera un petit cylindre de toile enduit de cérat entre le nœud de la ligature et l'artère. La partie supérieure du vaisseau étant liée, il procédera de la même manière, et en observant les mêmes précautions, à la ligature de sa partie inférieure. Il fera cesser la compression graduellement, et si parmi les petites artères divisées il en est alors qui donnent du sang, il les liera. Cela fait, il nettoiera l'intérieur de la plaie en l'essuyant légèrement avec une éponge humide. S'il veut l'entretenir ouverte, ce qui est indispensable dans le cas où, avec la ligature, il aura employé le petit cylindre de toile, il placera les chefs de la ligature supérieure dans l'angle supérieur de l'incision, et ceux de l'inférieure dans l'inférieur; il tapissera l'intérieur de la plaie avec une pièce de linge fin, trouée et enduite de cérat, et la remplira ensuite de charpie. Si au contraire il veut réunir la plaie par première intention, ce qui est mieux, afin d'empêcher une suppuration longue et abondante, qui met souvent les jours du malade en danger, et qui même cause quelquefois sa perte, il placera les chefs des deux ligatures dans l'angle inférieur de l'incision; il réunira ensuite les lèvres de cette dernière dans tout le reste de son étendue, au moyen de quelques bandelettes agglutinatives, et mettra par-dessus une couche de charpie. Dans les deux cas, il couvrira après cela la plaie avec quelques compresses, et maintiendra enfin le tout à l'aide d'un bandage roulé ou à bandelettes séparées, médiocrement serré.

B. La seconde méthode opératoire, c'est-à-dire celle qui consiste à lier l'artère à quelque distance au-dessus de l'anévrisme, sans toucher à la tumeur, et qui est connue sous le nom de *méthode d'Anel*, de *méthode de Hunter* et de *méthode moderne*, est préférable aux deux autres, pour opérer la cure de l'anévrisme spontané de l'artère fémorale, 1.° toutes les fois que la tumeur est bornée au tiers inférieur du vaisseau; 2.° toutes les fois qu'il existe entre sa partie supérieure et l'arcade crurale un espace de deux pouces; 3.° enfin toutes les fois qu'elle a son siége très-près ou immédiatement au-dessous du ligament inguinal. Dans le premier cas, on lie l'artère fémorale à un pouce au moins au-dessous de la naissance de l'artère musculaire profonde ; on procède alors, après avoir disposé l'appareil nécessaire (1) et avoir assemblé un nombre suffisant d'aides instruits, à l'opération de la ligature du vaisseau de la manière suivante. Le malade étant dans un lieu bien éclairé, couché sur le bord de son lit, ou sur une table étroite garnie d'un matelas, un peu incliné du côté de la maladie, le membre affecté dans la demi-flexion et couché sur sa face externe, et le membre sain dans l'extension et suffisamment éloigné, le malade étant maintenu dans cette attitude par trois aides, on tend à la partie supérieure interne et antérieure de la cuisse les tégumens de cette partie avec les doigts d'une main ; on incise ensuite avec l'autre main armée d'un bistouri à tranchant convexe, la peau de haut en bas, sur le trajet de l'artère fémorale et le long du bord interne du muscle couturier, jusqu'au voisinage de l'anévrisme et dans l'étendue de trois pouces, en ayant l'attention de ne point

(1) Cet appareil se compose, 1.° d'un bistouri à tranchant convexe, et d'un petit bistouri droit boutonné ; 2.° d'une sonde cannelée ; 3.° de plusieurs pinces à disséquer et de plusieurs fils cirés ; 4.° d'une paire de ciseaux convexes ; 5.° d'un conducteur courbe et cannelé d'argent ; 6.° de plusieurs stylets mousses, aiguillés, de grosseurs différentes ; 7.° de plusieurs liens composés de plusieurs fils cirés de chanvre ou de soie, ronds et plats, ayant, les premiers, d'un quart de ligne à une ligne de grosseur, et les derniers environ une ligne et demie de largeur ; 8.° d'un petit cylindre de toile enduit de cérat, ayant trois lignes de diamètre et quatre de longueur ; 9.° d'un bassin contenant de l'eau froide ; 10.° d'une éponge fine ; 11.° de quelques bandelettes agglutinatives ; 12.° de charpie ; 13.° de quelques compresses, et d'un bandage à bandelettes séparées.

blesser la veine saphène. Après avoir divisé la peau, on incise de même, ou bien de dedans en dehors, à l'aide d'une sonde cannelée, le tissu cellulaire sous-cutané et l'aponévrose crurale ; on éponge la plaie, et on lie celles des petites artères divisées qui fournissent du sang. Cela fait, on soulève la lèvre externe de l'incision, qui comprend dans son épaisseur le muscle couturier, et sous laquelle on rencontre l'artère fémorale, qu'on reconnaît à ses battemens ; on charge un aide de maintenir avec ses doigts ou à l'aide de deux crochets mousses et plats cette lèvre soulevée et écartée de la lèvre interne. On aperçoit alors sur l'artère un feuillet aponévrotique très-mince ; on pratique à ce feuillet une petite incision, en prenant la précaution de ne point intéresser le vaisseau ; on le soulève avec une sonde cannelée, et on le divise de dedans en dehors, suivant la direction de l'artère, dans l'étendue de deux pouces, en glissant dans la cannelure de la sonde la lame d'un petit bistouri droit boutonné. L'artère étant découverte, on la sépare avec le bout de la sonde du nerf saphène interne et de la veine crurale qui sont à ses côtés, celui-là en dehors et celle-ci en-dedans ; on pince ensuite la gaîne du vaisseau avec une pince à disséquer, on la soulève et l'on extirpe avec des ciseaux convexes ou avec le bistouri en dédolant, la portion de cette enveloppe saisie par les mors de l'instrument, afin de dénuder l'artère dans l'étendue nécessaire pour placer la ligature. Cela fait, on saisit le vaisseau avec le pouce et l'index d'une main, à six lignes au-dessus ou au-dessous de sa partie dénudée, et l'on engage sous cette partie, de dedans en dehors, un conducteur courbe d'argent, en ayant l'attention de n'intéresser ni les parois de l'artère, ni les parties qui l'avoisinent; on passe ensuite par-dessous le vaisseau à l'aide d'un stylet mousse aiguillé, qu'on glisse doucement dans la cannelure du conducteur, un cordonnet de soie ciré, d'un quart de ligne à une ligne de grosseur, et si les parois de l'artère sont ou paraissent altérées, au lieu de ce cordonnet, un petit ruban d'environ une ligne et demie de largeur, et composé de plusieurs fils cirés de chanvre ou de soie. Dans le premier cas, on fait un nœud simple sur le vaisseau, on serre la ligature, en en tirant transversalement les chefs sur l'extrémité des pouces, autant qu'il le faut pour diviser les tuniques profondes de l'artère, et l'on pratique ensuite de même un second nœud sur le premier. Dans le dernier cas, on noue le ruban de la même manière, mais sur un petit cylindre de toile enduit de cérat, d'environ trois lignes de diamètre sur quatre de longueur, qu'on place préalablement sur le vaisseau, et l'on ne serre la ligature qu'autant seulement qu'il le faut pour mettre les parois opposées de l'artère exactement en contact et pour interrompre la circulation dans son intérieur. Dans l'un et l'autre cas, on place les extrémités de la ligature dans l'angle inférieur de la plaie ; dans le premier, on retranche l'un des chefs de la ligature, et l'on réunit immédiatement les lèvres de l'incision dans tout le reste de son étendue au moyen de quelques bandelettes agglutinatives ; dans le dernier, au contraire, on interpose entre les lèvres de la plaie un plumasseau enduit de digestif, et on ne les réunit qu'après la chute de la ligature. Dans tous les cas on met ensuite sur la plaie une couche de charpie, et sur celle-ci une compresse, et l'on assujettit enfin le tout avec un bandage à bandelettes séparées, médiocrement serré.

Lorsqu'il existe entre la partie supérieure de l'anévrisme et l'arcade crurale un intervalle de deux pouces, on lie l'artère fémorale à quelque distance au-dessus de l'origine de l'artère musculaire profonde. Dans ce cas, le malade étant couché sur le dos, et le membre affecté sur sa face externe et dans la demi-flexion, on procédera à l'opération de la manière suivante : on pratiquera, en ayant le soin de ne pas léser la veine saphène, une incision à la peau, suivant la direction de l'artère fémorale, depuis le haut de l'anévrisme jusqu'à un pouce et demi au-dessus du ligament inguinal ; si la veine saphène a été atteinte par le bistouri, on la liera tant au-dessus qu'au-dessous de la lésion ; puis on divisera couche par couche le tissu lamineux et adipeux sous-cutané, et après lui, en agissant comme nous l'avons prescrit plus haut, les feuillets aponévrotiques qui recouvrent l'artère, dans l'étendue d'environ deux pouces. L'artère étant découverte, on la séparera du nerf crural et de la veine fémorale, qui sont situés à côté d'elle, le premier en dehors et la dernière en dedans. Cela fait, on dépouillera le vaisseau de sa gaîne, à environ un pouce au-dessus de la naissance de l'artère musculaire profonde, dans l'étendue de deux lignes. On appliquera ensuite sur la partie dénudée de l'artère une ligature fine, et si ses parois sont dans un état morbide, au lieu de cette ligature, un ruban ciré conjointement avec un petit cylindre de toile enduit de cérat, et l'on se comportera pour cela, et quant au reste de l'opération, de la même manière que dans le cas précédent.

Lorsque l'anévrisme a son siége près ou immédiatement au-dessous du ligament inguinal, on lie l'artère iliaque externe. On emploie à cet effet deux procédés opératoires, celui de M. Abernethy et celui de M. Astley-Cooper. Avant de rien entreprendre, le chirurgien aura le soin de préparer le malade à l'opération, de s'assurer qu'il n'est rien dans l'état de sa santé d'ailleurs qui puisse en rendre le succès incertain, de mettre, par la diète et par l'administration de quelques laxatifs, les intestins du malade dans le plus grand état de vacuité possible, et de faire raser les poils qui ombragent la région hypogastrique du côté de la maladie. Si pour l'opération, il adopte le procédé de M. Abernethy, il se comportera de la manière suivante : le malade étant couché sur le dos et la cuisse étendue, il se placera du côté du membre affecté ; il tendra avec les doigts d'une main les tégumens de l'abdomen, il divisera ensuite, avec l'autre main armée d'un bistouri à tranchant convexe, la peau de cette partie de haut en bas, depuis un pouce au-dessus et en dedans de l'épine antérieure et supérieure de l'ilium jusqu'à la partie moyenne du ligament inguinal. Après avoir incisé la peau, il divisera de même l'aponévrose du muscle grand oblique, les fibres charnues du muscle petit oblique, et l'aponévrose du muscle transverse, si elle existe. La face externe du péritoine étant découverte, il portera le doigt indicateur entre cette membrane et la lèvre externe de l'incision, et séparera peu à peu le péritoine du muscle iliaque. Cela fait, il fera mettre le corps et le membre affecté dans la flexion, et il recommandera au malade de ne pas crier; il poussera le péritoine et son contenu de bas en haut, et placera le tout derrière l'angle supérieur et la lèvre interne de l'incision. Il chargera un aide de contenir avec deux ou trois doigts ces parties ainsi placées. Puis il cherchera l'artère iliaque externe sur la partie antérieure et interne du muscle psoas, où il la reconnaîtra à ses battemens. Il divisera le feuillet aponévrotique qui la recouvre, soit en le déchirant avec l'ongle de l'index, soit en l'incisant avec précaution. L'artère étant découverte, il l'isolera avec le bout du doigt indicateur, ou avec l'extrémité d'un stylet mousse ; du nerf crural qui est en dehors, et de la veine iliaque qui est du côté gauche en dedans, et du côté droit en dedans et en arrière. Il la soulèvera à sa partie moyenne avec l'index et le pouce d'une main, et engagera derrière elle, au même endroit, avec l'autre main, un conducteur courbe, en ayant l'attention de ne pas intéresser ses parois ; il passera ensuite de même par-dessous le vaisseau, à l'aide d'un stylet aiguillé qu'il glissera dans la cannelure du conducteur, un cordonnet de soie ciré, d'environ une ligne de largeur. Le cordonnet étant passé, il retirera le conducteur ; il tendra les bouts de la ligature avec une main, et comprimera en même temps sur son anse l'artère avec l'index de l'autre main, pour savoir si le cordonnet embrasse le vaisseau, ce qu'il reconnaîtra à la cessation de ses battemens au-dessous du point comprimé. Cela fait, il pratiquera un nœud simple sur l'artère, et sur ce nœud un second, après avoir serré fortement la ligature, en en tirant les chefs transversalement sur l'extrémité des pouces enfoncés dans la plaie. Après avoir appliqué la ligature, il en placera les extrémités dans l'angle inférieur de l'incision ; il couvrira la surface de la plaie avec une pièce de linge fin trouée, enduite de cérat; il mettra sur cette pièce de la charpie, et par-dessus cette dernière une ou deux compresses. Il maintiendra enfin le tout à l'aide d'un bandage inguinal.

Mais si, au lieu du procédé de M. Abernethy, on adopte pour l'opération de la ligature de l'artère iliaque externe le procédé de M. Astley-Cooper, on se comportera ainsi qu'il suit. On pratiquera aux tégumens de l'abdomen, suivant la direction des fibres de l'aponévrose du muscle oblique externe un incision semi-lunaire, étendue depuis l'épine iliaque antérieure jusqu'à la partie supérieure et interne de l'anneau inguinal; on divisera ensuite de même et dans le même sens que les tégumens l'aponévrose du muscle oblique externe. Cela fait, on soulèvera le lambeau formé par la lèvre supérieure de l'incision, et après lui les bords inférieurs des muscles oblique interne et transverse; on dirigera le doigt indicateur le long de l'artère épigastrique jusqu'à l'artère iliaque externe, en ayant l'attention de ne point déranger le péritoine, si cela est possible. L'artère iliaque externe étant découverte, on l'isolera avec l'index du nerf crural et de la veine iliaque qui sont à côté d'elle, le premier en dehors et la dernière en dedans; puis on passera par-dessous le vaisseau à l'aide d'une tige d'acier montée sur un manche, très-recourbée à son extrémité libre, et terminée par une petite olive où est pratiqué un chas, une ligature fine de soie cirée. La ligature étant passée sous l'artère, on la nouera, comme dans le cas précédent, après l'avoir toutefois serrée assez non-seulement pour interrompre la circulation dans le vaisseau, mais aussi pour diviser entièrement les tuniques profondes de l'artère ; on en placera ensuite les chefs dans l'angle inférieur de la plaie, et l'on réunira enfin cette dernière par première intention, au moyen de quelques bandelettes agglutinatives (1).

Le procédé opératoire de M. Astley-Cooper est impraticable dans le cas d'anévrisme inguinal où la tumeur s'étend jusqu'au-dessus de l'arcade crurale, et il présente, en nécessitant l'application de la ligature très-près de la maladie et de la naissance des artères épigastrique et circonflexe iliaque, l'inconvénient d'exposer le malade à l'hémorrhagie consécutive. Le procédé de M. Abernethy, au contraire, est praticable toutes les fois que l'opération de la ligature de l'artère iliaque externe est indiquée, et n'offre point l'inconvénient attaché à celui de M. Astley-Cooper. Nous pensons donc qu'il mérite la préférence.

L'opération de la ligature de l'artère iliaque externe a été pratiquée pour des anévrismes de l'artère fémorale, 1.° quatre fois, depuis 1796 jusqu'en 1809, par M. Abernethy (*a*); 2.° une fois, en 1806, à l'hôpital de Birmingham, par

(1) Hodgson, ouvr. c., t. 2, p. 235. Roux, *Relation d'un voyage fait à Londres en* 1814. — (*a*) *Voy.* plus haut, p. 90, 91, 92, 94.

M. Freer (*b*); 3.° une fois, en 1807, par M. Thomlinson de Birmingham (*c*); 4.° une fois, en 1810, à l'hôpital de la marine de Brest, par M. Delaporte (*d*); 5.° une fois, en 1811, à Lancashire, par M. Goolad-de-Bury (*e*); 6.° une fois, en 1811, à l'hôpital de Pensylvanie à Philadelphie, par M. Dorsey (*f*); 7.° une fois, en 1812, à l'hôpital Saint-Barthelemy de Londres, par M. Ramsden (*g*); 8.° une fois, en 1812, à l'hôpital d'Yorck à Chelsea, par M. Albert (*h*); 9.° une fois, en 1812, à l'hôtel-Dieu de Lyon, par M. Bouchet (*i*); 10.° une fois, en 1812, à Palerme, par le docteur Mackensie (*j*); 11.° une fois, en 1813, à l'hôpital Saint-George à Londres, par M. Brodie (*k*); 12.° une fois, en 1813, à l'hôpital de Bath, par M. Norman (*l*); 13.° une fois, en 1814, à l'hôpital Saint-Barthélemy de Londres, par M. Lawrence (*m*); 14.° sept fois, jusqu'en 1814, par M. Astley-Cooper (*n*); 15.° une fois, en 1815, à l'hôtel-Dieu de Marseille, par M. Mouland (*o*); 16.° une fois, en 1815, à Bruxelles, par M. Collier (*p*); 17.° une fois, en 1816, par M. Smith-Soden (*q*); 18.° une fois, en 1816, à l'Hôtel-Dieu de Paris, par M. le professeur Dupuytren (*r*); 19.° une fois, en

(*b*) *Voy.* p. 93. — (*c*) *Voy.* p. 93. — (*d*) *Voy.* p. 94. — (*e*) *Voy.* p. 96. — (*f*) *Voy.* p. 96. — (*g*) *Voy.* p. 98. — (*h*) *Voy.* p. 98. — (*i*) *Voy.* p. 96. — (*j*) *Voy.* p. 99. — (*k*) *Voy.* p. 99. — (*l*) *Voy.* p. 99. — (*m*) *Voy.* p. 99. — (*n*) *Voy.* p. 100. — (*o*) *Voy.* p. 101. — (*p*) *Voy.* p. 102. — (*q*) *Voy.* p. 102. — (*r*) *Voy.* p. 103. —

1817, à Cambrai, par M. Cole, chirurgien de l'armée anglaise (*s*); 20.° une fois, à peu près à la même époque, à Dublin, par .... (*t*); une fois, en 1820, par M. Ewerard Salmon (*u*). Ces praticiens ont employé des moyens divers pour effectuer l'oblitération de l'artère. Les uns ont fait usage pour cela d'une ligature fine (1), les autres se sont servis d'une seule (2) ou de deux ligatures plates, plus ou moins larges (3). L'un des praticiens qui ont employé deux ligatures plates les a placées l'une à côté de l'autre, et a interposé entre leur nœud et l'artère un petit cylindre de sparadrap (4); les autres ont appliqué les ligatures à environ un demi-pouce l'une de l'autre (5), et dans un de ces cas, l'artère a été coupée dans leur intervalle (6). Parmi les malades qui ont subi l'opération de la ligature de l'artère iliaque externe, il en est vingt-un qui ont guéri plus ou moins promptement. Dans ces cas, les ligatures se sont détachées du quatorzième au vingt-septième jour, et la plaie s'est fermée avant la fin du deuxième mois. Dans un de ces cas, la tumeur anévrismale fut ouverte et vidée quelque temps après l'opération, et la plaie faite à sa

(*s*) *Voy.* p. 107. — (*t*) *Voy.* p. 109. — (*u*) *Voy.* p. 108. — (1) Dorsey, Ramsden, Albert, Mackensie, Brodie, Norman, Lawrence, Astley-Cooper, Collier, Smith-Soden, Cole. — (2) Abernethy, Freer, Tomlinson, Dupuytren, Éverard Salmon. — (3) Abernethy, Delaporte, Goodlad-de-Bury, Bouchet, Mouland. — (4) Mouland. — (5) Abernethy, Delaporte, Goodlad-de-Bury, Bouchet. — (6) Par Abernethy.

place se cicatrisa après une longue suppuration. Dans les autres cas, la tumeur anévrismale a disparu, ou s'est endurcie et réduite à un très-petit volume, tantôt dans l'espace de quelques mois, tantôt dans l'espace de quelques années. Chez la plupart des malades, le membre affecté a repris complètement son état naturel; chez les autres, il ne lui est resté de la maladie qu'un peu de faiblesse et un peu de gêne dans les mouvemens.

Les autres malades ont succombé à des accidens divers. Dans trois cas, la gangrène s'est déclarée dans le membre du côté opéré, et les malades sont morts, l'un par suite de l'amputation de la cuisse, l'autre du tétanos, trois semaines après l'opération; et le troisième d'une affection gastro-intestinale au bout de trois jours. Dans deux autres cas, les malades ont succombé aux suites de l'hémorrhagie consécutive, l'un huit et l'autre quinze jours après l'opération. Dans le sixième cas, le sac anévrismal s'est ulcéré à sa partie supérieure; l'ulcération de cette poche a occasionné un épanchement très-considérable de sang dans l'abdomen, entre le péritoine et la moitié postérieure de cette cavité, et l'opéré est mort le vingt-troisième jour dans un état de faiblesse extrême. Dans le septième cas, le malade a succombé le quatrième jour par suite de l'épuisement de ses forces, résultant d'une hémorrhagie très-considérable qui provenait de l'ulcération de la tumeur anévrismale, et qui avait eu lieu avant l'opération. Dans le huitième cas, la gangrène s'est manifestée dans la tumeur anévrismale et dans ses environs, et le malade est mort le quatorzième jour d'une affection gastro-intestinale (fièvre adynamique). Dans le neuvième cas enfin, la rupture d'un anévrisme de l'extrémité inférieure de l'aorte ayant eu lieu, le malade a succombé à cet accident onze semaines après l'opération.

C. La troisième méthode opératoire de l'anévrisme, c'est-à-dire celle qui a été proposée par Desault et Brasdor, laquelle consiste à lier l'artère en-delà ou au-dessous de la tumeur, peut être employée avec succès pour effectuer la cure de l'anévrisme spontané de l'artére fémorale, lorsque la tumeur est bornée au tiers moyen de cette artère, et que ses parois offrent assez d'épaisseur pour résister long-temps à l'effort du sang qui pénètre dans son intérieur. On procédera alors à l'opération de la manière suivante : le malade étant couché sur le bord de son lit, ou d'une table étroite garnie d'un matelas, incliné et courbé du côté de la maladie; le membre affecté étant demi-fléchi et couché sur sa face externe, on tendra avec les doigts d'une main les tégumens de la cuisse immédiatement au-dessous de l'anévrisme; on divisera ensuite avec l'autre main, armée d'un bistouri à tranchant convexe, de haut en bas, suivant la direction de l'artère fémorale, d'abord la peau, puis l'aponévrose *facia-lata* dans l'étendue de deux pouces et demi. Cela fait, on séparera avec l'index le muscle couturier du muscle vaste interne; on écartera les lèvres de l'incision à l'aide de deux crochets mousses et plats, qu'on confiera à un aide. Les lèvres de l'incision étant écartées, on soulèvera avec une sonde cannelée le feuillet aponévrotique qui recouvre l'artère, et qui se porte du muscle vaste interne au muscle grand adducteur; puis on le divisera dans le même sens que les tégumens de dedans en dehors, en glissant la lame d'un petit bistouri droit boutonné dans la cannelure de la sonde. On cherchera alors l'artère, et on la reconnaîtra bientôt à ses battemens; on l'isolera avec l'extrémité d'un stylet mousse du nerf saphène interne et de la veine crurale, qui marchent à ses côtés, le premier en dehors, et la dernière en dedans et en arrière. On la dénudera au milieu de la partie comprise entre l'anévrisme et la naissance des artères anastomotique grande et perforantes superficielles; on appliquera ensuite au même endroit une ligature, et l'on procédera pour cela comme dans les opérations précédentes. La ligature étant appliquée, on en placera les chefs dans l'angle inférieur de la plaie, et l'on réunira celle-ci par première intention au moyen de quelques bandelettes agglutinatives.

§. XIV. L'opération de l'anévrisme spontané de l'artère fémorale étant faite suivant l'une ou l'autre des méthodes dont nous avons parlé, et la plaie convenablement pansée, on fera transporter le malade dans son lit le plus doucement possible; là on le placera dans la même attitude que pendant l'opération. On lui recommandera de garder cette attitude et de se tenir dans le plus grand repos durant tout le traitement. On enveloppera le membre opéré jusqu'au-dessous de la partie malade, dans des flanelles chaudes qu'on renouvellera fréquemment, et l'on mettra à ses côtés ou des vessies pleines d'eau chaude, ou des sachets remplis de cendre, de sable ou de son chaud. On placera après cela devant le membre ou le bassin, à l'endroit de la plaie, un large demi-cercle en bois, afin de garantir cette dernière du poids des couvertures. On recommandera à un aide instruit de rester auprès du malade pour le surveiller et le secourir en cas d'hémorrhagie. On soumettra ce dernier à une diète rigoureuse pendant la durée de la fièvre traumatique; on lui fera prendre toutes les heures une cuillerée à bouche d'une potion composée de dix parties d'eau distillée de laitue; de deux de sirop de fleurs d'oranger, et d'une de solutum aqueux d'opium, et l'on prescrira pour boisson, les deux premiers jours, une infusion de fleurs de tilleul édulcorée avec le sirop de fleurs d'oranger, et ensuite une tisane délayante, édulcorée avec le sirop de groseilles. Si la fièvre traumatique est très-intense, on fera pratiquer une saignée, ou bien appliquer des sangsues à l'épigastre ou à quelque distance au-dessus de la plaie. Quand la fièvre aura cessé, ce qui, en général, a lieu du cinquième au septième jour de l'opération; on renouvellera le pansement de la plaie, et l'on aura alors l'attention de ne point toucher aux ligatures. Quand la suppuration sera bien établie, et quand, dans le cas où l'on aura réuni la plaie par première intention, l'adhésion de ses bords sera effectuée, on permettra au malade de prendre quelques bouillons, des crèmes de riz ou de gruau, et des marmelades de pommes, d'oseille ou d'épinards; et l'on augmentera ensuite graduellement la quantité de ces alimens. On attendra, pour enlever les ligatures, qu'elles soient entièrement détachées; et si la plaie n'a pas été réunie après l'opération, on la réunira, immédiatement après la chute des ligatures, avec quelques bandelettes agglutinatives. Si cela est impraticable, on suivra dès-lors pour son traitement les règles prescrites pour celui des plaies suppurantes en général. Si, dans l'opération, l'on n'a point touché à la tumeur anévrismale, on pourra y appliquer quelques topiques réfrigérans, afin d'en hâter la résolution. Quand la plaie sera entièrement cicatrisée, et alors surtout qu'elle aura été réunie par première intention, on recommandera au malade de ne point se livrer de long-temps à des exercices violens, et de ne point exécuter avec le membre opéré des mouvemens très-étendus, afin d'éviter non-seulement la rupture de l'adhérence encore fraîche des parois de l'artère, mais bien aussi la déchirure de la cicatrice et celle de l'artère elle-même, et par conséquent une hémorrhagie grave, que ces circonstances peuvent occasionner, comme le prouve une observation du professeur Béclard, d'un accident de ce genre arrivé à un malade auquel il avait lié l'artère fémorale, et chez lequel la plaie était cicatrisée (1).

Les changemens qui surviennent dans l'état du malade après l'opération de la ligature des artères fémorale et iliaque externe varient suivant une foule de circonstances. Presque toujours il se manifeste tôt après des symptômes spasmodiques et inflammatoires; mais en général ces symptômes se dissipent spontanément, ou cèdent à l'emploi des antispasmodiques et des antiphlogistiques, au bout des six ou huit premiers jours. Pendant ce temps-là, il se forme dans l'artère, au-dessus et quelquefois aussi au-dessous de la ligature, un caillot de sang qui s'étend jusqu'à l'origine des artères collatérales voisines; l'artère s'enflamme à l'endroit même et au voisinage de la ligature; ses vaisseaux exhalans déposent dans sa cavité et aux environs de la partie enflammée une quantité plus ou moins considérable de lymphe; cette lymphe s'endurcit, et s'or-

(1) Marjolin, *nouveau Dictionnaire de médecine*, 1822, t. 2, p. 305.

ganise ; dans l'intérieur du vaisseau, interposée entre les parois de l'artère rapprochées l'un de l'autre par la ligature, elle concourt à leur adhésion mutuelle ; à l'extérieur, elle forme une espèce de virole solide qui contribue puissamment à l'affermissement de cette adhésion des parois du vaisseau entre elles. Dès que l'adhérence des parois de l'artère est effectuée, les vaisseaux lymphatiques et veineux répandus dans l'épaisseur de son tissu absorbent peu à peu le coagulum qu'elle contient, et en attendant elle se resserre progressivement au même endroit, pour se convertir en un véritable cordon fibreux. Cependant la partie du vaisseau embrassée par la ligature s'ulcère et se détruit, ou se sépare des autres parties, et est entraînée au-dehors par la ligature. Pendant le travail de l'oblitération de l'artère, le sang qui devait traverser la partie oblitérée du vaisseau se répand dans les artères situées au-dessus de cette partie, et passe de ces artères par leurs canaux de communication dans les artères qui sont situées au-dessous de l'oblitération. Il élargit considérablement toutes les voies naturelles qui lui livrent passage ; si ces voies sont insuffisantes pour cela, ce qui arrive assez fréquemment, il s'en fraie de nouvelles (1), et parvient ainsi presque toujours, plus ou moins de temps après l'opération, aux parties auxquelles

(1) *Voy.* plus haut, p. 68-81.

il est destiné, et d'autant plus promptement en général que le sujet opéré est plus jeune et plus robuste, que l'anévrisme est plus ancien, et que la ligature est appliquée plus loin du centre de la circulation. Dès que celle-ci est interrompue, soit dans le tronc de l'artère fémorale, soit dans celui de l'artère iliaque externe, le pouls, la chaleur et la sensibilité du membre s'abaissent dans la plupart des cas, et disparaissent même très-souvent; mais en général ils se rétablissent au bout de quelques jours, et il arrive même quelquefois que la chaleur s'élève alors bien au-dessus de son degré ordinaire. La ligature tombe ordinairement du douzième au vingt-septième jour, et d'autant plus tôt qu'elle est plus fine, et qu'elle est placée plus loin du centre de la circulation. Quelques jours après la chûte de la ligature, la plaie se ferme complètement, si déjà les bords en sont réunis dans une grande partie de son étendue; dans le cas contraire, elle suppure long-temps et abondamment, et met, en général, près de deux mois à se cicatriser.

Lorsque la ligature est appliquée sur l'artère au-dessus de l'anévrisme, le sang, arrivé dans ce dernier, s'arrête dans son intérieur immédiatement après la constriction de la ligature, et s'y coagule bientôt entièrement. Les vaisseaux veineux et lymphatiques répandus dans les parois du sac anévrismal absorbent peu à peu le coagulum qu'il contient; en conséquence celui-ci s'endurcit, perd progressivement de son volume, et se change enfin en un petit noyau fibrineux, ou bien disparaît complètement; cependant le sac anévrismal et l'artère jusqu'à l'endroit de la ligature se resserrent, et finissent par s'oblitérer. Immédiatement après l'application de la ligature, on voit les battemens cesser dans l'anévrisme; les douleurs dont il est le siége commencent à s'affaiblir, pour s'éteindre bientôt après; ensuite la tumeur devient de plus en plus dure, diminue de volume, et disparaît enfin, tantôt au bout de plusieurs mois, tantôt au bout de quelques années, ou se réduit à un petit noyau dur et insensible, qui ne cause aucune incommodité au malade. Mais il n'en est pas toujours ainsi; quelquefois le coagulum formé dans l'anévrisme se liquéfie peu de temps après sa formation. Quand cela a lieu, la tumeur, après avoir acquis un certain degré de dureté, se ramollit, diminue rapidement de volume, et disparaît entièrement dans l'espace de quelques mois. D'autres fois, et c'est alors que la partie de l'artère comprise entre la ligature et l'anévrisme fournit des branches considérables, le sang passe, quelque temps après l'opération, des artères situées au-dessus de la partie du vaisseau embrassée par la ligature dans ces branches, puis par le tronc de ces dernières dans la partie de l'artère qui leur donne naissance, et reprend ainsi son cours à travers la tumeur anévrismale, où il reproduit les battemens qui avait cessé immédiatement après la constriction de la ligature. Cependant la guérison de la maladie n'en a pas moins lieu alors presque toujours, quoique beaucoup moins rapidement, de la même manière que dans les cas précédens, avec cette différence pourtant, que, dans cette circonstance, l'oblitération de la partie malade de l'artère ne s'étend pas constamment jusqu'à la partie oblitérée par la ligature; témoin les observations de Hunter, de Deschamps, et de MM. Astley-Cooper, Headington, Brodie et Hodgson, dont nous avons parlé dans la première partie de cet ouvrage (1). Dans ce cas, en effet, le vaisseau conserve, entre la partie oblitérée par la ligature et l'oblitération de la partie malade, sa cavité dans l'étendue de deux pouces au plus, pour transmettre le sang du tronc des artères qui naissent de cette partie, et qui communiquent avec les artères situées au-dessus de l'oblitération supérieure dans celui des artères qui y prenaient également naissance, mais qui communiquent avec les artères situées au-dessous de l'oblitération inférieure, et fait ainsi l'office d'une anastomose qui contribue puissamment au rétablissement et à l'entretien de la circulation dans le membre.

(1) *Voy.* plus haut, p. 79-81.

Lorsque la ligature est appliquée sur l'artère au-dessous de l'anévrisme, les battemens et les douleurs augmentent immédiatement après dans la tumeur, et celle-ci fait de grands progrès dans l'espace de quelques jours. Si les artères qui naissent ordinairement de la partie malade de l'artère, et de celle qui est comprise entre cette partie et la ligature manquent, ce qui peut arriver, ou bien si elles sont en petit nombre ou peu considérables, et si les parois de la poche anévrismale sont assez épaisses pour résister longtemps à l'effort de la circulation, le sang qui pénètre dans son intérieur s'y arrête; ce liquide s'arrête de même dans l'artère, jusqu'à la naissance des premières artères collatérales situées au-dessus de la maladie, et la guérison de l'anévrisme s'effectue ensuite de la même manière que dans les cas précédens.

Dès que les vaisseaux lymphatiques, les veines et les nerfs comprimés par la tumeur anévrismale, reprennent l'exercice de leurs fonctions, ce qui a lieu au fur et à mesure qu'elle se contracte, l'engorgement œdémateux, l'engourdissement et les douleurs du membre se dissipent progressivement; et cette partie du corps recouvre tantôt plusieurs mois, tantôt quelques années après l'opération, la force et la liberté de remplir toutes ses fonctions.

Mais les choses ne se passent pas toujours à la

suite de l'opération de l'anévrisme spontané de l'artère fémorale ainsi que nous venons de le voir.

1.° Très-souvent il se manifeste, peu de temps après, tantôt une affection grave d'un ou de plusieurs viscères; tantôt, et cela, après l'opération de la ligature de l'artère iliaque externe, une inflammation du péritoine ou un engorgement phlegmoneux dans la région lombaire. Alors, pour combattre ces accidens, on aura recours aux moyens mis en usage pour le traitement de chacune de ces maladies.

2.° Quelquefois il survient cinq, dix, et même vingt jours après l'opération, une hémorrhagie par la plaie. Cet accident est la conséquence tantôt de la section prématurée de l'artère par la ligature, tantôt de l'ulcération de son tissu au-dessus ou au-dessous de la ligature, tantôt de la rupture de l'adhérence mutuelle de ses parois. Cette dernière a lieu à l'occasion d'un effort ou d'un mouvement inconsidéré de la part du malade, d'un emportement de colère, d'une quinte de toux, d'un accès violent de fièvre ou de tiraillemens exercés sur la ligature; alors particulièrement que les artères fémorale et iliaque externe ont été liées très-près de la naissance des artères auxquelles elles donnent naissance, soit au-dessus, soit au-dessous de ces artères, parce que le caillot qui se forme dans le vaisseau pour protéger l'adhérence de ses parois manque quelquefois dans cette circonstance, et que, dans le cas où il existe alors, il est très-petit, et par conséquent insuffisant pour remplir entièrement l'objet auquel il est destiné. L'hémorrhagie a sa source tantôt, et c'est le plus souvent, dans la partie supérieure de l'artère, tantôt dans sa partie inférieure. Pour reconnaître le lieu d'où elle provient, il faut enlever l'appareil après avoir pris, si cela est praticable, la précaution de suspendre le cours du sang dans le vaisseau au-dessus de la plaie. Si l'hémorrhagie a lieu avec beaucoup de force, si on la suspend entièrement par la compression exercée médiatement ou immédiatement sur l'artère au-dessus de la ligature, ce qui indique que le sang est fourni par la partie supérieure du vaisseau, on découvrira cette partie en prolongeant la plaie supérieurement, et on liera de nouveau l'artère à un demi-pouce au-dessus de son ouverture. Si en cet endroit son tissu se trouve dans un état morbide, on la mettra, si faire se peut, à découvert un peu plus haut, et l'on appliquera la ligature un peu au-dessus de la partie altérée de ses parois. Si, au contraire, l'hémorrhagie a lieu sans effort considérable; si elle ne cesse point entièrement par la compression de l'artère au-dessus de la ligature; si elle a été précédée de pulsations dans la tumeur anévrismale; si en même temps celle-ci a perdu une partie de son volume ; si enfin on la suspend en comprimant le vaisseau entre la ligature et l'anévrisme, ce qui indique que le sang provient du bout inférieur de l'artère, on emploiera d'abord, afin d'y remédier, la compression ; si, par l'emploi de ce moyen, on ne parvient point à l'arrêter, on découvrira le vaisseau en agrandissant la plaie par son angle inférieur, et on le liera ensuite un peu au-dessous de son ouverture. Mais il est des cas où il est impossible d'employer la ligature pour remédier à l'hémorrhagie consécutive.

On aura dans ce cas recours au tamponnement de la plaie; on mettra en conséquence dans son fond sur l'artère un ou plusieurs morceaux superposés d'agaric ; on remplira la plaie de charpie, et on la couvrira ensuite avec des compresses ; cela fait, on placera sur ces compresses, dans la direction du vaisseau, une longuette graduée; puis on assujettira cet appareil, et l'on exercera sur lui un degré convenable de compression à l'aide d'un bandage approprié à la circonstance.

3.° Quelquefois il arrive, peu de temps après l'opération, lorsqu'elle a été faite suivant la méthode moderne, tantôt que la ligature se relâche au point de permettre au sang de continuer son cours par la partie de l'artère qu'elle embrasse, tantôt, et c'est le plus souvent, que la tumeur anévrismale reçoit, ou par les artères collatérales situées entre elle et la ligature, ou par celles qui sont situées au-dessous du sac, ou par celles qui naissent des côtés de cette poche, ou par les unes et les autres en même temps, une quantité de sang suffisante non-seulement pour entretenir la maladie, mais encore pour lui permettre de continuer sa marche. On voit alors les battemens reparaître dans l'anévrisme avec un peu moins ou avec autant de force qu'avant l'opération; la tumeur et les douleurs, dont elle est le siége, restent dans le même état, ou bien augmentent plus ou moins rapidement. Si la maladie ne fait point de progrès, on emploiera pour remédier à cet accident les topiques réfrigérans, et l'on fera pratiquer au malade quelques saignées; dans le cas contraire, on aura recours à la compression ou à l'application d'une seconde ligature sur l'artère.

Si l'accident est la conséquence du relâchement de la ligature, ce que l'on reconnaîtra à la cessation des battemens de l'anévrisme qui aura lieu par la compression de l'artère au-dessus de la plaie ou dans son fond, on découvrira le vaisseau un peu au-dessus de la partie embrassée par la ligature, et on le liera de nouveau en cet endroit.

Si l'accident provient du rétablissement de la circulation dans la tumeur anévrismale par les artères collatérales qui naissent soit de la partie de l'artère comprise entre l'anévrisme et la ligature, soit du sac, soit de la partie du vaisseau située au-dessous de la maladie, les battemens de la tumeur ne cessent point lorsque l'on comprima le vaisseau à l'endroit occupé par la ligature ou à peu de distance au-dessus de cet endroit. Si alors en comprimant l'artère entre la ligature et l'anévrisme on suspend les pulsations dans la tumeur, ce qui indique que le sang est fourni à cette dernière par les artères collatérales situées entre elle et la partie du vaisseau embrassée par la ligature, on essaiera d'abord de remédier à l'accident par l'emploi des topiques réfrigérans et par la compression de l'artère entre la plaie et l'énévrisme; si de cette manière l'on ne réussit point, on découvrira le vaisseau au même endroit, et on le liera ensuite un peu, et, s'il le faut, immédiatement au-dessus du sac anévrismal. Si par la compression de l'artère entre la ligature et l'anévrisme on ne suspend point les battemens dans la tumeur, mais bien seulement par celle du vaisseau au-dessous de cette dernière, ce qui indique que la tumeur reçoit le sang par les artères collatérales situées au-dessous de la maladie, on emploiera alors, comme dans le cas précédent, d'abord les topiques réfrigérans, et la compression qu'on exercera toutefois sur l'artère au-dessous de l'anévrisme, et si ensuite cela devient nécessaire, on mettra au même endroit le vaisseau à découvert, et on le liera un peu au-dessous de la tumeur. Si enfin par la compression pratiquée sur l'artère tant au-dessus qu'au-dessous de l'anévrisme, les pulsations ne disparaissent point dans la tumeur, ce qui indique que le sang est fourni à cette dernière par les artères qui naissent du sac anévrismal, on essaiera de remédier à l'accident, par l'emploi des topiques refrigérans et par la compression de l'artère au-dessus de la plaie, ou bien par celle de la tumeur anévrismale, si celle-là est impraticable. Si l'on ne réussit point de cette manière, on appliquera sur l'artère une seconde ligature, aussi loin que faire se pourra, au-dessus de la première. Si cela est impossible, on continuera l'application des topiques refrigérans sur l'anévrisme, et l'on secondera ce moyen par des évacuations sanguines, et par l'administration des préparations de digitale pourprée.

4.° Quelquefois, lorsque l'anévrisme est très-volumineux, la tumeur s'enflamme plusieurs jours ou plusieurs mois après l'opération. L'inflammation se termine tantôt par la suppuration, tantôt par la mortification. Dans le premier cas, les douleurs diminuent progressivement; la tumeur anévrismale se ramollit dans un ou plusieurs points de son étendue, et se change en un vaste abcès. La peau qui la recouvre s'amincit aux points les plus saillans, et finit par se déchirer, pour donner issue d'abord à une grande quantité de pus mêlé avec du sang noirâtre, puis aux caillots accumulés dans le sac anévrismal. Dans le second cas, les douleurs diminuent ou cessent promptement, la tumeur anévrismale devient violette à son sommet, puis dans toute son étendue; il se développe çà et là à sa surface des vésicules remplies d'un liquide rougeâtre; ces vésicules se rompent et laissent à leur place autant de petits ulcères; ces petits ulcères s'élargissent et s'unissent bientôt les uns aux autres pour n'en former qu'un seul, qui s'étend souvent jusqu'aux environs de la tumeur. Les parties mortes se séparent ensuite par lambeaux des parties vivantes; cependant le sac anévrismal se vide entièrement du sang et des caillots qu'il renferme, et l'anévrisme est enfin remplacé par un vaste ulcère.

Mais il n'en est pas toujours ainsi; il survient quelquefois, dans l'un et l'autre cas, après la sortie des caillots accumulés dans le sac anévrismal, une hémorrhagie fâcheuse. Si cet accident a lieu, on essaiera d'abord d'y remédier par le tamponnement de l'ulcère; et dans le cas où l'on ne pourra se rendre maître du sang par ce moyen, on pratiquera, s'il est possible, l'amputation de la cuisse au-dessus de la maladie, ou, ce qui est mieux, si déjà elle n'a pas été faite, on aura recours à l'opération de la ligature de l'artère iliaque externe. Si cet accident n'a pas lieu, on suivra pour le traitement de l'ulcère les règles prescrites pour celui des plaies suppurantes en général, et l'on s'appliquera en même temps à soutenir les forces du malade par tous les moyens pharmaceutiques et hygiéniques propres à remplir cet objet.

5.° Quelquefois, après l'opération de la ligature de l'artère fémorale au-dessus de la naissance de l'artère musculaire profonde, et après celle de l'artère iliaque externe, la partie inférieure du membre opéré ne recouvre point sa chaleur, devient insensible et absolument impotente, et finit par se mortifier. La mortification commence ordinairement par les orteils, et quelquefois elle ne dépasse point ces parties : dans ce cas, on se contentera, pour y remédier, d'envelopper le pied dans des linges imbibés de fortes décoctions de quinquina ou d'eau-de-vie camphrée. Dans tout autre cas, on pratiquera, sans hésiter et sans attendre que la gangrène soit bornée, ou l'amputation de la jambe, ou celle de la cuisse au lieu ordinaire. Cet accident est, comme nous l'avons démontré plus haut, beaucoup plus rare qu'on ne le pense généralement; il a lieu particulièrement lorsque l'opéré est très-faible ou qu'il est fort avancé en âge; et cela, dans le premier cas, à cause de la faiblesse de la circulation, qui ne permet point au sang qui devait passer par la partie oblitérée de l'artère d'élargir les routes par où il doit continuer sa marche pour parvenir aux parties auxquelles il est destiné ; et, dans le dernier, à cause de l'absence de ces voies, qui se trouvent oblitérées, pour la plupart, dans les derniers temps de la vie.

FIN.

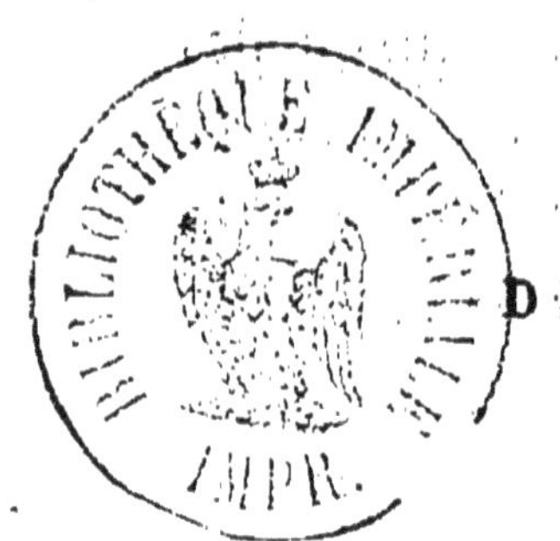

TABLE
DES MATIÈRES.

FIN DE LA TABLE.

ERRATA.

Page 16, ligne 14 ; *au lieu de* Forster Thomson ; *lisez*, Thomson Forster. Page 88, ligne 14 ; *au lieu de* 1775 ; *lisez*, 1765. Page 65, ligne 27 ; *au lieu de* beaucoup plus que lui ; *lisez*, beaucoup moins que lui.

On vient de mettre en vente

Anatomie pathologique, dernier cours de Xavier Bichat, d'après un manuscrit autographe de P. A. Béclard, avec une notice sur la vie, les travaux et la doctrine de Bichat; par F. G. Boisseau, d. m. p., membre des Académies royales de médecine de Paris et de Madrid, de la Société médicale d'émulation, etc., etc. Paris, 1825, in-8°. Prix. 4 f. 50 c.

www.ingramcontent.com/pod-product-compliance
Ingram Content Group UK Ltd.
Pitfield, Milton Keynes, MK11 3LW, UK
UKHW021846190726
13855UKWH00001B/175